Mosaik bei
GOLDMANN

Buch

Ein Traum von 1001 Nacht: Der Orient gilt als Wiege der Heilkunst und Heilküche, dort entwickelte sich schon vor Jahrtausenden eine Körper- und Gesundheitskultur, die man heute als »ganzheitlich« bezeichnet. Sie beinhaltet Schönheitsrezepte und Baderegeln, Räucherkunst und berauschende Dufterlebnisse, Dichtkunst und sinnliche Esskultur, aber auch die Lehre von den Gewürzen und Heilkräutern für Körper und Seele.

Lassen Sie sich verführen zu einer opulenten Entdeckungsreise in die Welt des Morgenlandes und verwöhnen Sie sich selbst: mit altbewährten Rezepten für Schönheit und Entspannung, mit Gesundheits- und Wohlfühltees, mit den Wohlgerüchen des Orients, mit sinnlichen Kräuter- und Gewürzmenüs und den Geheimnissen orientalischer Badekultur.

Autorin

Sylvia Schneider hat Ökotrophologie und Kommunikationswissenschaften studiert und war leitende Redakteurin des Ressorts Wissenschaft und Medizin bei großen Hamburger Medien. Sie lebt heute in Eckernförde und ist Chefredakteurin von *Gesundheit für Frauen* und *Bewusst essen und genießen*. Daneben hat sie eine Reihe von Büchern für Groß und Klein geschrieben.

Sylvia Schneider

Wonnestunden aus 1001 Nacht

Gesundheit und Wohlbefinden aus dem Orient

Mosaik bei
GOLDMANN

Die Ratschläge in diesem Buch wurden von der Autorin und vom Verlag sorgfältig erwogen und geprüft, dennoch kann eine Garantie nicht übernommen werden. Eine Haftung der Autorin bzw. des Verlags und seiner Beauftragten für Personen-, Sach- und Vermögensschäden ist ausgeschlossen.

Umwelthinweis:
Alle bedruckten Materialien dieses Taschenbuches
sind chlorfrei und umweltschonend.

1. Auflage
Vollständige Taschenbuchausgabe Oktober 2006
Wilhelm Goldmann Verlag, München,
in der Verlagsgruppe Random House GmbH

Dort erschienen unter dem gleichnamigen Titel und der Nummer 11250
Umschlaggestaltung: Design Team München
Umschlagmotiv: Emanuele Santi
Satz: Barbara Rabus
Druck und Bindung: GGP Media GmbH, Pößneck
BS · Herstellung: Han
Printed in Germany
ISBN 10: 3-442-16830-9
ISBN 13: 978-3-442-16830-9

www.goldmann-verlag.de

Inhalt

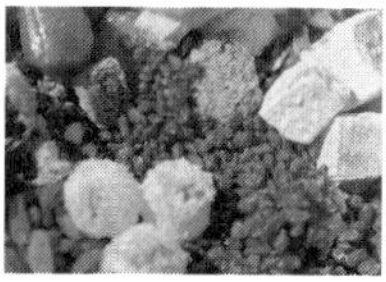

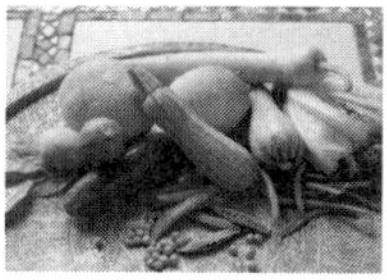

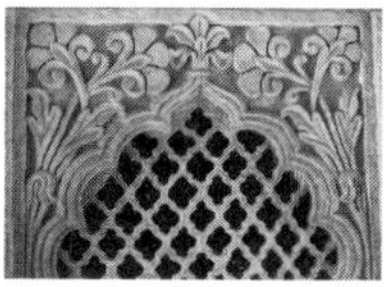

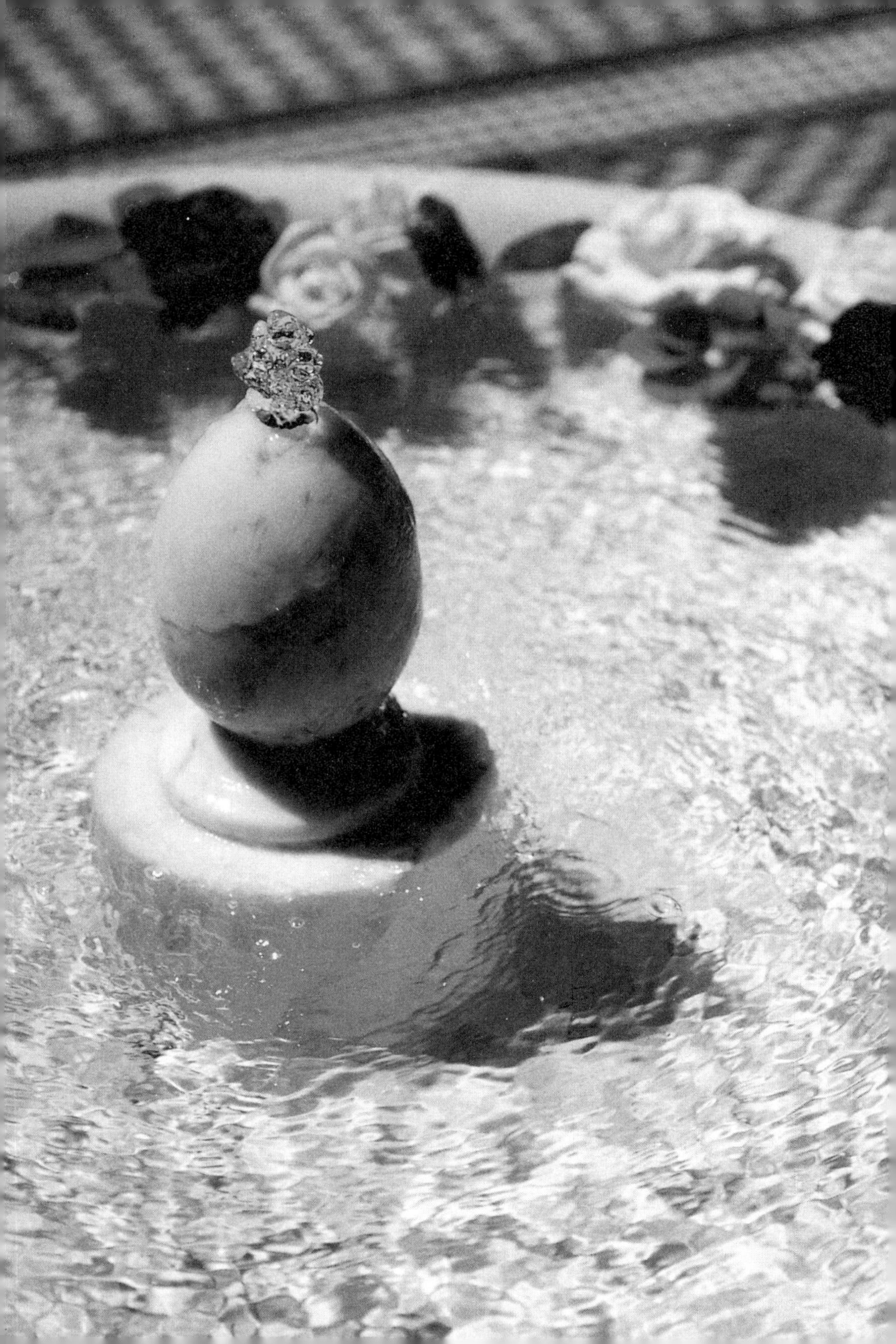

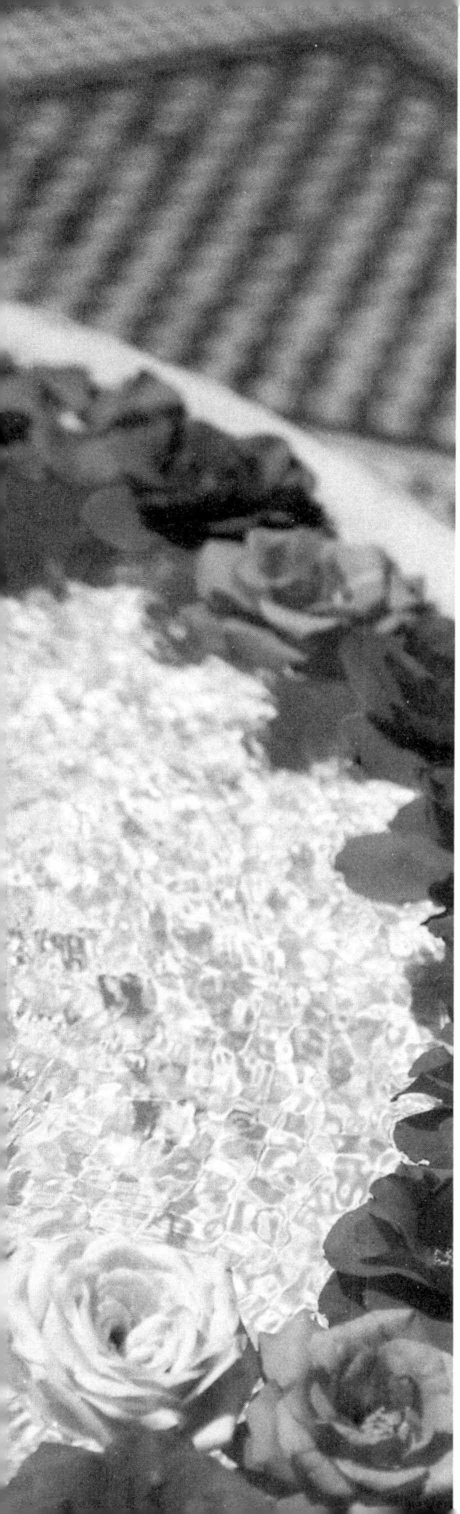

Lassen Sie sich verzaubern

Am Orient schnuppern – eine Wohltat für Leib und Seele

Bunter Basartrubel und Inseln der absoluten Stille, opulente Sinnlichkeit und das Gefühl von Luxus – das fällt uns spontan ein, wenn wir an den Orient denken. Tausendundeine Nacht voller Geheimnisse und verführerischer Genüsse, sinnlicher Düfte und Aromen, voller Schwelgerei und Erotik. Der Orient gilt als Wiege von Heilkunst und Heilküche, Schönheitsrezepten und Baderegeln, Räucherkunst und Dufterlebnissen, von Dichtkunst und amouröser Esskultur. Schon früh erlebten hier Naturwissenschaften, Medizin, Küche, Kunst und Literatur einen Höhepunkt. Aus der persisch-arabischen Mixtur entstand bereits unter dem Herrscher Harún al-Raschid (786–809 Abbasidenkalif in Bagdad) und seinem Sohn (813–833) eine so hoch entwickelte Kultur, dass man sie das goldene Zeitalter nannte. Bei uns war zu der Zeit noch nicht einmal das finstere Mittelalter angebrochen.

Am deutlichsten wird dieses Phänomen, wenn Sie beispielsweise in Marokko ein Riad betreten – eine landestypische Stadtresidenz: Nach außen eher unscheinbar, lädt sie zunächst nicht unbedingt zum Eintreten ein. Doch haben Sie erst einmal das Tor durchschritten, wissen Sie sogleich, dass Sie hier eine Insel der Ruhe umfängt. Meist öffnet sich das Haus zu einem Innenhof hin, der durch eine wunderbare Blumen- und Pflanzenwelt, prächtige Mosaiken, schattige Nischen, plätschernde Brünnlein oder stille Wasserflächen, üppige Farbenpracht und betörende Blütendüfte besticht. Das sind für unsere oft abgestumpften Sinne geheimnisvolle und exotische Orte, die zum Durchatmen und Träumen verführen. Hier können Körper und Seele entspannen, kann der Geist auf Traumreisen gehen.

Das erscheint uns umso verlockender, als wir in einer anstrengenden Welt leben, die uns mehr und mehr von unserem Selbst entfremdet. Die meisten von uns finden kaum noch Nischen für wirkliche Entspannung. Wir schminken uns im Auto, essen im Stehen und vor allem fast pausenlos zwischendurch, telefonieren beim Lesen, beim gepflegten Essen schicken wir der Freundin schnell noch eine SMS und ziehen uns die Lippen nach. Gerade die Freizeit setzt uns zunehmend unter Druck.

In Fitness- und Wohlfühlwelt herrschen eigene Regeln, die denen der Geschäftswelt nicht unähnlich sind. In unserer Leistungsgesellschaft sollen die Ruhezeiten auch effektiv sein, deswegen legen wir selbst an unsere Entspannung Leistungskriterien. Wir wollen danach nicht ruhiger und in uns gekehrt, sondern leistungsfähiger und fitter sein. Nun sollen wir uns nämlich auf Knopfdruck schnell um unseren Körper kümmern, mal eben wohl fühlen und entspannen.

In unserer modernen Welt jagt ein Trend den nächsten, und wir kommen gar nicht mehr hinterher. Heute rasen wir auf Laufbändern, morgen hopsen wir Treppentrainer auf und ab, übermorgen hängen wir kopfüber an einem Heimtrainer – und haben dabei obendrein immer noch das Handy auf Empfang geschaltet. Für die wirkliche Entspannung fehlt die Zeit, die Ruhe, die Muße … die Entspannung.

Wie anders hingegen in unseren gestressten Augen der Orient! Um nur ein Beispiel zu nennen: Einer der Dreh- und

Angelpunkte des gesellschaftlichen Lebens sind seit jeher die Bäder, die Hammams, die sich ursprünglich aus den römischen Thermen entwickelt hatten. Hier trifft man sich zum Entspannen und Austausch von Neuigkeiten, aber auch um sich für religiöse Feste und Familienfeiern wie Hochzeiten zu reinigen und vorzubereiten. Schon früher waren die meisten Bäder öffentlich – den Regeln des Islam folgend streng getrennt nach Geschlechtern. Doch die schönsten und prachtvollsten Bäder fand man in den Palästen der Herrscher und der Reichen. Die Frauen verbrachten dort unzählige Stunden, in denen sie sich salbten und parfümierten, sich massierten, enthaarten, schminkten sowie Haut und Haare färbten. Viele der alten Schönheitsrezepte haben sich bis in unsere Zeit erhalten. Anders als die bei uns üblichen Prozeduren sind sie mit wesentlich mehr Genuss und entspannender Freude verbunden. So stand am Ende immer die Belohnung: ein wohliges Körpergefühl und köstliche Leckereien, die für die Badenden bereitgehalten wurden.

In dieser Atmosphäre des Wohlbefindens boten allerlei Menschen ihre Dienste an: Badefrauen, die einseiften, massierten oder die Haare mit Henna färbten; Frauen, die besondere Schönheitsrezepturen anpriesen; Bader und andere, die sich mit Kräuterheilkunde auskannten, Zuckerbäcker und Fruchthändler. Hier vereinen sich körperliche und seelische Reinigung, tiefe Entspannung, Schönheitspflege, betörende Liebesmahlzeiten und stimulierende Tränke mit arabischer Naturheilkunde, die für ihre heilenden und Krankheiten vorbeugenden Kräuter- und Gewürztees bekannt ist.

Auch die orientalische Dichtkunst findet ihren Platz in der feuchten Schwüle der Bäder. Sie ist ein wesentlicher Bestand-

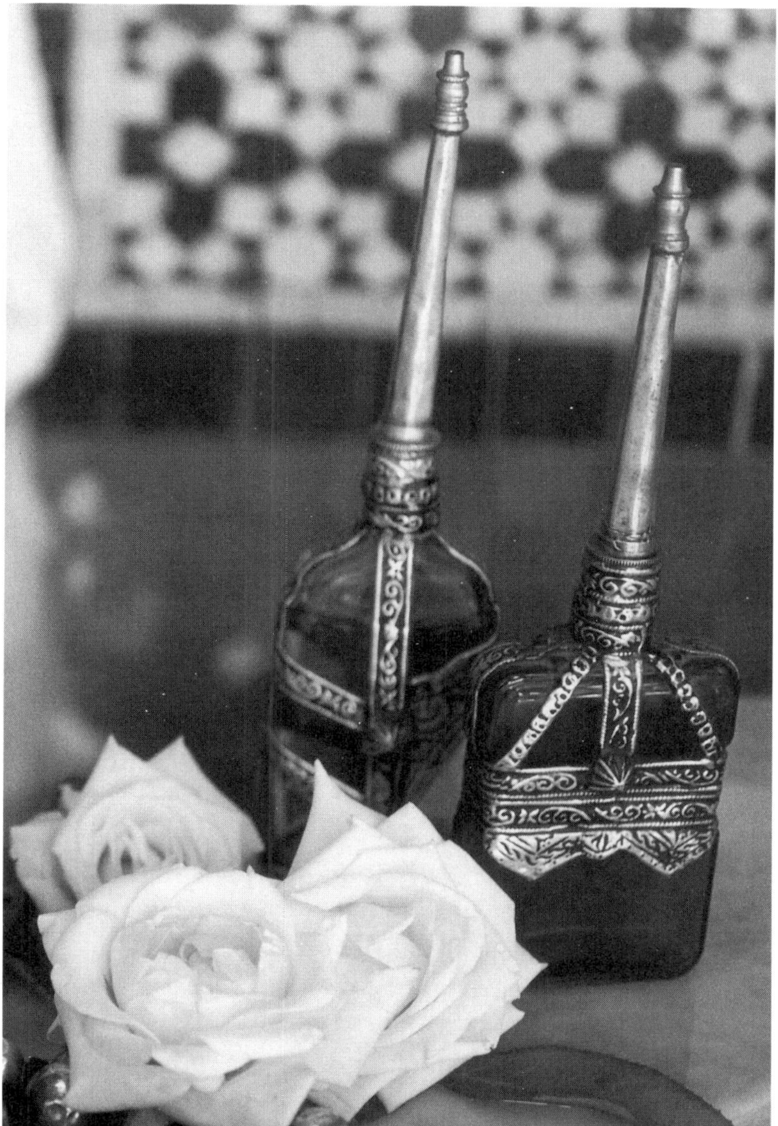

teil der arabischen Kultur und Ausdruck der arabischen Seele. Märchen, Gedichte, Verse, Erzählungen – sie ziehen sich durch das gesamte orientalische Leben. Die Vorträge erfreuten Bad- und Kaffeehausbesucher, Haremsdamen, Herrscher sowie die Gäste festlicher Gesellschaften. Nicht selten waren die Erzähler oder Erzählerinnen Mittelpunkt des Geschehens.

Die Geschichten aus Tausendundeiner Nacht, die Scheherazade ihrem Gatten und Herrscher erzählte, ist einer der besten Beweise lebendiger Erzählkunst. Abend für Abend hielt sie ihn damit in Spannung, bis er vergaß, dass er sich ihrer eigentlich nach der Hochzeitsnacht entledigen wollte. In ihren Märchen gibt es nicht nur erotische Andeutungen, sondern auch immer wieder Hinweise auf raffinierte Speisen und ausgelassene Gelage. Ähnlich wie bei uns sind die orientalischen Märchen Spiegel der Realität, mystische Verklärung von Reinheit und Liebe und gewissermaßen auch ein Vehikel für Moral und Sitte. Kein größeres Festmahl fand ohne dichterische Begleitung statt.

Seit jeher maßen die Orientalen der Esskultur einen hohen Stellenwert bei. Essen ist für sie nicht nur Nahrung für den Leib, sondern auch für den Geist und die Intelligenz. Sinnlichkeit – nicht zwangsläufig an Sex gebunden – ist die Freude aller Sinne: Augen, Ohren, Nase, Gaumen und Haut. Die große Vielfalt ihrer Rezepte zeugt von der Phantasie, mit der sie in der Küche zu Werke gehen. Schon früh bürgerten sich in der orientalischen Küche die wunderbarsten Gewürze ein: Kreuzkümmel, Koriander, Kardamom, Safran, Muskat, Zimt, Ingwer und Anis – um nur einige zu nennen. Die arabische Küche ist eine Welt der Düfte, eine Welt, in der alles anders riecht und anders schmeckt.

Auch die Gärten – etwa die von Damaskus – wurden schon früh gerühmt. Hier wurde eine Vielzahl köstlicher Gemüse – Auberginen, Kürbis, Fenchel, Bohnen, Gurken, Mangold, Spargel und Kichererbsen – und Früchte – Trauben, Aprikosen, Mandeln, Granatäpfel, Orangen, Zitronen und Pflaumen – gezogen. Die Hängenden Gärten der Semiramis – eine Art früher Dachterrassen – wurden wegen ihrer ausgeklügelten Bewässerungsanlagen in aller Welt bewundert und zählen heute zu den Sieben Weltwundern. Kräuter, Gewürze, Gemüse und Obst wiederum bildeten eine Grundlage für die Heilkunde. Und so schließt sich der Kreis.

Aber auch an den alten Stätten des Orients ist die Zeit nicht stehen geblieben; sie haben sich verändert. Wie fast die ganze Welt »globaler« geworden ist, hat auch der Nahe Osten einen Teil seiner alten Gebräuche abgelegt. Er ist in vielen Bereichen »westlicher« geworden – also einerseits moderner, andererseits aber weniger bunt. Doch noch immer strahlt er für uns einen Zauber aus und verfügt über viele alte Gebräuche und Rezepturen.

Lassen Sie sich zu einem Streifzug einladen, und entdecken Sie die Magie alter orientalischer Rezepte für Gesundheit und Fitness, für Leib und Seele, für Liebe und Schönheit. Folgen Sie den betörenden Düften, berauschenden Aromen, lernen Sie heilende Getränke und entspannende Schönheitsrezepturen sowie reinigende Badeprozeduren für die innere Gesundheit kennen. Schwelgen Sie mit in leiblichen Genüssen und üppigen Dekorationen. Träumen Sie von erotischen Stunden, lauschen Sie den alten Märchen und Erzählungen. Von diesem bunten Mosaik soll in diesem Buch die Rede sein. Lassen Sie sich davon verzaubern.

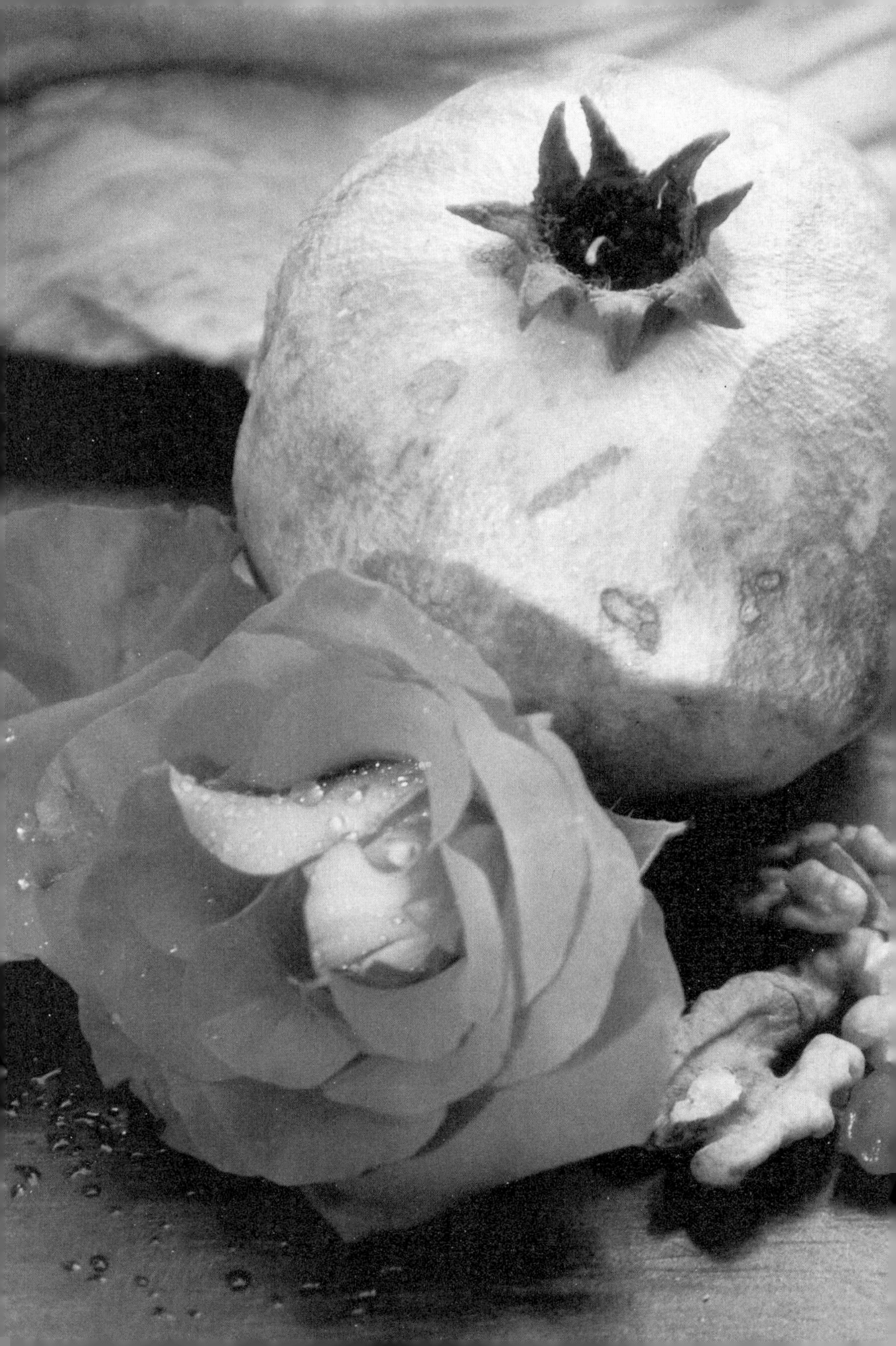

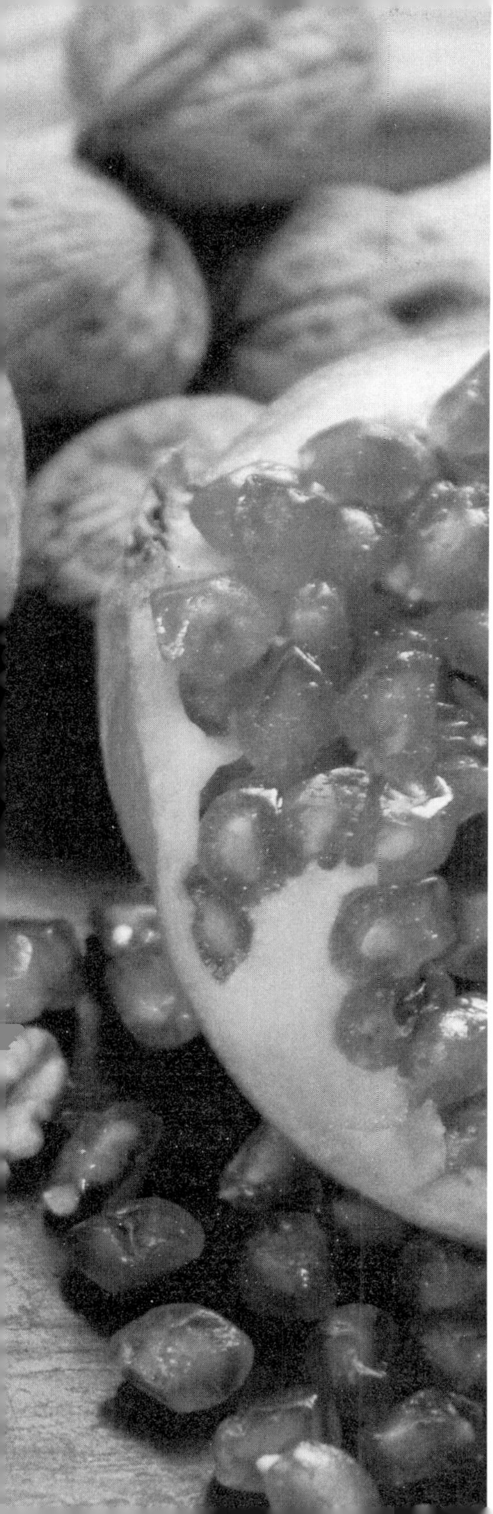

Natur-heilweisen aus dem Orient

Harmonie der Körpersäfte

Folge deinem Wunsch, weil du lebst,
lege Myrrhe auf dein Haupt,
kleide dich in feines Linnen,
getränkt mit köstlichen Wohlgerüchen,
den echten Dingen der Götter.
Vermehre deine Wonnen noch mehr,
lass dein Herz nicht müde sein,
folge deinem Wunsch und deinem Vergnügen.[1]

Vorderer und hinterer Orient galten schon früh als Zentrum für Medizin und Naturwissenschaften. Viele unserer heutigen Erkenntnisse haben wir diesen alten Quellen zu verdanken. Die klassischen arabischen Naturheilweisen sind aus den medizinischen Lehren mehrerer orientalischer Völker hervorgegangen. Sie haben sich im Lauf der Jahrhunderte als eine hochwirksame Waffe gegen Krankheiten und Beschwerden, zur Vorbeugung und zur Heilung erwiesen. Nordafrika, Südeuropa, der Nahe Osten und Teile Asiens wurden bereits sehr früh zum Schmelztiegel, in dem sich eine potente arabisch-islamische Medizin entwickeln konnte. Diese wurde vornehmlich von der griechisch-römischen Heilkunde beeinflusst, deren Wissen in die Lehren mit einfloss. Wichtige Impulse erhielt sie aber auch aus der indischen und chinesischen Medizin. All diese Facetten der arabischen Heilkunde wiederum beeinflussten ganz wesentlich unsere heutige Medizin und Arzneimittelkunde. Leider geriet jedoch der ganzheitliche Heilungsansatz der alten Lehren hier wie da zugunsten der Schulmedizin ins Abseits. Doch je mehr diese an ihre Grenzen stößt, desto öfter suchen wir die Ursprünge der alten Heilkunst.

Bereits vor rund achthundert Jahren schrieben arabische Gelehrte Bücher über Heilmittel und verfassten Diät- und Kochbücher für verschiedene Krankheiten. Die Gewürze beispielsweise waren zu jener Zeit für die Medizin noch genauso wichtig wie für die Verfeinerung von Speisen. Bereits der *Papyrus Ebers* – die wichtigste medizinische Schrift der alten Ägypter aus der Zeit um 1550 v. Chr. – berichtet davon, dass Anis, Bockshornklee, Kümmel, Kardamom, Myrrhe, Senf, Sesam, Zimt und etliche andere Gewürze als Heilmittel bekannt waren und mit großem Erfolg gegen vielerlei Beschwerden eingesetzt wurden. Natürlich sind auch Gewürze keine Wundermittel. Doch das Einzigartige an ihnen ist, dass Sie sie täglich ohne große Mühe zur Vorbeugung und Behandlung von Krankheiten in der eigenen Küche verwenden können und dabei noch einen sinnlichen Genuss haben. Besser kann eine Arznei eigentlich nicht sein. So nahm die arabische Medizin auch großen Einfluss auf unsere Küche; denn wir haben dem Orient fast alle Gewürze, viele Kräuter und Gemüse zu verdanken. Spinat, Orangen, Zitronen, Artischocken, Aprikosen, Datteln, Pomeranzen und Bananen kamen erst aus Arabien zu uns. Viele der arabischen Bücher waren allerdings aus dem Griechischen übersetzt, denn auch dort gab es eine Hochkultur, und man stand in ständigem Austausch miteinander. Als die bekanntesten Ärzte der griechischen Antike galten Hippokrates, auf den noch heute die Ärzte ihren Eid ablegen, und Galen, der in Rom praktizierte. Sie entwickelten die so genannte Humoraltheorie, eine ganzheitliche medizinische Sichtweise, nach der vier Körpersäfte durch den Menschen fließen: Blut, Schleim oder Phlegma, schwarze und gelbe Galle.

Jeder Körpersaft besitzt besondere Eigenschaften – kalt, trocken, heiß und feucht – und ist einem der vier Elemente – Feuer, Wasser, Erde und Luft – zugeordnet:

- Blut ist heiß und feucht und steht in Beziehung zu dem Element Luft.
- Schleim ist feucht und kalt und steht in Beziehung zum Wasser.
- Schwarze Galle ist kalt und trocken und steht in Beziehung zur Erde.
- Gelbe Galle ist trocken und heiß, ihr Element ist das Feuer.

Befinden sich alle vier Körpersäfte im Gleichgewicht, ist der Mensch nach dem Verständnis der Humoraltheorie gesund. Galen ging noch etwas weiter, indem er annahm, jeder Mensch tendiere zu einem bestimmten Ungleichgewicht seiner Körpersäfte, und dieses wiederum bestimme auch sein Temperament. Das relative Gleichgewicht der Körpersäfte könne durch äußere Einflüsse gestört werden. Überfluss oder Mangel eines bestimmten Körpersaftes betrachtete der Arzt als Ursache von Krankheiten. Zur Heilung muss folglich das ursprüngliche relative Gleichgewicht wiederhergestellt werden. Drogen und Medikamente passen nach Galens Vorstellungen in das gleiche Schema wie die Körpersäfte und sollten entsprechend verordnet werden. Damit ein

Mensch wieder gesund wird, muss sich aber auch sein gesamtes Leben in Harmonie befinden. Dieses hielten die antiken Ärzte für eine der wesentlichen Voraussetzungen für eine Heilung. Das ist ebenfalls eine Erkenntnis der Traditionellen Chinesischen Medizin und der anderen fernöstlichen Heilweisen.

In dem arabischen Werk *Medizin des Propheten*, in dem die heilkundlichen Überlieferungen des islamischen Propheten Mohammed (570–632 n. Chr.) niedergelegt sind, heißt es: »Bei der Behandlung von Kranken muss man das Alter, die Gewohnheiten, die Jahreszeiten, die Berufe berücksichtigen.« Und an anderer Stelle: »Sowie der Kranke über die Nahrungsmittel behandelt werden kann, braucht man auch nicht auf Medikamente zurückzugreifen.«[2]

Der Koran gibt einige Regeln, die auch wir ruhig beherzigen können:

- Nicht mit vollem Magen in ein Bad steigen.
- Nicht essen, wenn man sich gerade ärgert oder jemandem böse ist.
- Keine Arznei zu sich nehmen, wenn man gesund ist.

An der umfassenden Ausbildung der arabischen *hakims* – der Weisen oder Philosophen (der Begriff Arzt wurde erst später geprägt) – hat sich bis heute erstaunlich wenig geändert. Sie wurden vor allem darin geschult, eine auf jeden einzelnen Patienten zugeschnittene Therapie zu finden. Sie unterschieden bei ihrer Behandlung nicht zwischen Organ und Seele, nicht zwischen körperlichen und seelischen Beschwerden. Ziel ihrer Behandlung war der *ganze* Mensch – eingebettet in den Kosmos. Energieflüsse im Körper entsprechen den Schwingungen, in denen gewissermaßen alles auf der Welt schwingt. Der Kosmos ist die übergeordnete Natur, der Mensch nur ein Teil des großen Ganzen, der Schöpfung. Wir begegnen einem Naturverständnis, das himmelhoch über dem steht, was wir heute unter Natur und natürlichen Heilkräften verstehen. Vor der Gesundheit kommt das Heilwerden. Arzneien waren nicht einfach Medikamente mit bestimmten Wirkstoffen, sie galten als konzentrierte Lebenskraft, als göttlicher Atem.

Arme Menschen sollten nach dem hippokratischen Behandlungskodex umsonst behandelt werden. Frauen medizinisch zu versorgen, galt als problematisch, denn nach dem moslemischen Glauben durften sie nicht von einem Mann untersucht werden, der nicht zu ihrer Familie gehörte. Da es aber kaum weibliche Ärzte gab, erfuhren Frauen vielfach gar keine Behandlung. Und wenn es doch dazu kam, musste die Frau hinter einem Schleier oder einem Wandschirm verborgen bleiben. Es liegt auf der Hand, dass auf diese Weise kaum richtige Diagnosen gestellt werden konnten und es sich folglich in gewisser Hinsicht auch nicht »lohnte«, Frauen therapieren zu lassen – eben weil man ja nicht wusste, was ihnen wirklich fehlte. Zudem war und ist die gesellschaftliche Stellung der Frau vielerorts nicht deckungsgleich mit unseren Vorstellungen. Für Geburten waren Hebammen zuständig, die von *hakims* ausgebildet wurden.

Vor allem in den größeren Städten des Orients gab es bestens ausgestattete Krankenhäuser mit getrennten Abteilungen für Männer und Frauen – so etwa in Bagdad, Damaskus, Kairo und Marrakesch. Medizinische Hochburgen befanden sich in Südpersien und in Alexandria. Trotz der Entfernungen und der Reisebeschwerlichkeiten fand erstaunlicherweise ein reger Austausch des medizinischen Wissens statt. Mit dem Islam kam die arabische Medizin nach Indien, wo sie den Namen *unani* erhielt und heute noch gelehrt wird. Die ayurvedische Medizin existierte dort zu diesem Zeitpunkt bereits, und es stellte sich schnell heraus, dass sie auf einem ähnlichen – ganzheitlichen – Behandlungsansatz basiert. Beide Heilweisen beeinflussten sich gegenseitig und vermischten sich zum Teil miteinander.

»Die Wahrheit in der Medizin ist ein Ziel,
das man nicht erreichen kann. Und alles,
was in den Büchern steht, ist viel weniger wert
als die Erfahrung eines Arztes, der denkt und überlegt.«

Diese Erkenntnis stammt von dem berühmten und mildtätigen Arzt Rhazes (850–923), der der Nachwelt selbst ein dreißigbändiges medizinisches Schriftwerk hinterließ.

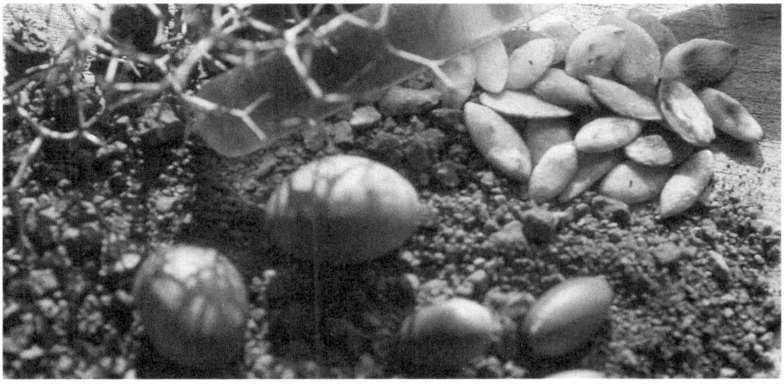

Deine Nahrungsmittel sollen deine Heilmittel sein

Da menschliche Körper nicht seziert werden durften, waren chirurgische Eingriffe so gut wie ausgeschlossen. Die arabische Medizin versuchte mit ihren Mitteln vor allem die körpereigene Abwehr zu stärken. Da man davon ausging, dass die vier Körpersäfte beim Prozess der Verdauung entstünden, kam vor allem einer ausgewogenen Ernährung und dem Verdauungssystem eine große Bedeutung zu – eine Ansicht, die heute auch bei uns mehr und mehr wissenschaftliche Unterstützung findet. Neben ausreichender und regelmäßiger Bewegung gilt eine frische und ausgewogene Kost als das Nonplusultra der Krankheitsvorsorge.

Ein wesentlicher Bestandteil der orientalischen Heilkunst war die gezielte Nahrungsaufnahme. Vor allem Gewürze und Kräuter spielten dabei eine wichtige Rolle. Ihre Verwendung galt als Voraussetzung für Gesundheit. Diese Ansicht vertrat auch Hippokrates: »Deine Nahrungsmittel sollen deine Heilmittel sein, deine Heilmittel sollen deine Nahrungsmittel sein!« Die arabischen Ärzte befassten sich schon früh damit, welche Nahrungsmittel schädlich für die Gesundheit sein könnten und ob sich ein Mangel an Sonnenlicht und frischer Luft womöglich negativ auf den Menschen auswirkt. Es wurden genaue Ernährungsregeln aufgestellt, die ebenfalls im Koran festgehalten sind. Die wichtigste lautet: »Iss kein Fleisch vom Schwein!« Wenn man sich überlegt, dass Schweinefleisch Trichinen überträgt – Krankheitserreger, die eine ernste Infektion auslösen und zum Tod führen können –, kann dies eine sehr sinnvolle Vorschrift sein. Zumal es früher, als diese Regel entstand, noch keine Möglichkeit gab, einen Trichinenbefall festzustellen. Bei uns gibt es dafür heute die Fleischbeschau von geschlachteten Tieren. Auch der Genuss von Blut war verboten – in heißen Gegenden ist dieses ein idealer Nährboden für eine Vielzahl von Infektionen. Die Heilkundigen empfahlen Fleisch von jungen Tieren: Schaf, Ochse oder Ziege. Auch das macht aus heutiger Sicht Sinn, denn in jungem Fleisch haben sich noch keine Schadstoffe abgelagert. Getreide, Obst und Gemüse gehörten ebenfalls zu einer gesunden Ernährung. Ausnahmen bildeten allerdings jene Obst- und Gemüsesorten, die ausdrücklich als Heilmittel verwendet wurden. Die Begründung lautete: Bei Dauergebrauch gewöhne sich der Körper zu sehr an die Wirkung der heilenden Inhaltsstoffe. Im Ernstfall würden sie dann versagen. Eine Erfahrung, die unsere heutigen Mediziner bei vielen Medikamenten machen. Eine weitere der wichtigsten Regeln für die Nahrungsaufnahme lautete: Nicht essen, wenn man keinen Hunger hat. Darüber hinaus sollten die Speisen weder zu warm noch zu kalt sein. Die *hakims* rieten aus gesundheitlichen Gründen dazu, sich niemals völlig satt zu essen. Sie empfahlen, immer noch etwas »Platz zum Nachdenken« zu lassen. Dem Fasten – dem Ramadan – kam eine große Bedeutung zu. Ziel und Ablauf des Fastens wurden im Koran ebenso genau geregelt wie die Vorschriften für die Hygiene und das rituelle Bad. »Fasten ist ein frommer, gottgläubiger Prozess und ermöglicht der fastenden Person eine innere Reinigung, ihre körperlichen Notwendigkeiten zu überschreiten. Dieser tief gehende Prozess reinigt den

Geist, die inneren Organe und Gewebe«, so der arabische Heilkundige Muhammad Salim Khan[3]. Auch diese alte Erfahrung über den Sinn des Fastens gewinnt bei uns zunehmend an Bedeutung.

Ein wichtiger Bestandteil des Fastens ist die gründliche Reinigung des Darms. Um diese zu beschleunigen, verwandte man beispielsweise im alten Ägypten das Klistier. Die Heilmittelspritzen für den Allerwertesten wurden von speziellen Ärzten – den Hirten des Afters, wie sie genannt wurden – aus besonderen Kräutern und Substanzen gemischt und dann verabreicht. Die Ägypter glaubten, dass ein großer Teil aller Beschwerden auf das Essen zurückzuführen sei. Fast bei jeder Krankheit wurde deshalb erst einmal eine Darmreinigung empfohlen. Die moderne Kolon-Hydrotherapie hat hier, so vermutet man, ihren Ursprung. Auch Zäpfchen und Tampons waren im alten Ägypten schon gebräuchlich. Bis heute ist es anerkannt, dass viele Arzneimittel besser und rascher wirken, wenn sie rektal verabreicht werden. So wird vor allem auch die Leber geschont, weil sie die Medikamente nicht umwandeln und für den Körper gewissermaßen »gebrauchsfertig« machen muss. Medizinische Salben und Öle, Heilpflaster und Packungen, Gurgelmittel und Niespulver fanden ebenso Verwendung wie Duftstoffe und Räucherungen. Viele *hakims* bezogen den Stand von Mond und Sonne in ihre Überlegungen mit ein. Der Frühling, so befand Avicenna (980–1037) – einer der berühmtesten Ärzte des Orients –, ist die Jahreszeit, die der Gesundheit am dienlichsten ist. Aber auch die Lebens- und Wohnverhältnisse wurden bedacht, um die richtige Diagnose und die wirksamsten Heilmittel herauszufinden.

Der überflüssige Arzt

Ein persischer Herrscher entsandte zum Propheten Mohammed – über ihm und seinem Geschlecht sei Allahs Friede! – einen erfahrenen Arzt, damit dieser über die Gesundheit des Gottesgesandten und dessen Gefährten wache. Der Gelehrte traf auch ein und wurde ehrenvoll aufgenommen. Aber nachdem er schon ein ganzes Jahr unter den Arabern zugebracht hatte, war doch noch immer kein einziger Kranker bei ihm erschienen, um ihm seine Leiden zu klagen und sich von ihm behandeln und beraten zu lassen. Endlich riss dem Perser die Geduld. Er war doch nicht zu diesen Beduinen in die Wüste gekommen, um hier allmählich im Nichtstun seine Kunst zu vergessen! Also suchte er den Propheten auf und sprach zu ihm: »Man hat mich nach Arabien entsandt, damit ich eure Kranken betreuen soll, doch während all der Zeit, die ich nun schon bei euch lebe, hat noch niemand auch nur ein einziges Mal nach meinem Rat und meiner Hilfe verlangt ... Wie soll ich denn da meinen Auftrag erfüllen und meiner Pflicht nachkommen können?« Der Gesandte Allahs – über dem das Heil sei – gab darauf zur Antwort: »Du musst wissen, dass wir die Gewohnheit haben, nicht eher zu essen, als bis der Hunger uns dazu nötigt, und dass wir uns auch niemals satt essen, sondern uns von der Mahlzeit erheben, ehe unser Magen ganz voll und unsere Begierde ganz gestillt ist …«

»Ich verstehe«, erwiderte der Arzt, nachdem er sich diese Worte überlegt hatte, »und dies ist natürlich der Grund, warum ihr alle so gesund seid!« Er küsste vor dem Propheten die Erde, verabschiedete sich und trat die Heimreise nach Persien an.

Es isst und spricht der Einsichtsvolle
dann nur, wenn er sieht,
dass durch Fasten oder Schweigen
ihm und anderen Leid geschieht.[4]

Die alten Ägypter: berühmt für ihre Gesundheit

Jede verwendete Droge – ob pflanzlicher, tierischer oder mineralischer Art – wurde auf das Temperament des Erkrankten und den gestörten Fluss seiner Körpersäfte abgestimmt. Man begann mit milden Mitteln und steigerte sie je nach Bedarf. Die Grundlage dafür bot eine Vorlage eines griechischen Wissenschaftlers. Das fünfbändige Werk des Dioskurides *Materia medica* war ins Arabische, Syrische und Persische übersetzt worden. Von Indien bis Andalusien orientierte man sich in der Medizin nun an den gleichen Lehrbüchern.

Schon zur Pharaonenzeit hatten die alten Ägypter eine Vielzahl von Kräutern und Gewürzen für Gesundheit und Schönheit eingesetzt. So ist in den verschiedenen Schriftstücken etwa vom medizinischen Einsatz von Majoran, Wacholder oder Zimt die Rede. Dem vielseitig verwendeten Schwarzkümmel eilte der Ruf eines Wundermittels voraus. Bei der Bekämpfung von Krankheiten erreichte das alte Ägypten ein sehr hohes Niveau. Es wird angenommen, dass dieses Volk deshalb eines der gesündesten Völker der Antike war. Seine Medizin war überdies eine Mischung aus magischen Beschwörungen und Hausmitteln. Bei den Ägyptern waren alle Gottheiten nämlich auch für die Heilung von Krankheiten zuständig. Sie wurden auch anderswo wegen ihrer Heilkraft verehrt – so in Griechenland und Rom. Heute sagt man: »Der Glaube versetzt Berge.«

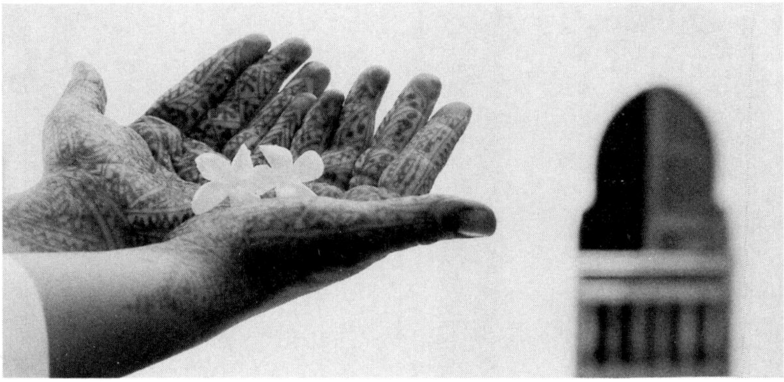

Wirksam ist der Zauber zusammen mit dem Heilmittel,
wirksam ist das Heilmittel zusammen mit dem Zauber.
Papyrus Ebers

Doch gibt es wenig Zeugnisse von Rezepten und Zaubertränken. Unglücklicherweise konnten die meisten Pflanzen- und Drogennamen nicht entziffert werden. Die wesentlichen Kenntnisse aus pharaonischer Zeit verdanken wir dem *Papyrus Ebers* und etwa zwölf ähnlichen Schriftfunden, die nur in mühsamer Kleinarbeit entschlüsselt werden konnten. Sie berichteten von bemerkenswerten Kenntnissen der ägyptischen Ärzte. Über Heilkräuter und ihre Wirksamkeit ist uns am meisten durch die Schriften des Arztes Galen überliefert, der noch Einblick in viele ägyptische Quellen nehmen konnte, bevor sie – etwa bei kriegerischen Auseinandersetzungen oder durch Feuersbrünste – vernichtet wurden oder im Lauf der Zeit verschwanden. Ein großer Teil des ägyptischen Wissens wurde nur durch Galens schriftliche Aufzeichnungen für uns bewahrt.

Ein heilig Tier

Eine ganz besondere Rolle spielt im Orient die Katze – heute von namhaften westlichen Experten als eines der wirksamsten »Medikamente« auf vier Beinen gepriesen. Die islamische und vor allem arabische Welt huldigt einer Katzenliebe, die sie wahrscheinlich aus dem alten Ägypten geerbt hat. Dort war die Katze ein heiliges Tier, der katzenköpfigen Göttin Bastet geweiht, denn Frau und Katze galten von jeher als ähnlich – in der Eleganz ihrer Bewegungen, in ihrem geschmeidigen Gang, ihrer Anmut, ihrem Mut, ihrer Undurchschaubarkeit, ihrer Unbestechlichkeit. Über Kleopatra wurde Cäsar berichtet: »Sie hat Augen wie eine Katze!« Das war für ihn Anlass genug, Ägypten mitsamt seiner schönen Herrscherin zu erobern. Allerdings erlag er bald auch als Opfer ihren geheimnisvollen Katzenaugen. Verehrt wurde die Samtpfote vor allem aber, weil sie das geliebte Tier des Propheten Mohammed war, weil sie Frommen wie Gelehrten – ja sogar den Toten – in der Einsamkeit Gesellschaft leistete und weil sie in ihrer geheimnisvollen Art Zauber und Mystik symbolisierte. Sie war Freundin und Gefährtin, die allerlei wunderbare Taten vollbrachte und mit ihren possierlichen Kunststücken den Menschen zum Lachen brachte, die ihm kilometerweit folgte und sich für ihn manchmal auch opferte. So ein Tier musste einfach verehrt und geheiligt werden. Kostbare Katzenstatuen und jahrtausendealte Katzenmumien – gefunden in den Pyramidengräbern der frühen Herrscher – legen davon ein beredtes Zeugnis ab. Vom Propheten wird erzählt, dass er sich – als er sich zum Gebet anschickte – seinen Ärmel abschnitt, weil darauf seine Katze schlief und er sie nicht stören wollte. Und weil der Prophet, der sprach: »Katzenliebe ist ein Teil des Glaubens«, den Kopf der Katze gestreichelt hat, trägt noch heute jede Katze vier schwarze Streifen auf der Stirn – Zeichen seiner Finger. Schauen Sie nur einmal genau hin, wenn Sie einer geheiligten Samtpfote begegnen …

Die religiöse Bedeutung der Katze blieb im alten Katzenland Ägypten mindestens bis ins 19. Jahrhundert erhalten. Man erzählt sich, dass Katzen auch feierliche Pilgerzüge von Kairo nach Mekka begleiteten. Ihre Heiligkeiten wurden dann auf Kamelen transportiert und von einer alten Frau betreut, die »Mutter der Katzen« genannt wurde.

Die Katze gilt – im Gegensatz zum Hund – als rituell reines Tier und darf auch in einer Moschee wohnen (zumal es gern gesehen wird, wenn sie sich dort nützlich macht …). Man ist der Meinung, dass es von höchster Frömmigkeit zeugt, wenn man eine Katze hält, sie streichelt und ehrt. Wild lebende Katzen wurden oftmals durch die öffentliche Hand gefüttert, vielerorts ist das noch heute so. In Marokko erzählt man sich, dass die Katze vom Löwen abstammt: Auf der Arche Noah gab es auch ein paar Schweine. Sie waren un-

ruhig, und Noah ermahnte sie, sich ruhig zu verhalten, damit die Arche nicht ins Wanken geriete. Doch der Eber konnte es nicht lassen und besprang seine Sau. Dafür gab es »Senge« von Noah. Das Schwein fing an zu grunzen und brachte eine Maus hervor. Dem Löwen, der gerade herzhaft nieste, hüpfte eine Katze aus der Nase, und die lief sofort hinter der Maus her. Das Kamel war Zuschauer dieses Schauspiels und platzte fast vor Lachen, dabei wurde seine Oberlippe gespalten.[5]
Katzen – so sagen Ärzte heute – sollten eigentlich auf Rezept verordnet werden. Denn ihre schnurrige Art, sich zu entspannen, ist gesundes Vorbild für den Menschen. Kraulen und Streicheln sind Massage für die menschliche Seele. Der Psychologieprofessor Reinhold Bergler empfiehlt die Katze als Therapie gegen Einsamkeit in der Anonymität unserer Welt, gegen Ängste, Lustlosigkeit und Spannungen. Der Blutdruck sinkt, Kopfschmerzen und Schlaflosigkeit verschwinden. Die Psyche wird stabiler. Das ist wissenschaftlich erwiesen. Eine amerikanische Studie über Herzkranke hat ergeben, dass die Überlebensrate bei Katzenbesitzern nach einem Jahr auffallend höher war. Medizinische Faustregel des amerikanischen Professors Alan Beck: Katzenhalter leben mindestens sechs Jahre länger. Wunderbar wäre es, wenn die Lebensdauer eines Menschen auch mit der Anzahl seiner ihm gewogenen Katzen steigen würde – denn dann hätten wir endlich das Geheimnis der Unsterblichkeit entdeckt!

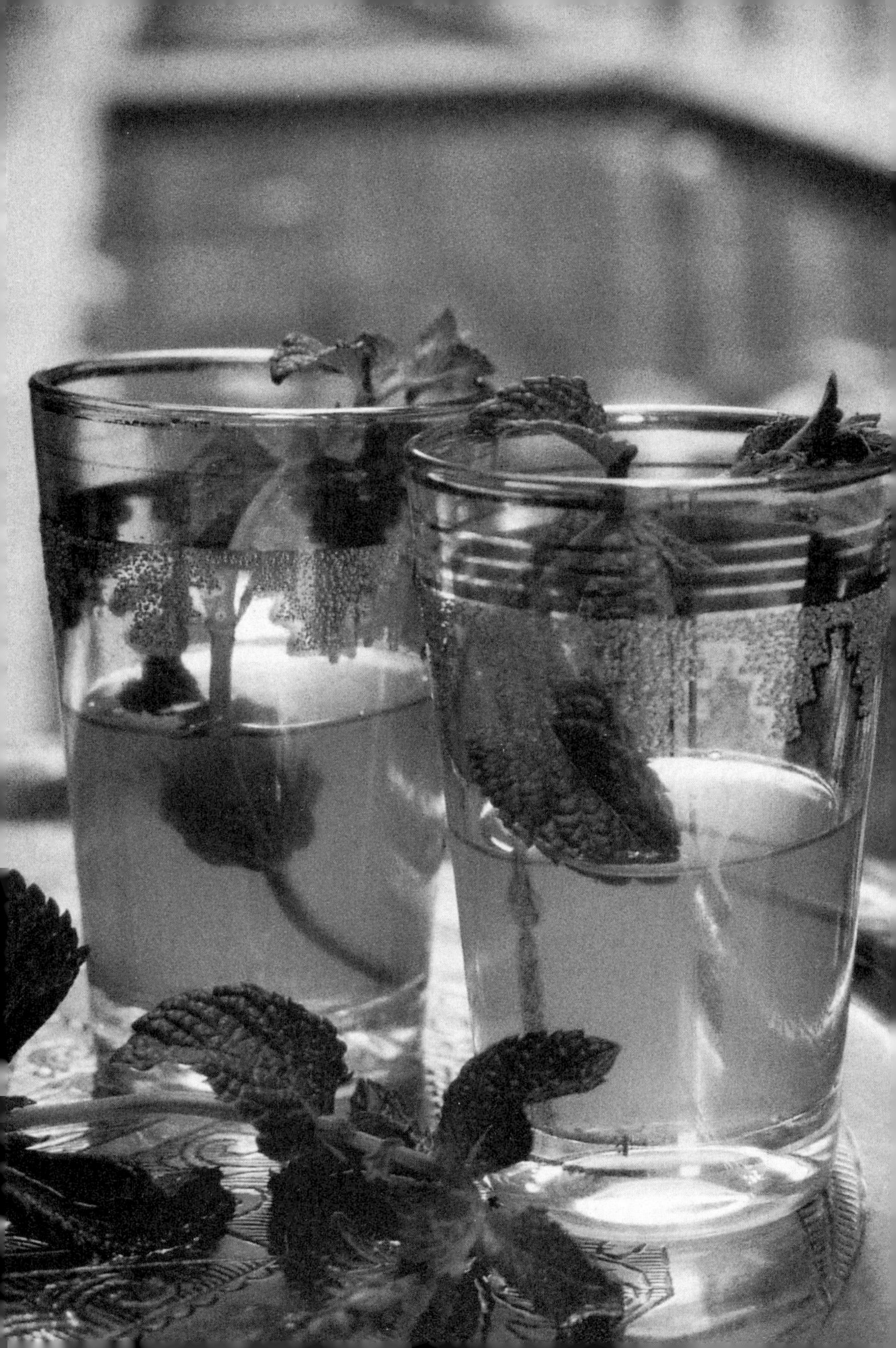

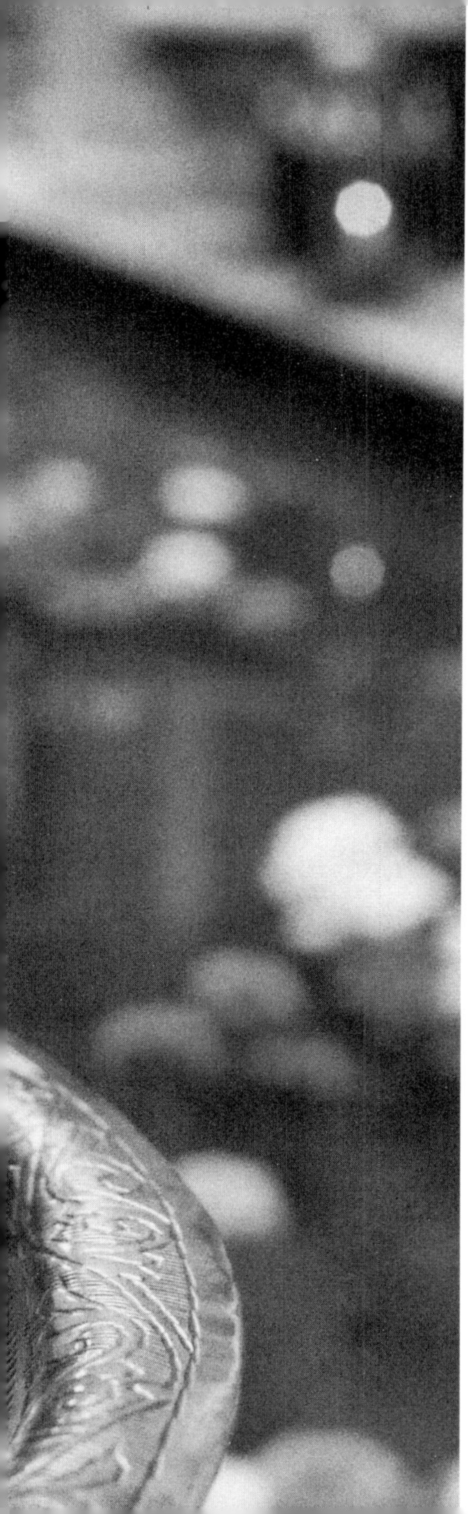

Von Gewürzen, Blüten und Kräutern

Die Heilkraft der Gewürze

Wohl weil sie um ihre heilende Wirkung wussten, entwickelten die Orientalen eine große Vorliebe für Gewürze und starke Gewürztees. Von Arabien aus begannen die Gewürze ihren Siegeszug um die Welt. Sie brachten all jenen Wohlstand, die mit ihnen handelten, denn sie waren überaus kostbar und teuer. Damals schon entwickelte sich ein schwunghafter Handel. Ägypten importierte große Mengen Gewürze aus dem Fernen Osten. Über Indien kamen sie nach Südarabien. Kamelkarawanen transportierten das Handelsgut auf dem afrikanischen Kontinent weiter. Der Einfluss der arabischen Händler reichte von Ceylon bis Gibraltar und darüber hinaus. Zimt, Muskat, Kardamom, Nelken, Safran und Ingwer gelangten auf diesem Weg in unsere Gefilde. Heute sind sie vor allem aus dem Küchenalltag nicht mehr wegzudenken. Doch auch ihre medizinischen Effekte werden mehr und mehr ins Kalkül gezogen. Die Kräuter und Gewürze, die sich mit dem Klima vertrugen, wurden hier schnell heimisch. Viele der Kräuter wachsen heute in unseren Gärten, ohne dass uns ihre eigentliche Herkunft bewusst ist.

Der florierende Handel mit den anderen orientalischen Gewürzkostbarkeiten befand sich noch lange Zeit fest in den Händen der Araber, denn er war – neben dem Seidenhandel – Quelle ihres Reichtums. Auch nach Griechenland und Rom fanden die duftenden Gewürze ihren Weg. Hippokrates beschrieb in seinen Werken die Heilkraft etlicher Gewürze.

Der griechische Arzt Galen vermerkte in Rom über die Heilkräuter, die er verwendete: »… ein Teil wird mir aus Großsyrien, anderes aus Palästina, wieder anderes aus Ägypten oder Kappadokien … gebracht …«

Die Inhaltsstoffe der Gewürze sind vielfältig. Sie wirken bakterienabtötend, appetitanregend, verdauungsfördernd und entzündungshemmend. Es ist allgemein bekannt, dass eine Vielzahl von Gewürzen Speisen bekömmlicher und verträglicher machen. Doch sie können noch wesentlich mehr, und es vergeht kein Tag, an dem nicht eine neue Gewürz-Heilwirkung entdeckt wird. Die oberste Arzneimittelbehörde in Berlin hat vor einigen Jahren eigens eine Kommission gebildet, die sich mit dem wissenschaftlichen Nachweis der Wirksamkeit von Naturheilmitteln befassen soll. Anfangs belächelte die medizinische Fachwelt diese Einrichtung noch, heute ist sie hoch angesehen und hat viele wichtige Ergebnisse vorzuweisen. Bei vielen Heilpflanzen und Naturheilmitteln konnte die »Kommission E« die medizinischen Wirkungen eindrucksvoll belegen.

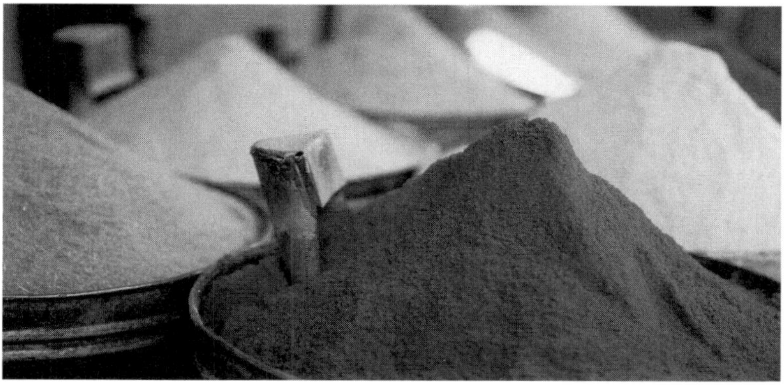

1001-Nacht-Gewürzkunde

ANIS

Pimpinella anisum

Der Gebrauch von Anissamen wurde in ägyptischen Schriftstücken erwähnt. Auch die Heilkräfte des Aniskrauts kannte man. Unter anderem soll Anis die Jugendlichkeit erhalten. Das Gewürz entsteht aus den Samenkörnern und ist auch heute im Orient noch sehr beliebt. Viele Orientalen kauen Anissamen nach dem Essen, um ihre Verdauung anzuregen.

DILL

Anethum graveolens

Dill ist ebenfalls ein altbekanntes Gewürzkraut: Es wurde schon vor über viertausend Jahren in einem arabischen Schriftstück über Heilpflanzen erwähnt. Man sagte ihm auch nach, dass er gegen Zauber und Schwarze Magie helfe. Vor allem aber ist er wohltuend und heilend bei Darmproblemen. Dill soll auch die Milchbildung beim Stillen fördern.

GEWÜRZNELKEN

Syzygium aromaticum

Die Gewürznelke stammt ursprünglich aus China, hat sich aber vor allem auf der Arabischen Halbinsel ausgebreitet. Die noch nicht entfaltete Blütenknospe eines immergrünen Baums hat vor allem positive Auswirkungen auf die Psyche. Sie beruhigt und lindert Schmerzen.

INGWER

Zingiber officinale

Schon Mohammed schwor auf Ingwerwurzeln, die würzig und unverwechselbar duften. Der Prophet befand, dass die Wirkung von anderen einfachen Arzneimitteln durch die Beigabe von Ingwer verstärkt werde. Ingwer verdünnt das Blut und verhindert Blutgerinnsel. Es gelang Forschern, einen Inhaltsstoff zu analysieren, der dem des Aspirins sehr ähnlich ist. Man kann aus Ingwerwurzeln in der Saftpresse einen Saft machen, der Appetit und Verdauung anregt. Ingwer hilft effektiv und nachweislich bei Übelkeit, Schwangerschaftserbrechen und Reisekrankheit.

KARDAMOM

Elettaria cardamomum

Die schilfartige Staude stammt zwar aus Indien, fand aber schon zu Urzeiten großen Anklang bei den Arabern. Sie wür-

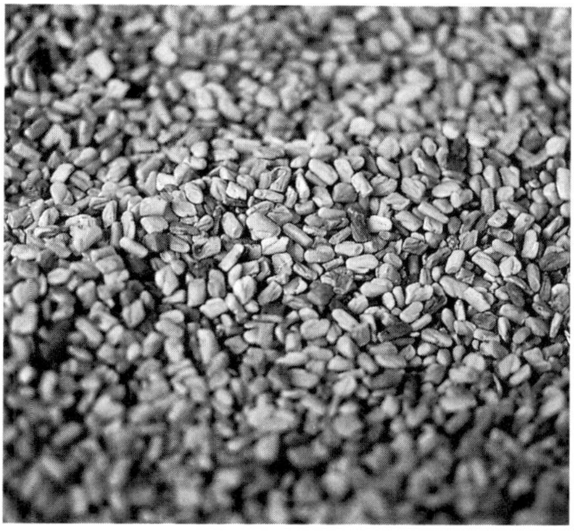

Bienenpollen sind eine wertvolle Nahrungsergänzung, die verschiedenen Speisen und Getränken beigemischt wird.

zen bis heute ihren Kaffee damit. Kardamom wurde hauptsächlich zur Anregung des Kreislaufs, des Hormonhaushalts und des Stoffwechsels eingesetzt. Zur Verbesserung des Atems werden Kardamomsamen gekaut.

KORIANDER

Coriandrum sativum

Koriander war schon im Altertum überall in Ägypten und im Vorderen Orient verbreitet. Er taucht in zahlreichen Heilmitteln auf, wie etwa in den ägyptischen Orientalischen Fröhlichkeitstinkturen; das sind Rauschmixturen, die in den ägyptischen Schriftrollen beschrieben werden. Schon gut 1500 Jahre v. Chr. wird Koriander erstmals in einem ägyptischen Papyrus erwähnt. Auch im Grab des Tutenchamun fand man Koriandersamen. Das Gewürz wurde hauptsächlich gegen Magenverstimmung verwendet. In Marokko gilt der Koriander noch jetzt als Mittel gegen Dämonen, die sich durch Besessenheit und nervöse Erregung bemerkbar machen. Heute ist nachgewiesen, dass Koriander krampflösend, schwach anregend und antibakteriell wirkt.

KREUZKÜMMEL

Cuminum cyminum

Der Kreuzkümmel ist eine komplett andere Pflanze als der bei uns bekannte Kümmel. Bereits zur Zeit des Pyramidenbaus wurde Kreuzkümmel bei den alten Ägyptern als Heilmittel eingesetzt. Er hilft gegen vielerlei Beschwerden, vor allem bei Lungenkrankheiten. Kreuzkümmel wird in Ägypten, Marokko und Syrien angebaut. Er schmeckt angenehm frisch, scharf und aromatisch.

Henna
ist eine Basispflanze, die zum Färben (z. B. der Haare) und Bemalen von Händen und Füßen (Mehndis, Tattoos) verwendet wird.

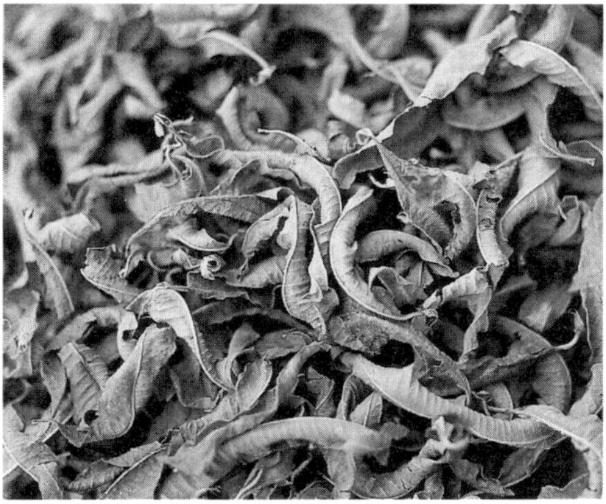

KÜMMEL

Carum carvi

Die Pflanze stammt ursprünglich aus Asien, wächst heute aber auch in Europa. Man hat anhand von prähistorischen Funden festgestellt, dass Kümmel schon vor etwa zehntausend Jahren als Gewürz verwendet wurde. Die Samen sind dunkelbraun und sichelförmig, sie schmecken intensiv würzig, leicht süßlich und entfernt nach Anis und Lakritze. Der Inhaltsstoff Terpen hat in etlichen Versuchen einen hemmenden und vorbeugenden Effekt gegen Magen-, Brust- und Lungenkrebs gezeigt. Traditionell wird Kümmel vor allem eingesetzt, um blähende Speisen verträglicher zu machen. Das Kauen von Kümmelfrüchten wird auch bei Mundgeruch und »entgleisten Trieben« empfohlen.

MUSKATNUSS

Myristica fragans

Die Muskatnuss ist der Samenkern der Frucht des Muskatnussbaums. Muskatblüte – Macis – ist ein völlig anderes Gewürz. Die Muskatnuss stammt ursprünglich aus Asien, hat sich aber durch den schwunghaften Handel vor allem auch bei den Arabern eingebürgert. Muskatnuss kann Räusche erzeugen und sogar tödlich wirken. Ansonsten hat sie eine Reihe beträchtlicher Heilwirkungen. Die Nuss wird vor allem gegen chronische Lungenkrankheiten, Rheuma und Gicht empfohlen. Sie soll Giftstoffe schneller abbauen und sich positiv auf die Leberfunktion auswirken.

SAFRAN

Crocus sativus

Safran ist das teuerste Gewürz der Welt. Sein Name leitet sich vom arabischen *zafaran* (Gelbsein) ab. Safran besteht aus den Narbenästen der Blüte des Safrankrokus und wird mühsam mit der Hand geerntet. Sein Geruch ist intensiv und seine Farbe Orangerot. Safran wird zum Würzen und Färben von Speisen verwendet. Seine Heilwirkung wird bereits in einem Papyrus aus Theben erwähnt. Er soll das Herz stärken, es mit Wärme füllen, die Sinnlichkeit und die Lust anregen sowie Potenzprobleme beheben und Menstruationsbeschwerden lindern.

SCHWARZKÜMMEL

Nigella sativa

Erst vor kurzem wurde eine weitere viel versprechende Pflanze wieder entdeckt: der orientalische Schwarzkümmel. Er hatte schon in der Heilkunst der alten Ägypter seinen festen Platz. Der Prophet Mohammed verewigte ihn in seinem berühmten Buch Hadith: »Schwarzkümmel heilt jede Krankheit – außer dem Tod.« Der Koran empfiehlt den Schwarzkümmel als Allheilmittel. In den unscheinbaren, aber wohl duftenden Samenkörnern sollen über hundert heilende Wirkstoffe enthalten sein.

Der beste Schwarzkümmel – so sagt man – kommt aus Ägypten. Der bereits erwähnte orientalische Arzt Avicenna glaubte, dass Schwarzkümmel das Blut reinigt, giftige Substanzen aus dem Körper schwemmt und gegen Schmerzen hilft. Er galt auch als probates Mittel für die Schönheit. Nofretetes Geheimnis für ihren königlichen Teint soll Schwarzkümmelöl gewesen sein. Auch Kleopatra soll um seine Vorzüge für die Schönheit gewusst haben. Ein mit Öl aus Schwarzkümmelsamen gefülltes Gefäß wurde in der Grabkammer Tutenchamuns gefunden. Schon zu seinen Lebzeiten hielten seine Leibärzte nach üppigen Mahlzeiten stets ein Schälchen mit Schwarzkümmelsamen für eine bessere Verdauung bereit. Heilkundigen in der Antike und im Mittelalter galt er ebenfalls als Mittel »gegen alles und jedes«.

Heute wird Schwarzkümmel bei Neurodermitis und Allergien empfohlen. Inzwischen wissen wir, dass die Wirkstoffe des Schwarzkümmels die übersteigerten und krankmachenden Immunreaktionen bei Allergien normalisieren können. So zeigte die regelmäßige Einnahme von Kapseln mit orientalischem Schwarzkümmelöl eindeutige Erfolge bei Allergien und Hautkrankheiten. Es reicht schon, wenn man einige Tropfen Schwarzkümmelöl in ein Getränk – etwa einen Tee – gibt oder mit Schwarzkümmelsamen kocht und würzt. Bei uns wächst Schwarzkümmel als »Jungfer im Grünen« auf Wildwiesen und als Saatpflanze im Garten.

SÜSSHOLZWURZEL

Glycyrrhiza glabra

Die Süßholzwurzel ist ein seit Jahrtausenden verwendetes Gewürz und Heilmittel. Dennoch ist wenig über sie bekannt, außer dass sie gegen quälenden Durst hilft. Ihre heilsame Wirkung zeigt die Süßholzwurzel, auch Lakritzwurzel genannt, ebenso bei Erkältungen und all ihren unangenehmen Begleiterscheinungen.

Lakritze treibt erwiesenermaßen den Kreislauf in die Höhe, weshalb Bluthochdruckkranken heute vom Verzehr von Lakritze abgeraten wird.

ZIMT

Cinnamomum zeylanicum

Zimt gehört zu den ältesten Gewürzen der Welt. Er wird auch schon in der Bibel erwähnt. Man unterscheidet den Zimt vom Zimtstrauch *(Cinnamomum cassia)*, den wir meist hier bei uns kaufen, und den Ceylonzimt oder Kaneel. Der letztere ist

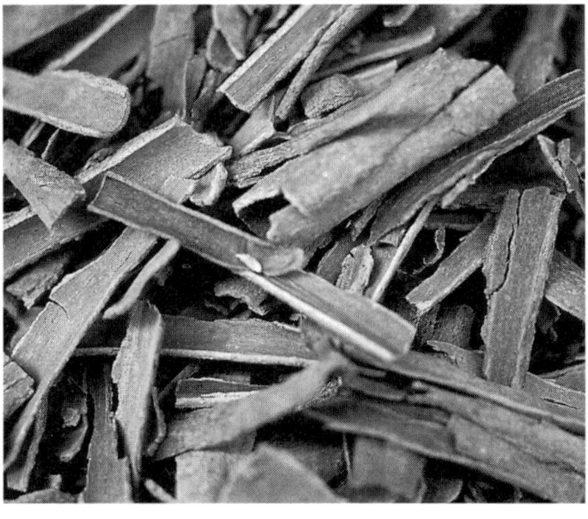

Zimt
findet in der arabischen Küche häufig Verwendung als Gewürz für Fleisch, Getränke und Medizin.

feiner im Geschmack und hat eine bessere Heilwirkung. Im Orient wurde er zu kultischen Zwecken und zur Beimischung von Salben verwendet. Zimt soll den Kreislauf stimulieren und antiseptisch wirken. Er beschleunigt die Erholung nach einer Krankheit und wurde früher dem Wasser zugesetzt, um Krankheitserreger unschädlich zu machen.

Gewürze: Überaus wirkungsvoll, wenn Sie richtig mit ihnen umgehen

Kulinarisch sind Gewürze das I-Tüpfelchen in vielen Speisen und Getränken, denn sie geben ihnen oft erst die richtige Würze oder kitzeln ihren besonderen Geschmack hervor. Wissenschaftlich sind sie noch nicht genau definiert. »Aromen aus der Natur« ist wohl die treffendste Umschreibung. Gewürze entstehen aus den Inhaltsstoffen von Blättern, Blüten, Früchten, Knollen, Kräutern, Samen, Rinden, Wurzeln und Zwiebeln. Gewürze zählen zu den ältesten Handelsgütern der Welt. Lange Zeit gehörten sie zu den großen Kostbarkeiten und waren entsprechend teuer. Zum Teil wurden sie auch als Zahlungsmittel eingesetzt. Man nutzte sie zur Anregung, zum Ausgleich von Nahrungsmitteln, zum Aufhellen der Seele, zur Vorbeugung von Krankheiten und als Aphrodisiakum.

Die Zahl ihrer gesundheitsfördernden Inhaltsstoffe ist groß. Vor allem sind sie reich an den so genannten sekundären Pflanzenstoffen, denen inzwischen eine Reihe von erstaunlichen gesundheitlichen Wirkungen nachgewiesen wurden.

Gewürze

- fördern die Verdauung,
- regen den Stoffwechsel an,
- senken den Cholesterinspiegel,
- töten Krankheitskeime,
- stärken die Abwehrkräfte,
- lindern Entzündungen,
- hemmen die Bildung freier Radikale,
- schützen vor Thrombosen,
- mindern das Krebsrisiko,
- halten die vorzeitige Alterung auf.

Achten Sie beim Einkauf darauf, dass Sie nur natürliche, unbehandelte Gewürze wählen. Am besten kaufen Sie keine bereits gemahlenen Gewürze, sondern das Gewürz in seiner getrockneten Form (Blüten, Kapseln, Rinde) und mahlen es selbst direkt vor dem Gebrauch. So können Sie sicher sein, dass keine Beimischungen zugefügt sind. Bevorzugen Sie unbelastete Ware aus biologischem Anbau, die Sie in Reformhaus, Bioladen oder Apotheke bekommen – auch wenn diese etwas teurer ist. Gewürze sind nur begrenzt haltbar und sollten unbedingt trocken und dunkel gelagert werden.

Heilende Gewürztees

ANISTEE GEGEN BAUCHWEH

Anistee hilft bei Blähungen, Magen- und Darmbeschwerden sowie Bauchkrämpfen: Ein bis zwei Teelöffel Anissamen mit einer Tasse kochendem Wasser übergießen, nach 15 Minuten abseihen, mit Honig süßen und zwei- bis dreimal täglich trinken. Sie können auch etwas frisch gemahlenen Anis mit Milch und Honig verrühren. Anistee galt als aphrodisierender Tee, der vor allem der Samenausschüttung beim Mann »Beine machen« soll. Einen besonderen Anistee für alle Magen- und Darmprobleme – den AFEKÜ-Tee – gibt es im Reformhaus; in ihm sind die drei Gewürze Anis, Fenchel und Kümmel enthalten.

BIBLISCHER ZIMTTRANK

Zimt – aus Arabien und Indien eingeführt – wird in der Bibel als typisches Reinigungsmittel für den ganzen Körper beschrieben. Obendrein stärkt er die Potenz und regt den Gallefluss an, heißt es. Zimt im Weihnachtsgebäck wird als verdauungsförderndes Gegenmittel zum fetten Essen angesehen. Als Magen- und Kreislaufmittel bereitet man folgendes Rezept zu: Drei Zimtstangen in einem halben Liter Wasser kurz aufkochen, dann zehn Minuten zugedeckt ziehen lassen. Zimtstangen herausnehmen und einen halben Liter Rotwein zum Sud geben. Morgens und abends ein halbes Schnapsgläschen davon trinken.

Der beliebte Yogitee aus dem Reformhaus enthält ebenfalls eine Menge Zimt. Sie können ihn sich auch selbst zubereiten. Versuchen Sie es einmal mit folgendem Gewürztee: Vermischen Sie einen Esslöffel Kardamomkapseln, eine kleine Zimtstange und zwei Nelken im Mörser und zerdrücken Sie sie leicht. Geben Sie einen Esslöffel gehackten frischen Ingwer dazu und lassen Sie alles in einem Viertelliter Wasser etwa eine Viertelstunde köcheln, dann durch ein feines Sieb abseihen und nach Geschmack mit Milch und Honig mischen.

DILLWASSER GEGEN VÖLLEGEFÜHL

Wer Magen- und Darmprobleme mit Dill bekämpfen möchte, sollte es einmal mit Dillwasser probieren: Ein Esslöffel Dillfrüchte – vielleicht aus dem eigenen Garten – wird im Mörser zerstößelt und in einem Topf mit einem Liter Wasser kurz aufgekocht. Drei Stunden ziehen lassen, dann das Wasser abgießen und mit Honig süßen. Dreimal täglich einen Teelöffel davon einnehmen.

GEWÜRZNELKEN ZUR SCHMERZBEKÄMPFUNG

Für einen Antischmerztee zerstampfen Sie drei bis vier Gewürznelken und übergießen sie mit einer Tasse kochendem Wasser. Zwanzig Minuten lang ziehen lassen, abseihen und zweimal täglich ein kleines Glas dieser Mischung auf nüchternen Magen beziehungsweise eine Stunde vor dem Essen trinken.

KARDAMOM MACHT APPETIT

Einen Teelöffel gemahlene Kardamomsamen mit einem Teelöffel Pfefferminze überbrühen, fünf Minuten ziehen lassen.

Mit Honig süßen und vor den Mahlzeiten in kleinen Schlucken trinken. Regt den Appetit an. Um die Hormone in Schwung zu bringen, vermischt man täglich einmal eine Messerspitze Kardamom mit einem Glas heißer Honigmilch.

KORIANDERTRANK LÖST KRÄMPFE

Zerstößeln Sie zwei bis drei Teelöffel Koriandersamen in einem Mörser und mischen Sie das Pulver mit einem Liter Rotwein. Diese Mischung lassen Sie eine Woche im Kühlschrank ziehen, bevor Sie sie abseihen. Genießen Sie den Trank gläschenweise bei Zimmertemperatur. Wenn Sie nicht gerne Alkohol trinken, keinen Alkohol trinken dürfen oder zu Kopfschmerzen neigen, können Sie sich zwei getrocknete Korianderfrüchte (in denen die Samen stecken) zerquetschen und mit einer Tasse siedendem Wasser übergießen. Nach zehn bis fünfzehn Minuten durch ein Sieb gießen. Mehrmals täglich eine Tasse frischen Koriandertee trinken.

KREUZKÜMMELTRANK – EIN ALLHEILMITTEL

Ein Teelöffel Kreuzkümmel wird kurz in einer Pfanne erhitzt, dann mit einem Mörser zerstößelt. Die Masse wird mit etwas Zitronensaft und einer Prise Salz in heißes Wasser gegeben und getrunken.

KÜMMELTEE BERUHIGT DEN BAUCH

Wenn Sie zu Bauchweh und Blähungen neigen, probieren Sie es einmal mit Kümmeltee: Kochen Sie sich einen normalen Schwarztee und geben Sie eine Messerspitze frisch gemahlenen Kümmel hinzu; nach Geschmack mit Honig süßen. Dreimal täglich vor den Mahlzeiten trinken.

MUSKATTEE ENTGIFTET

Für einen Muskatnusstee kochen Sie Ihren Lieblingskräutertee, süßen ihn mit Honig und fügen eine Messerspitze Muskatnuss hinzu. Täglich eine Tasse trinken. Kurmäßig nur zwei Wochen anwenden. Entgiftet und stärkt die Leber.

SAFRAN STÄRKT IHR HERZ

Für einen Safrantrank geben Sie in eine große Tasse heiße Milch eine Messerspitze Safran und würzen die Milch mit etwas Honig. Das können Sie beispielsweise in besinnlichen Stunden trinken oder bevor Sie meditieren wollen.

SÜSSHOLZWURZELTEE FÜR EINEN STARKEN KREISLAUF

Dreißig Gramm Süßholzwurzeln schälen und zerquetschen, in einem halben Liter Wasser zum Kochen bringen. Fünf Minuten kochen lassen, dann abseihen. In Erkältungszeiten vor den Mahlzeiten ein Gläschen trinken. Wenn Sie nervös sind oder einen zu niedrigen Blutdruck haben, lösen Sie eine Lakritzstange aus der Apotheke in heißem Wasser auf, süßen mit etwas Honig und trinken das Ganze in kleinen Schlucken.

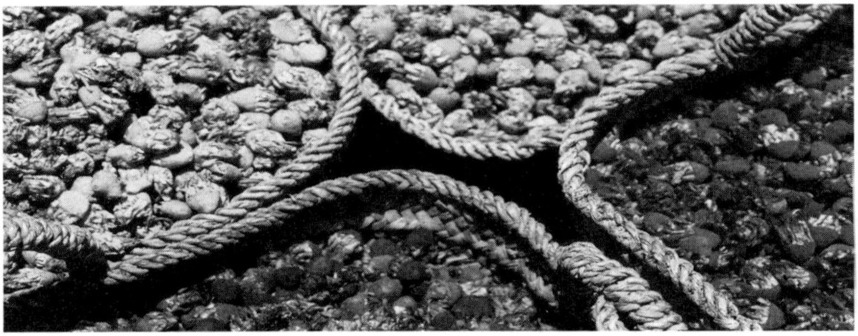

Wie viel soll man essen?

Es wird berichtet, dass lange vor der Lebenszeit des Propheten der persische Schah Ardeschir, der Gründer des Hauses der Sassaniden, einen arabischen Arzt gefragt habe: »Wie viel Speise und Trank soll denn ein Mensch täglich zu sich nehmen?«
»Das Gewicht von drei Pfunden«, entgegnete der Araber.
Diese Auskunft überraschte den Herrscher, und er rief ungläubig aus: »Was? Und das soll einem Mann genügen, bei Kräften zu bleiben und seine Gesundheit zu bewahren?
»Gewiss«, versicherte der Arzt, »und mehr noch als das: Diese Menge, die ich genannt habe, trägt ihn; was er darüber hinaus isst und trinkt, muss er tragen.

Um zu leben und uns zu besinnen,
bedürfen wir der Speise;
du aber, scheint mir, hältst das Mittel
für das Ziel der Reise!«[6]

Heilkräuter aus dem Morgenland

Heilpflanzen, ihre Wurzeln, Samen und Früchte spielen ebenfalls traditionell eine große Rolle in der arabischen Medizin. Die meisten der dort verwendeten Heilpflanzen sind inzwischen auch bei uns heimisch. Wie bei den Gewürzen verwenden viele von uns sie häufig, ohne sich ihrer Herkunft und ihrer heilsamen Wirkung bewusst zu sein. Wenn Sie Ihren Speisezettel mit einer großen Menge Kräuter und Gewürze bereichern, nehmen Sie damit schon vorbeugend »Medizin pur« zu sich.

ABSINTH, WERMUT
(auch: Beifuß, Eberraute, Estragon)
Artemisia
Zu der Gattung *Artemisia* gehören eine Reihe von Pflanzen. Wermut, Beifuß und Estragon sind die bei uns bekanntesten. Ihren botanischen Namen verdanken sie der Göttin Artemis. In Griechenland wurde sie als Göttin der Jungfrauen verehrt, im Orient als Herrin der Amazonen. Beifuß und Wermut galten als Geschenk der Göttin an die Frauen. Der Beifuß – wahrscheinlich eine der ältesten Heilpflanzen der Menschheit – wurde zur Geburtserleichterung und zur Linderung von Regelbeschwerden eingesetzt. Dem Wermut wurde eine blutungsfördernde Wirkung bei ausbleibender Periode nachgesagt. Aus beiden Pflanzen wusste man aber auch eine Mixtur gegen unerwünschte Schwangerschaften zuzubereiten. Wäh-

rend man Beifuß hauptsächlich zur Geburtenkontrolle einsetzte, wurde Wermut gegen Würmer und Schmerzen im Analbereich verordnet, außerdem bereitete man einen Wermutwein daraus, der unter anderem gegen fieberhafte Erkrankungen half. Seinem bitteren Geschmack hat er es zu verdanken, dass der Wermutstropfen sprichwörtlich geworden ist. Im Gegensatz zum Beifuß galt die Eberraute als männliche Heilpflanze, die vor allem die Liebeslust fördern sollte. Das verwandte Kraut Estragon blieb weitgehend in der Küche.

Wermut enthält viele Bitterstoffe und ein ätherisches Öl, das reich an Thujon ist. Dieser Stoff hat in größeren Mengen berauschende und psychedelische Wirkung und bei andauerndem Genuss verheerende Nebenwirkungen. Das thujonhaltige alkoholische Getränk Absinth, das zu Beginn des 20. Jahrhunderts eine Modedroge war und viele Menschen – auch berühmte Künstler – um den Verstand gebracht hat, ist bei uns heute verboten. Normal zubereiteter Wermuttee ist jedoch erlaubt, da er nur eine geringe Menge Thujon enthält. Beifuß sollte vorsichtshalber ausschließlich als Küchenkraut verwendet werden. Schwangere und alle, die ein Kind planen, sollten gänzlich die Finger davon lassen.

BASILIKUM

Ocimum basilicum

Das Kraut stammt zwar aus Indien, gelangte aber schon zur Zeit der Pharaonen nach Ägypten. Es genoss allerdings kein so hohes Ansehen als Medizinalpflanze, man verwendete es eher, um Drachen und andere unliebsame Dämonen zu vertreiben. Heute wissen wir, dass das stark duftende Öl antiseptische und magenstärkende Wirkung hat. Es soll die Libido und bei Stillenden die Milchbildung anregen. Frisch als Kraut auf Tomaten oder Salat schmeckt es besonders gut. Eine persische Spezialität ist das Anisbasilikum.

BILSENKRAUT

Hyoscyamus niger

In der Antike war das Bilsenkraut eine der wichtigsten Arzneipflanzen. Als Zauberkraut stand es hoch im Kurs. Es besitzt eine starke psychedelische Wirkung. In der Apotheke erhältliches Bilsenkrautöl wird bei rheumatischen Beschwerden oder bei einer erotischen Massage in die Haut massiert.

EICHE

Quercus robur

Die Eiche scheint in vielen Kulturen von jeher Gegenstand eines eigenen Kults gewesen zu sein, wohl auch, weil sie Jahrtausende alt werden kann. Man hielt sie für einen besonders lebenspendenden, wohltuenden Baum. Die Eicheln galten als fruchtbarkeitsfördernd. Eicheln und Eichenrinde wurden als Mittel gegen Entzündungen und Unterleibsbeschwerden eingesetzt. Auch verwendeten die alten Ägypter die Eichenrinde bereits zum Gerben von Fellen.

EISENKRAUT (VERBENE)

Verbena officinalis

Das Eisenkraut – bei uns besser bekannt als Verbene, die wir gern als Ampel-Pflanze auf Balkon oder Terrasse nutzen – spielte in der Verehrung der ägyptischen Göttin Isis eine bedeutende Rolle. Aus Eisenkraut und Myrte braute man im alten Rom Liebestränke. Ihre medizinische Wirkung wurde hoch gelobt; man setzte sie gegen Entzündungen, zur Wundheilung und Fiebersenkung ein. Es gibt im Reformhaus fertigen Zitronenverbenentee und in der Apotheke Eisenkraut *(Verbena herba)* zu kaufen.

FENCHEL
Foeniculum vulgare
Diese Pflanze hat man in der spätägyptischen Medizin zur Behandlung von Augenkrankheiten eingesetzt. Die Samen wurden zur Förderung der Verdauung verwendet. Der Gebrauch von Fenchel als Fruchtbarkeitssymbol und -bringer hat sich bis in die frühe Neuzeit bei den Hexen Norditaliens erhalten.

GETREIDE
Hordeum vulgare (Saatgerste); *Triticum monococcum* (Emmer); *Triticum durum* (Hartweizen); *Avena sativa* (Hafer)
Im alten Ägypten war vor allem die Kultivierung von Emmer und Gerste die Grundlage der Wirtschaft. Aus ihnen wurde Brot und Bier zubereitet. Bier galt als eines der wichtigsten Lösungsmittel für die Inhaltsstoffe von Heilkräutern. Vor allem hefehaltige Weizenbiere eignen sich zu medizinischen Zwecken. Getreide galt sogar als Währung. Grünen Hafertee gibt es bei uns im Reformhaus.

GRANATAPFELBAUM
Punica granatum
Der Granatapfelbaum stammt aus dem Orient, wird aber seit dem Altertum auf Zypern gezüchtet und angebaut. Frucht und Blüte verkörpern die beiden Pole der Sexualität: weiblich und männlich. Der Granatapfel wird auch als Baum der

Aus dem Hohelied Salomos

Ein verriegelter Garten
ist meine Schwester und Braut,
ein verriegelter Garten
mit versiegeltem Quell.
Dein Schoß ist ein Park
von Granatbäumen
mit allerlei köstlichen Früchten,
Cypertrauben samt Narden,
Narde und Safran,
Gewürzrohr und Zimt
samt allerlei Weihrauchhölzern,
Myrrhen und Aloe
mit den allerbesten Balsamen.

(H. L. 4, 12–14)

Erkenntnis gesehen. Der verbotene Apfel, mit dem Eva Adam verführte, soll demnach kein Apfel, sondern ein Granatapfel gewesen sein. Einigen Sagen des Altertums zufolge wuchs der Granatapfelbaum aus dem Blut des Dionysos.

Andere berichten davon, dass Aphrodite – die Göttin der Liebe – den ersten Granatapfelbaum eigenhändig gepflanzt habe. Der aus Granatäpfeln gewonnene Wein galt als Aphrodisiakum. Blüten und Rinde wurden in der ägyptischen Medizin bei Magen- und Darmproblemen und als Wurmmittel verordnet. Der ausgepresste Fruchtsaft eignet sich zur Behandlung von Zahnfleischentzündungen, bei Fieber und Erkältungen.

Von den Ägyptern hatten auch die Israeliten den Brauch übernommen, aus Blüten und Früchten des Granatapfelbaums Heilmittel zuzubereiten. Aus Granatäpfeln stellten sie eine erfrischende Limonade her. Der Grenadinesirup, bestehend aus Granatapfelfleisch und Zucker, galt als wirksames Fiebermittel. Heute findet er vor allem beim Mixen von Cocktails Verwendung.

KAMILLE

Chamomilla recutita

Den alten Ägyptern galt die Kamille als Geschenk der Götter. Sie verehrten sie als Blume des Sonnengottes Ra. Sie hatte aber auch im germanischen Götterhimmel ihren Platz; hier betrachtete man sie als heilige Pflanze des Frühlings und Lichtgottes Baldur.

Arabische Ärzte des Altertums verabreichten das Öl der Kamille als Schmerzstiller. Sie wurde auch gegen Gelbsucht, bei Nierenleiden und Zahngeschwüren eingesetzt. Bereits die alten Ägypter verwendeten Kamillensalbe für die Hautpflege. Auch ihre Mumien balsamierten sie damit ein. Die griechischen und römischen Heilkundigen empfahlen Kamillentee zur Entzündungshemmung. Die duftende Pflanze wurde auch gegen Unruhe, Reizbarkeit, Schlafstörungen und Menstruationsbeschwerden verwendet. Heute kennen wir die Kamille als eines unserer wirkungsvollsten Heilkräuter. Kaum ein Wehwehchen, das sich nicht damit kurieren lässt! Sie beruhigt erwiesenermaßen überreizte Nerven, fördert den Schlaf und ist unersetzlich bei der Behandlung von Wunden und Erkältungen. Die Schulmedizin hat inzwischen viele der alten Erkenntnisse bestätigt.

KEUSCHLAMM

Vitex agnus-castus

Die auch Mönchspfeffer genannte Pflanze war bereits den alten Ägyptern bekannt. Man verordnete sie gegen Wahnsinn und Raserei. Einerseits versuchte man, Mönchen mit dem Keuschlamm die Enthaltsamkeit zu erleichtern, andererseits ist besonders von marokkanischen Mischungen die aphrodisierende Wirkung bekannt. In den Samen ist ein pflanzliches Hormon enthalten, das bei gynäkologischen Beschwerden Erleichterung verschafft. Der Mönchspfeffer hat sich zu einem der erfolgreichsten alternativen Heilmittel in der Gynäkologie entwickelt, das unter anderem in Tropfenform (z. B. Agnolyt, Mastodyn) rezeptfrei in der Apotheke erhältlich ist.

KNOBLAUCH

Allium sativum

»Knobi«, wie die Pflanze liebevoll von ihren Anhängern genannt wird, ist inzwischen ein fester Bestandteil unserer Küche. Nur selten noch wird über den Geruch von Knoblauch »gelästert«. Die Pflanze ist ein uraltes Heilmittel und wurde im alten Ägypten schon den Arbeitern zur Stärkung verabreicht. So sollen viele Arbeiter den Pyramidenbau nur überstanden haben, weil sie von den »Auftraggebern« mit reichlich Knoblauch versehen wurden. Im *Papyrus Ebers* sind etliche Rezepturen mit Knoblauch erwähnt. Auch Aristoteles und Plinius wussten bereits um die segensreichen Wirkungen

Die Wunderknolle beflügelt Ihre Gesundheit

Knoblauch hält die Wissenschaft mehr denn je auf Trab. Er hat eine Fülle guter und gesunder Eigenschaften. Der spöttische Spruch »Knoblauch macht alt, aber einsam« hat sich inzwischen, zumindest was die erste Hälfte des Satzes betrifft, bestätigt. Das Problem der Einsamkeit ließe sich ganz einfach aus der Welt schaffen: Wenn alle Knoblauch essen, riecht dies keiner mehr. Und alle werden gemeinsam alt.

Kürzlich stellten russische Forscher fest, dass Knoblauch die Reparatur von Erbschäden »lostreten« kann. Bestimmte Wirksubstanzen schützen die Erbsubstanz als so genannte Radikalenfänger, wirken also antioxidativ – das war bereits bekannt. Dass sie jedoch offenbar sogar die Instandsetzung beschädigter Gene unterstützen können, wird von vielen Wissenschaftlern als Sensation gewertet. Knoblauch mindert nach bisherigem Wissensstand das Krebsrisiko, indem es krebsauslösende Stoffe unschädlich machen kann.

Wissenschaftlich erwiesen sind seine antibakteriellen Wirkungen und seine Fähigkeit, das Immunsystem zu stärken. Darüber hinaus hat es eine positive Wirkung auf den Cholesterinspiegel, indem es den ungünstigen LDL-Anteil im Blut senkt und Ablagerungen in den Gefäßen verhindert. Knoblauch kurbelt die Verdauung an und kann möglicherweise sogar Darmkrebs verhindern. In Ländern, in denen reichlich mit Knoblauch gewürzt wird, tritt seltener Magenkrebs auf. Das soll an seinen

Schwefelverbindungen liegen, die Nitrosamine, kanzerogene Stoffe, unschädlich machen.
Knoblauch soll sich auch als Blutverdünner verdient machen, den Blutzuckerspiegel senken, die Herztätigkeit anregen, Zahnschmerzen lindern und Stresssymptome killen. Knoblauch wirkt gegen Pilzinfektionen und regt die Heilung von Lungenerkrankungen an.
Knoblauch gehört zu den Liliengewächsen wie Zwiebeln, Schalotten, Bärlauch und Schnittlauch. Achten Sie beim Einkauf drauf, dass die Zehen der Knollen noch prall und saftig sind. Sie sollten auch noch keinen grünen Keim enthalten, denn dann sind sie vor allem scharf. Solche Zehen können Sie im Frühjahr in die Erde setzten und selbst Knochlauch anbauen. Aus jeder Zehe entsteht eine neue Zwiebel. Damit Knoblauch seine gesundheitliche Wirkung entfalten kann, genießen Sie am besten mindestens zwei Zehen pro Tag. Frische Petersilie soll den Knoblauchgeruch abmildern.

Medizinisch wirksame Inhaltsstoffe

- Alliin: schwefelhaltige Verbindung, noch geruchlos.
- Allicin: entsteht, wenn der Knoblauch zerkleinert wird. Die wichtigste Heilsubstanz des Knoblauchs.
- Mineralstoffe: Kieselsäure, Kalium, Magnesium, Kalzium, Phosphor, Jod und Eisen
- Spurenelemente: Zink, Mangan, Selen
- Provitamin A, Vitamin B_1 und B_2, Vitamin C, Nikotinsäureamid, Fermente und pflanzliche Hormone

des Knoblauchs. Die vielfältigen Heilwirkungen der Zwiebelpflanze werden heute auch wissenschaftlich bestätigt. Sie wirkt antibakteriell, antikanzerogen und beugt Herz- und Kreislauferkrankungen vor. Knoblauch regt Appetit, Verdauung und Liebeskraft an.

Eingelegte Knoblauchzehen schützen Ihr Herz

Sie brauchen:

4 ganze Knoblauchknollen
⅛ l Weißweinessig
⅛ l Wasser (oder trockenen Weißwein)
1 bis 2 TL Zucker
1 Lorbeerblatt
4 Wacholderbeeren
2 Nelken
1 Zweig Thymian oder Rosmarin
1 grüne Peperoni
½ TL Salz

Die Zehen schälen, alle Zutaten in einen Topf geben und drei Minuten lang kochen. Noch heiß in ein sauberes Schraubglas füllen und kalt stellen. Schmeckt als Vorspeise, zu Käsebrot, zu Kurzgebratenem oder Grillspezialitäten. Sie können aber auch einfach so jeden Tag einige Zehen als Heilmittel essen.

LINDE

Tilia

Lindenblüten galten schon in der Antike als eines der ältesten Heilmittel, dennoch sind die Zeugnisse über ihren Einsatz recht spärlich. In Ägypten wurden die Lindenblüten vermutlich importiert. Auch bei uns gehören Lindenblüten zu den altbewährten Heilmitteln. Sie wirken schweißtreibend und stärken die Abwehrkräfte.

MEERTRÄUBEL

Ephedra vulgaris

Das Meerträubel gehört – so der Ethnopharmakologe Christian Rätsch – zu den ältesten rituellen Pflanzen der Menschheit. Über seine medizinische Wirkung ist wenig überliefert. Das Meerträubel wurde zumeist als Wein getrunken. Angeblich stimulierte es bis zur Raserei. Auf Zypern wurde Ephedratee zur schnelleren Niederkunft gegeben. Heute weiß man, dass alle Ephedraarten gefäßverengend, kreislaufstimulierend und blutdrucksteigernd wirken. Sie regen das zentrale Nervensystem an und lösen Krämpfe, insbesondere solche der Atemwege. Der Wirkstoff Ephedrin ist in vielen Hustensäften enthalten. Ephedraextrakt gilt als Aphrodisiakum – besonders für Frauen.

MINZEN

Mentha

Die verschiedenen Minzearten gehören ebenfalls zu den ältesten Heilmitteln der Welt. Sie wurden recht früh auch medizinisch zur Magenberuhigung und bei Magen- und Darmbeschwerden genutzt. Daran hat sich bis heute nichts geän-

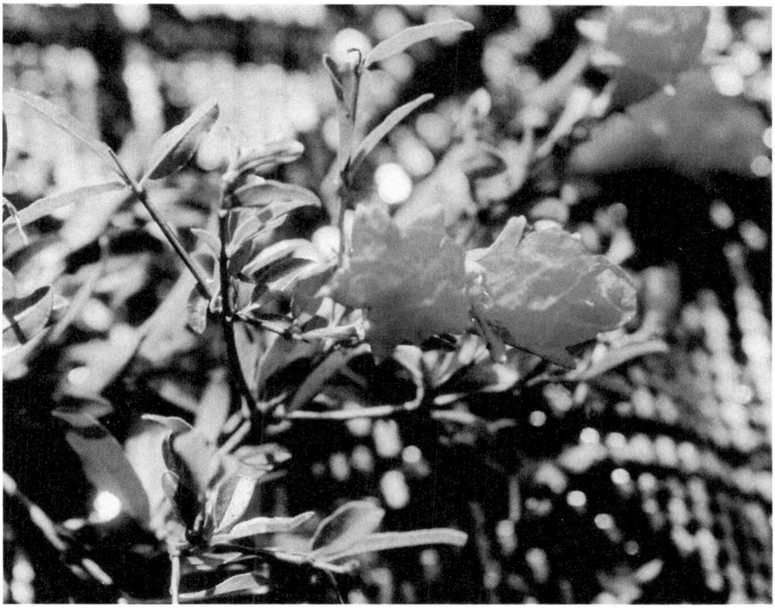

dert. Minzeöl und Minzetee waren Heilmittel gegen Rückenschmerzen, Husten und Bronchitis. Das Öl stellte man so her: Man presste aus frischen Minzeblättern den Saft heraus, vermischte ihn mit Olivenöl und stellte das Gefäß vierzehn Tage in die Sonne.

Die Pfefferminze ist der Inbegriff des arabischen Heilkrauts. Sie ist eine der ältesten bekannten Heilpflanzen überhaupt und reich an mentholhaltigen Ölen, Gerb- und Bitterstoffen. Diese wirken desinfizierend bei Magenproblemen und lindern Bauchkrämpfe. Traditionell wird Pfefferminze bei uns als bewährtes Hausmittel gegen Übelkeit und Erbrechen eingesetzt. Sie regt den Gallenfluss und die Leberfunktion an.

ORCHIDEE
Orchis
Der Name Orchidee leitet sich vom griechischen *orchis* (Hode) ab. Sie wurde auch Knabenkraut – arabisch *salep* – genannt und galt als außerordentliches Aphrodisiakum. Ein Tonikum linderte Magen- und Darmbeschwerden. In Griechenland gibt es *salepi*-Verkäufer, die ein kaffeeartiges Getränk aus den Wurzeln der Orchidee anbieten.

Gelegentlich kann man Salepmehl oder fertige Salepgetränke auch bei uns im Handel (zum Beispiel in der Apotheke) oder in türkischen Läden erwerben.

OREGANO/MAJORAN
Origanum majorana
Majoran und Oregano gehören beide in dieselbe Pflanzenfamilie und sind sich auch »äußerlich und innerlich« ähnlich. Majoran ist ägyptischen Ursprungs. Man glaubte, dass allein der Duft vor Krankheiten schützen könne. Beide Kräuter haben cholesterinsenkende und fettabbauende Eigenschaften. Sie regen die Verdauung an und wirken antibakteriell.

Der arabische Majoran ist eines der populärsten Gewürze der biblischen Welt. In Arabien und Israel heißt er Zatar. In allen Wüstenländern des Vorderen Orients, in denen das Kraut wild wächst, wird es häufig verwendet. Die würzigste Variante kommt aus den heißen Wüstenregionen. Man nimmt an, dass dieses Kraut der Ysop ist, der in der Bibel erwähnt wird. Daneben gibt es noch syrischen Majoran. (Bezugsquellen für beide Kräuter siehe Seite 308.) Majorantee ist bei Erkältungen ausgesprochen wohltuend.

PETERSILIE

Petroselinum crispum

Die Petersilie gilt seit jeher als Heilkraut. Sie wirkt appetitanregend, fördert den Harnfluss und steigert die Libido. Man verwendet Blätter und Wurzeln. Die Petersilie ist das gebräuchlichste hiesige Gartenkraut. Ihre Samen wurden früher als Abtreibungsmittel verwendet. Petersilie als Küchenkraut ist unbedenklich, medizinische Petersilienzubereitungen sind jedoch nicht geeignet für Schwangere und Frauen, die es werden wollen, da sie die Gebärmutter reizen können.

PFINGSTROSE (Päonie)

Paeonia officinalis

Die Pfingstrose ist nach Plinius d.Ä. die älteste Gartenblume. Ihr wurde eine mystische Verbindung zum Mond zugeschrieben. Bei uns setzte man sie früher gegen alle Krankheiten und Beschwerden ein, die durch Behexung entstehen. In der Tat wirkt sie schmerzstillend und krampflösend. Pfingstrosenblütentee gibt es fertig in der Apotheke zu kaufen.

RAUTE

Ruta graveolens

Die Raute stammt aus dem östlichen Mittelmeerraum und gilt als Wunderkraut, das mit der Mondgöttin Diana und ihren orgiastischen Festen in Verbindung steht. Im Mittelalter wurde sie als Hexenkraut bekannt. Sie sollte gegen den bösen Blick helfen, Männer vor Impotenz und Frauen vor Unfruchtbarkeit bewahren. Das Öl der Raute wirkt entzündungshemmend und menstruationsfördernd. Hohe Dosierungen können Fehlgeburten verursachen.

ROSE

Rosa

Die Rose galt im alten Ägypten als Allheilmittel. Sie war »der Duft der Götter« und musste sogar importiert werden, weil der Bedarf so groß war. Rosenöl, Rosenwasser und Rosentee waren sehr beliebt. Der bereits erwähnte persische Arzt Avicenna widmete der Rose ein ganzes Heilbuch. Die vitaminreichen Hagebutten wurden als Kräftigungsmittel verabreicht. Sie enthalten sehr viel Vitamin C und andere wertvolle Vitamine, Mineral- und Gerbstoffe sowie Fruchtsäuren. Das Rosenöl soll ausgleichend wirken und Körper und Seele harmonisieren. Die Rose galt im Orient aber auch als Geschenk an die Schönheit.

ROSMARIN

Rosmarinus officinalis

Es gibt verschiedene Mythen über die Entstehung von Rosmarin. Einer besagt, es sei ein assyrischer Jüngling gewesen, der von Göttern in einen Rosmarinstrauch verwandelt wurde, als ihn seine Feinde verfolgten. Rosmarin – der Meertau – war eine der beliebtesten ägyptischen Pflanzen. Die Inhaltsstoffe wirken stimulierend, stärken das Herz, lösen Krämpfe und töten Keime ab. Rosmarintee gibt es fertig zu kaufen. Er wird vor allem zur Kreislaufanregung und bei Magen- und Darmbeschwerden empfohlen: Einen Teelöffel Rosmarinblätter mit einer Tasse kochendem Wasser überbrühen, nach fünfzehn Minuten abseihen. Drei- bis viermal täglich eine Tasse frischen Tee trinken. Als anregender Badezusatz hat sich Rosmarin eindrucksvoll bewährt.

In Griechenland wird Rosmarinwein hergestellt, der gegen Herzschwäche helfen soll. Einige Zweige mit einer Flasche Weißwein übergießen und einige Tage stehen lassen. Ein Gläschen täglich stärkt das Herz.

SANDELHOLZ

Lignum santalinum

Der Prophet Mohammed empfahl das »indische Holz« als Behandlung bei sieben Krankheitsbildern. Schon alte arabische Überlieferungen gehen auf die Inhalation des aus dem Sandelholz gewonnenen Öls ein. Aromatherapeuten setzen das duftende Öl – gewonnen mit Wasserdampf aus Kernholzspänen und Wurzeln – heute vor allem bei Halsentzündungen, Hautbeschwerden, Infektionen, Nervosität und Infektionen der Harnwege oder der Geschlechtsorgane ein, denn es wirkt antiseptisch, krampflösend und beruhigend. Wegen seines anregenden Dufts wird es auch als Aphrodisiakum verwendet.

TAMARISKE

Tamarix

Die Tamariske ist eine typische Nilpflanze. Sie wurde bereits in den Pyramidentexten erwähnt. Noch heute ist die Tamariskengalle vor allem in Marokko ein beliebtes Haarpflegemittel. Sie wird auch zur Behandlung von Magen- und Darmproblemen verwendet. Die Tamariske wirkt entzündungshemmend. Tamariskentee aus der Apotheke hilft gegen Entzündungen.

THYMIAN

Thymus vulgaris

Im alten Ägypten wurden vor allem die Einbalsamierungssalben für die Mumien mit Thymian aromatisiert. Sie wurden aber auch gegen Hautflechten eingesetzt. Thymian wirkt stark entzündungshemmend und antibakteriell. Thymiantee bekommen Sie in der Apotheke. Einen Teelöffel mit kochendem Wasser übergießen und zehn Minuten ziehen lassen, danach abseihen. Mehrmals täglich eine Tasse trinken. Hilft bei Halsentzündungen und Husten.

ZITRONE
Citrus limon
Die Zitrone gilt als eine der bewährtesten orientalischen Heil- und Schönheitspflanzen. Gegen Ohrenschmerzen empfiehlt die arabische Medizin eine Mischung aus Zwiebelsaft und Zitronenöl. Man sagt, das Zitronenöl sei in der Lage, krankheitserregende Bakterien abzutöten. Die Aromatherapie setzt die Zitrone gegen alle Begleiterscheinungen von Erkältungen und Grippe, bei Magen- und Darmbeschwerden, nervöser Anspannung und Hautproblemen ein.

So bereiten Sie Kräuter für die Heilanwendung richtig zu

Kaufen Sie Ihre Teezutaten am besten in der Apotheke, im Reformhaus oder im Bioladen, dann wissen Sie, dass Sie geprüfte Ware bekommen. Bequem zuzubereiten sind die dort erhältlichen Beuteltees oder tassenfertige Tees. Für richtige Heiltees lassen Sie sich am besten vom Apotheker Teemischungen empfehlen, die möglichst keinen Zucker enthalten. Wenn Sie Tees zu Heilzwecken trinken wollen, sollten diese ohnehin aus der Apotheke stammen, damit die Dosierung der Heilstoffe stimmt. Dort wird man Ihnen auch sagen, welcher Tee in welcher Mischung und welcher Dosierung am besten gegen Ihre Beschwerden geeignet ist und unter welchen Umständen ein Tee nicht für Sie in Frage kommt. Die Tees aus der Apotheke stammen fast ausschließlich aus kontrolliertem Anbau. Sie sollten deshalb auch besser keinen selbst gesammelten Tee trinken, außer er stammt aus Ihrem eigenen Kräuterbeet. Pflanzen an Wegrändern sind oft mit Schwermetallen belastet und durch Parasiten oder Tierkot verunreinigt.

Füllen Sie den Tee aus der Apotheke zu Hause aus der Papiertüte in ein luftdicht schließendes und dunkles Gefäß aus Glas oder Metall um, damit die flüchtigen Bestandteile länger erhalten bleiben. Kunststoffgefäße sind ungeeignet, da die ätherischen Öle aus den Pflanzen von der Gefäßwand absorbiert werden können. Je stärker die Pflanzenteile zerkleinert sind, desto kürzer ist ihre Haltbarkeit.

So können Sie die Heilkräuter verwenden

TEEZUBEREITUNGEN

In der Kräutermedizin werden Tees meist zur Heilanwendung eingesetzt. Bei einem gewöhnlichen Kräutertee zum Trinken nimmt man in der Regel einen bis zwei Teelöffel getrocknete oder drei bis vier Teelöffel frische Pflanzenteile auf einen Viertelliter Wasser. Das Kraut wird mit kochendem Wasser übergossen und fünf bis zehn Minuten stehen gelassen, dann abgeseiht. Davon werden zwei bis drei Tassen am Tag getrunken.

Alle Kräutertees – ganz gleich ob Sie Pfefferminztee zum Durstlöschen oder Lindenblütentee zum Fiebersenken trinken – sollten nicht auf Dauer eingenommen werden. Denn zum einen verlieren sie im Ernstfall ihre Wirkung, und zum anderen sind sie eben aufgrund ihrer Wirkungen nicht zum Dauergebrauch geeignet. Wenn Sie Kräutertee als Getränk zu sich nehmen, wechseln Sie deshalb gelegentlich Kraut oder Pflanze. Heiltees werden kurmäßig drei bis vier Wochen getrunken. Im Zweifelsfall befragen Sie Ihren Apotheker.

KRÄUTERWICKEL
Kochen Sie einen etwas stärkeren Tee – etwa vier Esslöffel Kraut auf einen Liter Wasser – und lassen Sie den Tee abkühlen. Tauchen Sie ein Baumwolltuch oder ein kleines Handtuch in den Tee, wringen Sie dieses leicht aus und geben Sie es auf die betroffene Stelle, beziehungsweise umwickeln Sie sie damit. Nun wird ein trockenes Leintuch darüber gelegt und alles noch mit einem Wolltuch umwickelt.

AUFGUSS
Hierzu nehmen Sie je nach Pflanze Blätter, Blüten, ganzes Kraut, Früchte oder Samen. Die Pflanzenteile werden mit kochendem Wasser übergossen und nach zehn Minuten abgeseiht. Decken Sie die Abkochung während des Ziehens zu. Der Aufguss sollte so schnell wie möglich verbraucht werden.

DEKOKT
Harte Pflanzenteile wie Hölzer, Rinde oder Wurzeln werden einige Minuten in Wasser abgekocht. Dann noch kurze Zeit ziehen lassen und abseihen.

KALTWASSERAUSZUG

Diese Zubereitungsmethode verwendet man bei schleimhaltigen Pflanzen. Sie werden meist für etwa zehn Stunden in kaltes Wasser gelegt, damit ihre Wirkstoffe ausziehen können. Dann wird der Tee abgeseiht und vor dem Trinken kurz erwärmt.

TINKTUR

Befüllen Sie ein weithalsiges Glas mit frischen Kräutern Ihrer Wahl (je nach gewünschter Wirkung) und gießen Sie es randvoll mit 38-prozentigem Alkohol. Der Alkohol zieht die Wirkstoffe aus der Pflanze. Kornschnaps eignet sich dafür am besten, Obstler überhaupt nicht. Verschließen Sie das Glas und lassen Sie es etwa drei Wochen bei Zimmertemperatur stehen. Dann filtern Sie die Tinktur durch Kaffee- oder Teefilter und füllen sie in dunkle Flaschen. Bei Bedarf trinken Sie davon täglich zehn bis fünfzehn Tropfen in einem Schnapsglas voll Wasser oder Tee. Sie können die Tinktur auch äußerlich zum Einreiben verwenden.

BADEZUSATZ

Ein bis zwei Handvoll Kraut benötigen Sie auf einen Liter Wasser. Damit können Sie Kompressen, Waschungen oder Dampfbäder, aber auch ein Vollbad bereiten. Die Wirkung des Bades richtet sich nach dem verwendeten Heilkraut.

So bereiten Sie Tee richtig zu

Brühen Sie den Tee immer frisch auf. Denn je länger er steht, umso mehr verliert er an Wirkung und verkeimt zudem. Wenn Sie Tee auf Vorrat kochen, bewahren Sie diesen im Kühlschrank auf. Kalt gewordenen Arzneitee sollten Sie nicht wieder aufwärmen.

Überbrühen Sie den Tee immer mit kochendem Wasser und lassen Sie ihn mindestens fünf Minuten ziehen, damit eventuell vorhandene Keime abgetötet werden. Dann wird der Tee durch ein Sieb abgeseiht. Decken Sie den Tee ab, während er zieht, sonst gehen wertvolle Inhaltsstoffe wie die ätherischen Öle verloren. Lassen Sie auch die Flüssigkeit, die sich am Deckel sammelt, in den Tee tropfen, denn sie enthält wirksame Bestandteile der Teemischung.

Rinden-, Hölzer- und Wurzelmischungen werden fünf bis zehn Minuten abgekocht und dann abgeseiht. Schleimstoffbildende Drogen (wie Eibisch oder Isländisch Moos) werden für mehrere Stunden mit kaltem Wasser angesetzt und anschließend abgeseiht. Die empfindlichen Wirkstoffe bleiben so erhalten. Wegen der Verkeimung müssen diese Kaltauszüge vor dem Trinken grundsätzlich erhitzt werden.

Heiltees aus Kräutern

BASILIKUMTEE BEI VÖLLEGEFÜHL UND BLÄHUNGEN

Basilikumkraut gibt es als Tee fertig zu kaufen: Zwei Teelöffel werden mit einer Tasse kochendem Wasser übergossen und nach fünfzehn Minuten durch ein Sieb abgeseiht. Zwei- bis dreimal täglich eine frisch zubereitete Tasse Tee trinken.

BASILIKUM-MANDELMILCH FÜR DAS WOHLBEFINDEN

Geben Sie eine Handvoll Basilikumblätter mit einem Esslöffel Honig und einem Esslöffel Mandelmus mit einer halben Tasse Milch in den Mixer. So lange mixen, bis von den Blättern kaum mehr etwas zu sehen ist. Dann noch einen halben Liter Milch hinzufügen und erneut mixen.

BERUHIGUNGSTEE MIT RAUTE

Zu gleichen Teilen Rautenblätter, Baldrian, Melisse, Weißdornblüten, Mistel und Kümmel mischen. Die Mischung am besten in der Apotheke besorgen und nach Gebrauchsanweisung herstellen. Nicht zu häufig anwenden.

EICHENRINDENTEE GEGEN ENTZÜNDUNGEN

Eichenrinde gibt es als Fertigarzneimittel vor allem für Sitz- und Wannenbäder zu kaufen. Für einen Tee kochen Sie zwei Teelöffel Eichenrinde mit einem Viertelliter Wasser drei bis

Wunderheiler aus dem Tee

- *Ätherische Öle:* sorgen für den speziellen Geruch und haben darüber hinaus vielfältige gesundheitliche Wirkungen – sie desinfizieren, lösen Husten, bringen die Verdauung auf Trab und lindern Entzündungen.
- *Bitterstoffe:* regen die Ausscheidung von Verdauungssäften an und regulieren so die Verdauung und den Stoffwechsel.
- *Flavonoide (Polyphenole):* desinfizieren und wirken entzündungshemmend.
- *Gerbstoffe:* lindern Entzündungen.
- *Saponine:* lösen Husten und wirken wassertreibend.

fünf Minuten auf, dann abseihen und trinken. Für eine Gurgellösung bei Zahnfleischentzündungen nehmen Sie zwei Esslöffel auf einen halben Liter Wasser und lassen das Ganze fünfzehn bis zwanzig Minuten kochen.

EPHEDRATEE ERLEICHTERT DIE ATMUNG
Ephedrakraut gibt es in der Apotheke zu kaufen. Für einen Tee nehmen Sie einen gehäuften Teelöffel auf einen Viertelliter kochendes Wasser. Zehn Minuten ziehen lassen. Wirkt erleichternd bei allen Atemwegserkrankungen. Sie können ebenfalls Kardamom, Anis und Fenchel hinzugeben.

ESTRAGONTEE MACHT APPETIT

Brühen Sie einen Teelöffel getrockneten Estragon (am besten aus dem Bioladen oder dem Reformhaus) mit einer Tasse kochendem Wasser auf. Vor den Mahlzeiten eine Tasse trinken, bei Bedarf auch öfter.

GRANATAPFELBLÜTENTEE BEI DURCHFALL

Ein Teelöffel der getrockneten Blüten wird mit einer Tasse kochendem Wasser überbrüht, sofort abgeseiht und nicht zu heiß getrunken. Als Medizin wurde der Blütentee gegen Durchfall und Ruhr verwendet. Granatapfelblüten gibt es bei uns nicht zu kaufen, aber man kann versuchen, sich im Garten selbst ein Bäumchen zu ziehen. (Bezugsquelle für Granatapfelbäume Seite 308.)

KAMILLENTEE – DAS ALLHEILMITTEL

Kamillenblüten und Römische Kamille gibt es heute überall zu kaufen. Kamillentee ist in fast jeder Familie ein bewährtes Hausmittel. Einen Tee bereiten Sie folgendermaßen zu: Einen Esslöffel Kamillenblüten mit einer Tasse heißem Wasser übergießen und nach zehn Minuten durch ein Sieb abseihen, dann in kleinen Schlucken trinken.

Für ein heilsames Dampfbad werden in einer Schüssel ein bis zwei Esslöffel Kamillenblüten mit Wasser überbrüht. Kurz ziehen lassen, bis die Hitze erträglich ist; den Dampf unter einem Handtuch inhalieren.

KAMILLEN-KÜMMEL-TEE

Er verschafft Ihnen Linderung bei Schmerzen vor und während der Regel: Kamillentee wie gewohnt zubereiten, einige zerstoßene Kümmelfrüchte dazugeben. Möglichst warm und in kleinen Schlucken trinken. Eine bis zwei Tassen am Tag.

Kamille sollte jedoch nicht auf Dauer angewendet werden; denn dann kann es zu Bindehautentzündungen und nervöser Unruhe kommen.

LINDENTEE BEI HUSTEN, SCHNUPFEN, HEISERKEIT

Lindenblütentee gibt es in Kräuterläden, Reformhäusern und Apotheken als Fertigprodukt zu kaufen. Lindenblütentee hilft bei Husten, Erkältungen, Fieber und Schlaflosigkeit. Man kann noch Hagebutten, Kamille, Pfefferminze und Malven dazumischen.

PFEFFERMINZTEE GEGEN MAGENSCHMERZEN

Einen Esslöffel getrocknetes Pfefferminzkraut mit einem Viertelliter siedendem Wasser überbrühen, eine Viertelstunde zugedeckt ziehen lassen, gelegentlich umrühren und abseihen. Den Tee nach oder zwischen den Mahlzeiten in kleinen Schlückchen trinken. Verwendet man ihn nicht aus therapeutischen Gründen, wird er im Orient sehr stark gezuckert. Wer zu Gallenkoliken neigt, sollte sich eine Mischung aus Pfefferminz- und Wermuttee zubereiten: Je einen Esslöffel Pfefferminzblätter und Wermutblätter mit einer Tasse kochendem Wasser übergießen und fünf bis zehn Minuten ziehen lassen; dann durch ein Teesieb abseihen. Täglich drei- bis viermal eine Tasse frischen Tee trinken. Im Orient werden Minzblätter auch gern in grünen oder schwarzen Tee gegeben (siehe Seite 237).

Pfefferminzöl: Das Heilöl wird bei Kopfschmerzen und Migräne in die Schläfen einmassiert. Gegen Erkältungen gibt man drei Tropfen Öl in ein Glas Milch. Das Öl kann auch zum Inhalieren verwendet werden.

ROSENTEE BEI ERKÄLTUNG UND FIEBER

Der klassische Hagebuttentee ist nichts anderes als ein Rosentee, denn die Hagebutte ist ja bekanntlich die Frucht der Rose. Er ist zu Unrecht als Jugendherbergstee verschrien und hilft bei Erkältungen und Fieber. Es gibt den Hagebuttentee fertig als Teebeutel. Wer sich etwas Besonderes leisten will, streut eine Handvoll frischer Rosenblätter darüber.

WERMUTTEE GEGEN MAGEN- UND DARMVERSTIMMUNG

Einen halben Teelöffel Wermutkraut aus Apotheke oder Reformhaus mit einer guten Tasse heißem Wasser aufgießen und zehn Minuten ziehen lassen. Mehrmals täglich eine Tasse frisch zubereiteten Tee ein halbe Stunde vor den Mahlzeiten in kleinen Schlucken trinken. Bei Überdosierung kann es zu Erbrechen, Durchfällen und Krämpfen kommen.

YSOPTEE

»Entsündige mich mit Ysop, dann werde ich rein; wasche mich, dann werde ich weißer als der Schnee«, so heißt es in der Bibel (Psalm 51, 9). Das Kraut ist eine dem Majoran verwandte Pflanze. Ysop in Essig gekocht, galt als ein probates Betäubungsmittel. Man gab es Schwerverletzten oder Gekreuzigten zu trinken – so auch Jesus. »Ein Gefäß mit Essig stand da. Sie steckten einen Schwamm mit Essig auf einen Ysopzweig und hielten ihn an seinen Mund.« (Johannes

19, 29.) Die Soldaten wollten ihn also offenbar nicht verhöhnen, sondern ihm helfen, die Schmerzen zu ertragen.

Ysoptee soll das Herz stärken und Schweißausbrüche verhindern. Dafür wird getrocknetes Ysopkraut aus der Apotheke mit einer Tasse kochendem Wasser überbrüht, nach zehn Minuten abgeseiht und vor dem Schlafengehen schluckweise getrunken.

Auch der Maulbeerfeigenbaum lieferte der Bibel zufolge einen Heiltee. Ein Teelöffel frischer oder getrockneter Blätter wurde mit einer Tasse Wasser kurz aufgekocht und abgeseiht. Er sollte Magen und Darm durchputzen. Ein Tee aus der Rinde war ein beliebtes Abführmittel: Einen Teelöffel Blätter mit kaltem Wasser aufsetzen, kurz aufkochen und zehn Minuten ziehen lassen.

Das Paradies im Garten

Der gesamte Orient pflegt eine ganz besondere Beziehung zum Garten. Zu fast jedem Haus – und war es auch noch so klein – gehörte einst ein Garten. Anders als bei uns lagen diese Gärten nicht vor oder hinter dem Haus, sondern mittendrin – als Gartenhof oder Patio –, zumindest aber waren sie von hohen Mauern umgeben, so dass dort absolute Ruhe und Abgeschiedenheit herrschten und die Bewohner vor den unerwünschten Blicken anderer Menschen geschützt waren. Hinter unansehnlichen Mauern können sich im Orient noch heute die schönsten Gärten verbergen.

Je prächtiger das Haus, desto eindrucksvoller wurde auch der Gartenhof gestaltet. In den Palästen gab es oft mehrere

Innenhöfe, die unterschiedlichen Zwecken dienten: Sie konnten eine Art Audienzraum sein, in dem der Hausherr Besucher und Bittsteller empfing, oder ein Ort, an dem geherrscht und Politik gemacht wurde. Der innerste Hof war meist der Familie, dem Herrn und seinen Frauen vorbehalten. Manchmal besaßen die Frauen auch noch einen Hof für sich allein.

Gartenhöfe ähneln sich im gesamten Orient in Architektur und gärtnerischer Gestaltung. Gleißendes Sonnenlicht, plätscherndes Wasser, blühende, duftende Blumen und Sträucher sind die drei Grundelemente, aus denen das Paradies auf Erden besteht. Aber auch schattenspendende Obstbäume, Gewürze, Gemüse- und Heilpflanzen sind in ihm zu finden. Nicht selten entstehen aus rankenden Weinreben oder anderen Rankgewächsen bezaubernde Lauben. Häufig finden Sie eine kreuzförmige Anlage, die – von kleinen Kanälen durchzogen – im Brunnen in der Mitte ihr Zentrum hat. Strenge Linien und harmonische Proportionen lassen den Garten erhaben wirken. Die Haupträume der Gebäude öffnen sich so zum Hof, dass sich dem Betrachter ein besonders schöner Blick bietet. In größeren Höfen wurde auch ein breiter Wasserkanal in der Mitte angelegt, dessen Spiegelung – das faszinierende Spiel von Licht und Schatten auf dem Wasser und an den Wänden der Gebäude – man als wichtiges Stilmittel betrachtete. Aus manchen Perspektiven verwandelte sich das Haus oder der Palast in ein schwimmendes Schloss, in dem alle Konturen sanft ineinander fließen und eine Botschaft verkünden: Der Mensch ist so vergänglich wie die Spiegelung. Das Wasser in den kleinen Brunnen und Kanälen soll nur leise dahinplätschern wie beruhigende Musik, die zur

Kontemplation anregt. In gestutzten Buchsbaumhecken mit blühenden Beeten dazwischen oder Wandelgärten mit Zypressen spiegelte sich die Freude am Gestalten der Natur.

Der orientalische Garten symbolisiert den Paradiesgarten und wird in Musik, Dichtung und Erzählkunst gefeiert und verherrlicht. Er ist das Symbol der Oase inmitten der Wüste, ein Ort der Ruhe, in dem unablässig Leben spendendes Wasser fließt, dem die Kraft der inneren Reinigung innewohnt. Alle Pflanzen haben eine metaphorische Bedeutung. Obwohl sehr vergänglich, soll der Garten dem Betrachter einen Hauch von Ewigkeit vermitteln.

Wer Schmetterlinge lachen hört, weiß, wie Wolken riechen

Ein Meer an unvergleichlichen Farben, wunderbaren Gerüchen, das eifrige Summen von Hummeln, die Freude über ein brütendes Vogelpärchen, die Genugtuung, selbst Blumen, Obst und Gemüse ernten zu können, einen Teil seiner Nahrung selbst zu produzieren, sich im Einklang mit der Natur zu befinden – das alles kann Ihnen ein kleines, selbst beackertes Fleckchen Erde schenken. Nichts übertrifft die Begeisterung, wenn sich im Frühjahr an leblosen, tot erscheinenden Ästen das erste Grün vorwagt, wenn Tomaten oder Erdbeeren die ersten roten Spuren zeigen oder wenn die Hängeampeln bis in den November hinein treu blühen.

Zudem ist Gartenarbeit ein wunderbares Body-Workout: Graben und Harken beispielsweise stählt den Oberkörper, das Jäten von Unkraut und das Aufsammeln von Herbstlaub trainiert Oberschenkel und Hüften. Herz und Kreislauf werden gepusht und die Ausdauer angeregt. Die Bewegung an frischer Luft bei Wind und Wetter stärkt das Immunsystem, und das Gefühl, etwas mit den Händen getan zu haben, schenkt der Seele täglich aufs Neue Befriedigung. Zudem sind dem Ausleben der Kreativität keine Grenzen gesetzt. Ein Garten lässt sich nach orientalischer Manier gestalten – wild oder gezügelt, üppig oder streng. Das ordnet Ihre Gedanken, steigert die gute Laune und das Selbstbewusstsein.

Wie viel Glück kann Ihnen ein bewusst angelegter Garten schenken?

In unsicheren und hektischen Zeiten suchen vor allem Frauen die Verbundenheit mit der Natur – zumal das Wachsen und Werden auch der weiblichen Natur entspricht. Doch Gärten sind nicht nur private Rückzugsorte, seit neuestem sagt uns auch die Wissenschaft, wie wichtig Gärten für unsere Gesundheit sind. Gärtnern hält auf vielfältige Weise gesund. Mehr und mehr belegen Untersuchungen, was jedem Gartenfan intuitiv ohnehin klar ist: Menschen, die in enger Symbiose mit Pflanzen und Tieren leben, arbeiten stressfreier, sind entspannter und gesünder.

Gärten sind etwas ganz Besonderes. Sie lehren nicht nur den Umgang mit der Natur, sondern auch mit sich selbst. In der Gestaltung des Gartens lässt sich viel über den Charakter seines Gestalters erkennen. Beim bewussten Gestalten eines Gartens können Sie Ihr Inneres ordnen, sich neue Strukturen erarbeiten und mehr Klarheit über manche Dinge des

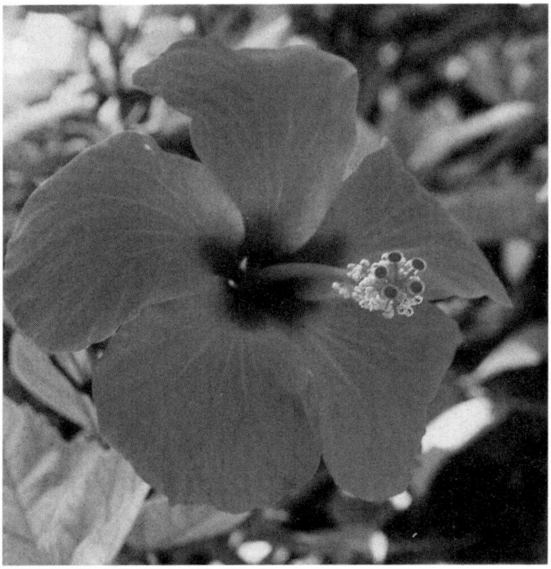

Lebens schaffen. Insofern sind Gärten vor allem eine Visitenkarte Ihrer Seele. Neugierig schauen wir dabei auch nach Osten. Denn hier wird dem spirituellen Aspekt des Gartens schon lange gebührend Anerkennung gezollt. Der Garten soll nicht nur mühevoll beackertes Land sein, sondern sich in eine heilende Umgebung verwandeln.

Um einen heilenden Garten zu schaffen, sollten Sie sich vor allen Dingen auf Ihr Gefühl verlassen. Das Gefühl von Ausgewogenheit ist von größter Wichtigkeit. Wenn Ihnen eine bestimmte Gestaltung ein Wohlgefühl vermittelt, dann bleiben Sie dabei. Nehmen Sie die Veränderungen der Reihe nach vor und warten Sie die Ergebnisse mindestens einen Monat lang ab, denn es dauert seine Zeit, bis das Heilmittel Garten seine Kräfte entfaltet.

Darüber hinaus bietet ein schön gestalteter Garten Farb- und Aromatherapie in einem. Düfte und Farben lassen sich so gekonnt miteinander kombinieren, dass Sie sich besonders wohl fühlen und sie Ihre Gesundheit beflügeln. Ist noch ein Kräutergarten dabei, haben Sie die Apotheke der Natur für sich.

Doch selbst wenn ein Garten ohne viel Überlegung und Planung entstanden ist, bietet uns der enge Kontakt mit der Natur vielfältige Anregungen und Freuden. Die Kraftquelle Garten ist auch ein spiritueller Ort, an dem es sich trefflich meditieren, sich besinnen und die Verbindung zum Universum suchen (und finden) lässt. Den deutschen Romantiker Novalis inspirierte der spirituelle Aspekt der Natur zu folgender schönen Erkenntnis: »Wer Schmetterlinge lachen hört, weiß, wie Wolken riechen.«

Der exotische Küchengarten

Wie die Liebe geht auch gute Stimmung durch den Magen. Darüber weiß die orientalische Küche eine Menge zu berichten. Sie kennt viele Früchte, Gemüse, Kräuter und Gewürze, die die Stimmung verbessern. Je nach gewünschter Wirkung können Sie sie in Ihrer Küche verwenden und sogar einige davon im eigenen Garten oder auf der Fensterbank ziehen. Sie haben die Möglichkeit, sie nach Farben zu pflanzen und nach Farben in der Küche zu verwenden. Schon die alten Ägypter setzten die Farben der Nahrung mit ihrer unterschiedlichen Wirkung und Energie ganz gezielt als Heilmittel und Stimmungsmacher ein.

Anregende orientalische Kräuter, Gewürze und Früchte

Gartenkräuter	*Gewürze*	*Früchte*
Basilikum	Gewürznelke	Aprikose
Beifuß (Wermut)	Ingwer	Artischocke
Bockshornklee	Koriander	Granatapfel
Bohnenkraut	Kümmel	Limone
Estragon	Lakritze	Orange
Liebstöckel	Muskatnuss	
Melisse	Pfeffer	
Minze	Zimt	
Petersilie		
Rosmarin		
Salbei		
Schnittlauch		
Sellerie		
Thymian		
Zitronenmelisse		

Der exotische Garten wirkt ja bereits über das Auge wie ein Gute-Laune-Kick. Die leuchtenden Farben von Früchten wie gelbe Zitronen, gelbgrüne Limonen, knallrote Tomaten, orangefarbene Apfelsinen, knackiggrüne Kräuter und Salate, fast schwarze Maulbeeren, rostrote Granatäpfel und dunkelrote Kirschen wetteifern mit denen der Blüten von Jasmin, Orangen, Rosen, Rubinien, Hibiskus, Borretsch, Kapuzinerkresse, Lavendel, Monarden, Kamille, Schafgarbe, Anisysop,

Ausgleichende und beruhigende orientalische Kräuter, Gewürze und Früchte

Gartenkräuter	*Gewürze*	*Früchte*
Dill	Anis	Ananas
Fenchel	Ingwer	Apfel
Kamille	Kümmel	Bananen
Knoblauch	Salbei	Datteln
Majoran	Wacholder	Feigen
Melisse		Granatapfel
Oregano		Heidelbeeren
Pfefferminze		Möhre
Rettich		Pampelmuse
Salbei		Paprika
Senf		Tomate

Malven, Chrysanthemen, Ringelblumen und den unterschiedlichen Grüntönen der Pflanzen. Diese üppige Farbenpracht ist es auch, die uns an den orientalischen Gärten so fasziniert. Man glaubt, dass die verschiedenen Farben der Nahrungsmittel auch unterschiedliche Stimmungen beeinflussen können:

- *Rot* soll die Leistung steigern, die Stimmung heben, den Körper reinigen und die Lebensenergie fördern. Zu den besonders wirkungsvollen roten Nahrungsmitteln gehören die Rosenfrucht Hagebutte, Klatschmohn, rote Bete und Rosen.

Ätherische Öle, die sich auch in der Küche verwenden lassen

Anregend	*Entspannend*	*Stimmungs-aufhellend*
Basilikum	Basilikum	Basilikum
Eukalyptus	Kamille	Kamille
Fenchel	Majoran	Lavendel
Gewürznelke	Mandarine	Mandarine
Ingwer	Rose	Pampelmuse
Muskatnuss	Wacholder	Zitrone
Orange		
Pampelmuse		
Pfefferminze		
Rosmarin		
Zimt		

- *Orange* stimuliert die Atmung und sorgt für heitere, gelassene Stimmung. Zu den wirkungsvollsten Nahrungsmitteln gehören hier Kürbis, Orangen, Möhren und Mango.
- *Gelb* harmonisiert den Energiefluss, spendet Kraft und regt die Denktätigkeit an. Zu den besten gelben Nahrungsmitteln gehören Zitronen, gelbe Äpfel, gelber Paprika, Dinkel und Löwenzahn. Safran, Kurkuma und Curry gelten als heilende und stimmungsfördernde gelbe Gewürze.
- Ein *helleres Gelb* – Lemon – macht meditativ und offen für größere Zusammenhänge. Zu den lemonfarbenen Nah-

rungsmitteln gehören Artischocke, Avocado – ganz wichtig –, Olivenöl und natürlich Zitronen und Limonen.

- *Grün* soll die stärkste Heilkraft von allen Farben besitzen, Geist und Seele entgiften und Glücksgefühle auslösen. Zu den wirksamsten grünen Nahrungsmitteln zählen natürlich alle Kräuter, grüne Salate, Brokkoli, Spinat und Kohl.
- *Rosa* macht das Herz frei und sorgt für Herzenswärme. Zu den rosafarbenen Nahrungsmitteln gehören alle roten Beerenfrüchte, Rhabarber und Rosenblätter.
- *Blau* soll die Nerven beruhigen und den erholsamen Schlaf fördern. Zu den blauen Nahrungsmitteln zählt man die Blüten von Borretsch und Thymian, Pflaumen und blaue Trauben. Zu den eher violetten Nahrungsmitteln, die den Organismus reinigen sollen, rechnet man Auberginen, Heidelbeeren und Holunder.

Die Zauberkraft der Kräuterblüten

Auch bei uns hört man immer öfter davon, dass man von vielen Kräutern die Blüten nicht nur zur Verzierung verwenden, sondern sie auch essen kann, dass sie gut schmecken und darüber hinaus vielfältige Wirkung entfalten. Die Blüten der Kräuter aus dem Orient sind häufig filigrane Wunderwerke. Wenn Sie einen eigenen exotischen Kräutergarten anlegen, werden Sie feststellen, dass die Blüten sehr rasch von Bienen und Hummeln umschwärmt sind, die ihren Nektar zu schätzen wissen. Pflanzen Sie farbenkräftige, essbare Blumen –

Zu den essbaren Blütenkräuterpflanzen zählen aus der Familie der

- *Doldenblütler*, die meist weiß oder grünlichgelb blühen: Anis, Dill, Fenchel, Koriander, Kümmel, Liebstöckel
- *Lippenblütler*, die oft ganz besonders intensiv duften: Basilikum, Lavendel, Minze, Rosmarin, Salbei, Thymian, Ysop
- *Korbblütler*, die eher ein bitteres Aroma haben: Beifuß, Estragon, Wermut
- *Kreuzblütler*, die angenehm scharf schmecken: Kresse, Rauke, Winterkresse, Kapuzinerkresse

zum Beispiel die rot-, orange- und gelbblühende Kapuzinerkresse, die scharlachrotblühende Monarde (die wir ursprünglich den Indianern verdanken), die gelbe Tagetes und die violette Duftpelargonie – zwischen die Kräuter, so wird sich Ihr Küchengarten schon bald in ein wogendes Blütenmeer verwandeln.

Kräuterblüten in der Küche

Mit den essbaren Blüten der Küchenkräuter lassen sich Salate, Suppen, Süßspeisen und Getränke dekorativ anrichten und geschmacklich verfeinern. Die Blüten haben meist hei-

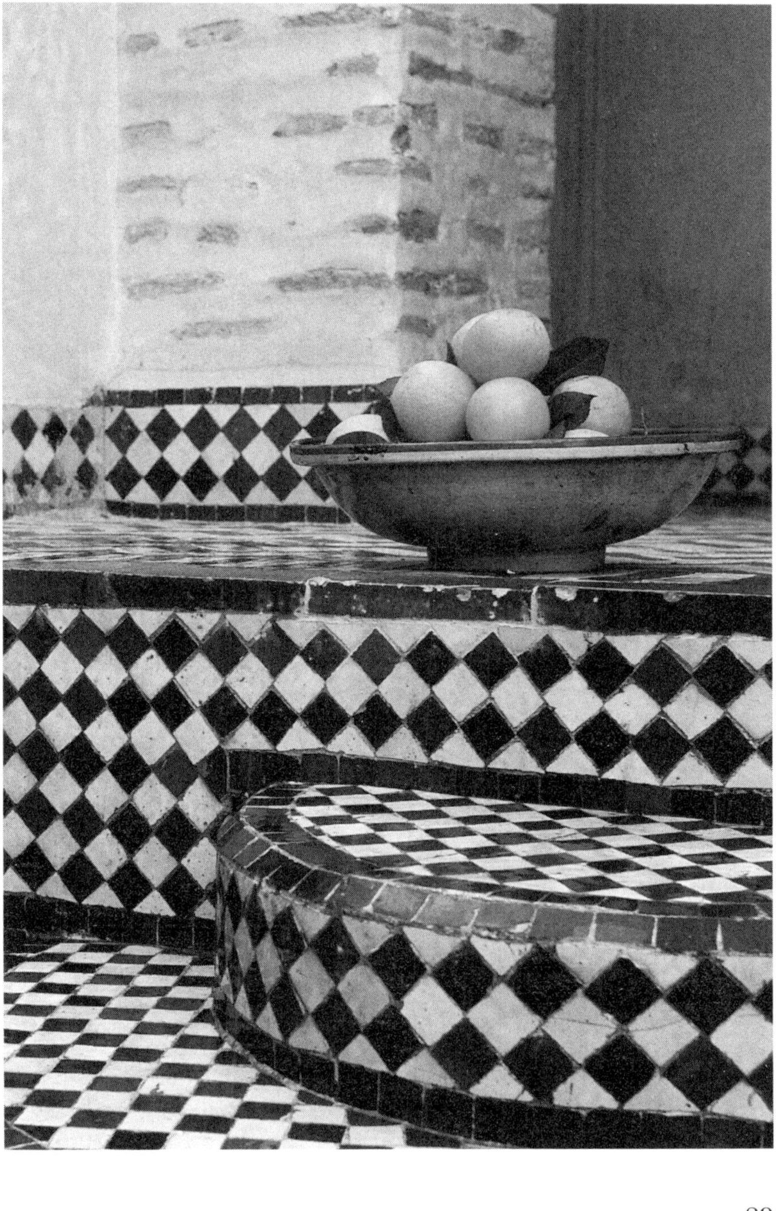

lende Inhaltsstoffe und würzen etwas sanfter als die Blätter. Besonders zum Verzehr geeignet sind die folgenden Blüten:

- Die kugeligen blauen oder weißen Blüten des Schnittlauchs, einzeln oder ausgezupft. Sie schmecken ganz leicht nach Zwiebel und sind fein in Salaten, Suppen oder Kräuterbutter.
- Mit den hellblauvioletten Thymian- und den weißen Bohnenkrautblüten können Sie Käse verfeinern und Salate garnieren. Thymianblüten sind eine hübsche Dekoration für Honigbrote und alle Honigspeisen.
- Die violetten Lavendelblüten mit ihrem ganz spezifischen Geschmack eignen sich ebenfalls für Süßspeisen. In Italien werden sie auch als Würze für Brathähnchen verwendet.
- Die himmelblauen Sternchen des Borretsch haben ein frisches, leichtes Gurkenaroma und machen sich in Salaten, Suppen, sommerlichen Gemüsen, Getränken und in manchen Desserts besonders hübsch. Manchmal reicht man sie auch kandiert zum Nachtisch.

Exotische Blumenblüten in der Küche

Blüten – nicht nur von Kräutern, sondern auch von Blumen, Sträuchern und Bäumen – stellen in der Küche eine ganz besondere Delikatesse dar und können als Dekoration verwendet werden. Schon die alten Orientalen wussten sie zu schätzen. Sie verfeinerten ihre Gerichte mit Nelkenblüten, Ringelblumen, Rubinien- und Orangenblüten. Schon im 4. Jahr-

Essbare Blüten bereichern Ihre Küche

Anisysop	Löwenzahn	Salbei
Artischocke	Mädesüß	Schafgarbe
Baldrian	Monarde	Schlüsselblume
Basilikum	Nachtkerze	Schnittlauch
Borretsch	Nachtviole	Sonnenblume
Brautmyrrhe	Nelke	Stiefmütterchen
Chrysantheme	Orange	Stockrose
Dill	Oregano	Süßdolde
Engelwurz	Pelargonie	Taglilie
Fenchel	Phlox	Thymian
Fuchsie	Portulak	Veilchen
Holunder	Primel	Wegwarte
Kamille	Rauke	Wiesenklee
Kapuzinerkresse	Ringelblume	Ysop
Katzenminze	Rose	Zitrone
Koriander	Rosmarin	Zitronenstrauch
Lavendel	Rubinie	Zucchini[7]

Achtung: Bei allen Blüten, Kräutern und Pflanzenteilen können natürlich auch bei dafür anfälligen Menschen allergische Reaktionen auftreten. Sie sollten also immer zuerst eine Blüte kosten, um herauszufinden, ob sie Ihnen bekommt. Schwangere Frauen sollten sich vorher erkundigen, ob eine Pflanze für sie und ihr Ungeborenes bekömmlich ist. Wenn Sie sich nicht sicher sind, ob eine Blüte genießbar ist, lassen Sie sicherheitshalber die Finger davon.

hundert v. Chr. liebte man in Persien die Kapuzinerkresse sowie Speisen mit Rosenblüten und Veilchen.

Essbare exotische Blüten, die – neben den oben genannten Küchenkräutern – in Ihrem Küchengarten nicht fehlen sollten, liefern Schafgarbe, Anisysop, Malve oder Stockrose, Engelwurz, Zitronengras, Duftpelargonie (Zitronenpelargonie, Pfefferminzpelargonie, Rosenpelargonie), Kapuzinerkresse, Honigmelonensalbei, Zitronenverbene (Zitronenstrauch), Monarde, Blattpfeffer, Gewürztagetes, Ringelblume, Kamille, Chrysantheme, Zichorie, Nelke, Fuchsie, Taglilie, Nachtkerze, Veilchen und Rubinie.

Ausgewählte Traumrezepte mit exotischen Blüten

ORANGENSALAT MIT MALVENBLÜTEN

(als Vorspeise für 4 Personen)

2 Endivienköpfe, zerpflückt
6 Orangen (ungespritzt)
25 g gehackte Walnüsse
6 Malvenblüten ohne Grün und Staubgefäße
2 Blüten zum Garnieren

Salatsauce:
1 Becher Crème fraîche (200 ml)
4 EL Olivenöl
2 EL Zitronensaft
Salz
frisch gemahlener Pfeffer

Endivie mit der abgeriebenen Schale einer Orange in einer Schüssel vermengen. Saft beiseite stellen. Die anderen Orangen schälen, auch das weiße Häutchen entfernen; die Orangenfilets mit einem spitzen Messer herausschneiden und mit den Walnüssen zum Salat geben, kalt stellen.

Für die Sauce Crème fraîche, Orangensaft und Olivenöl gut vermischen, nach und nach Zitronensaft zugeben, mit Salz und Pfeffer abschmecken. Vorsichtig mit dem Salat vermengen, mit den ganzen Blüten dekorieren. Es passen auch noch Granatapfelkerne dazu.

Als Hauptgericht schmeckt dazu Kurzgebratenes oder Geflügelfleisch.[8]

BLAUGESCHMÜCKTE ZITRONE

(als Vorspeise für 6 Personen)

6 große Zitronen
100 g weiche Butter
6 kalt abgespülte Sardinenfilets
1 TL Tomatenmark
1 TL Senf
1 Prise Muskat
8 blaue Zichorienblüten

An der Unterseite der Zitronen eine dünne Scheibe abschneiden, damit sie stehen bleibt. Oben einen größeren Deckel abschneiden. Das Fruchtfleisch mit einem scharfen Messer oder einem scharfkantigen Löffel ausschaben; die Zitrone soll innen hohl sein.

Butter mit dem Mixer cremig rühren, Sardinen (Sie können auch frisch filetierte Sardinen nehmen) mit der Gabel etwas zerdrücken; Tomatenmark, das Fruchtfleisch der Zitrone mit Zitronensaft und Senf verrühren. Mit Muskat würzen. Von zwei Zichorien die Blütenblätter unterrühren. Die Mischung in die Zitronen füllen, mit den restlichen Blüten garnieren.[9]

STAMPFKARTOFFELN MIT RAUKEBLÜTEN
(für 4 Personen)

750 g Kartoffeln, geschält und gewürfelt
½ l Gemüsebrühe (am besten selbst gekocht)
250 g Rauke
eine Handvoll Raukeblüten
2 EL Olivenöl
2 EL Essig
1 Zwiebel, fein gehackt
Salz
frisch gemahlener Pfeffer
Muskat

Kartoffelwürfel 25 Minuten in Salzwasser garen, Wasser abgießen, Brühe dazugeben, mit dem Stampfer grob zerstampfen.

Die gewaschene Rauke in feine Streifen zupfen oder schneiden, Öl, Essig, Zwiebel, Salz, Pfeffer und Muskat verrühren und mit der Rauke unter die Kartoffelmasse heben; mit Raukeblüten bestreuen und lauwarm servieren.

Dieses Rezept lässt sich auch mit Löwenzahnblättern und Löwenzahnblüten zubereiten.

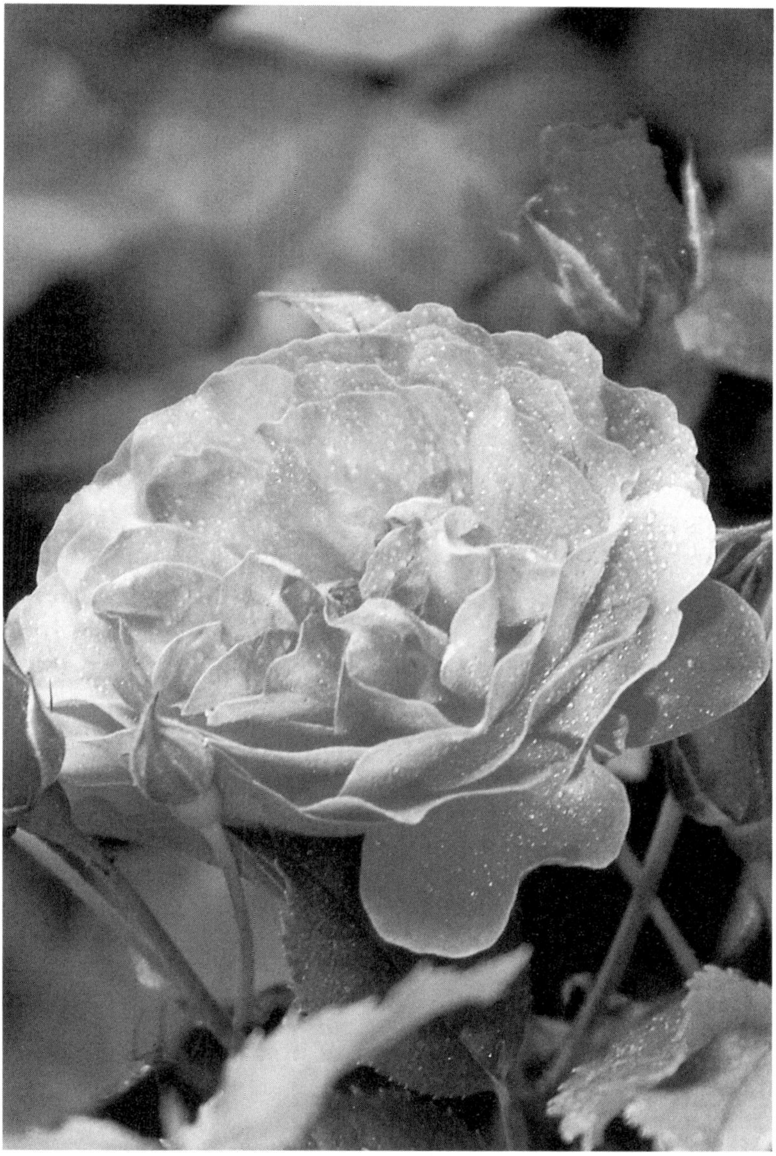

ERDBEER-FUCHSIENBLÜTEN-GELEE
(für 6 Personen)

675 g Erdbeeren
125 g Kristallzucker
400 ml Wasser
3 Blatt Gelatine
6 Fuchsienblüten ohne Staubgefäße, Stempel und grüne Teile
eine große Handvoll Erdbeeren zum Garnieren

Erdbeeren, Zucker und Wasser zum Kochen bringen. Drei Minuten köcheln lassen, ab und zu umrühren. Fruchtmasse durch ein feines Sieb streichen. In den Topf zurückgeben, erhitzen, aber nicht mehr kochen.

Eingeweichte Gelatine vorsichtig hinzugeben und durch Rühren vollständig auflösen. Fuchsienblüten unterheben und alles in eine Ringform füllen. Kalt stellen, bis die Masse fest ist und sich stürzen lässt. Mit den Erdbeeren garnieren.[10]

BULGUR MIT MONARDE
(für 4 Personen)

100 g Bulgur
2 Bund Frühlingszwiebeln, gehackt
200 g Tomaten, enthäutet, entkernt und gehackt
1 TL gehackte Monardenblätter
1 EL Monardenblüten ohne grüne Teile

Für die Salatsauce
4 EL kaltgepresstes Olivenöl
3 EL Zitronensaft

Salz
frisch gemahlener Pfeffer
eine ganze Monardenblüte zum Garnieren

30 Gramm Bulgur eine halbe Stunde quellen lassen, Wasser abgießen, mit den Händen ausdrücken. In eine Schüssel geben, mit Frühlingszwiebeln, Tomaten, Monardenblättern und -blüten vorsichtig vermengen.

Die Saucenzutaten verrühren und darüber geben. Mit der Blüte dekorieren.

Dazu schmeckt das Dinkelbaguette von Seite 247.

GURKENKÄSE MIT MINZE UND NACHTKERZENBLÜTEN

(für 4 Personen)

2 Salatgurken
1 Becher Frischkäse
2 EL gehackte, grüne Minze (am besten marokkanische)
6 Nachtkerzenknospen, in feine Streifen geschnitten
2 Nachtkerzenblüten ohne Grün

Die Gurken schälen, längs durchschneiden und mit einem Löffel die Kerne entfernen. Zwei Hälften raspeln, salzen und in einem Sieb abtropfen lassen. Die anderen beiden Hälften in kurze Stifte schneiden, salzen, auf Küchenpapier abtropfen lassen. Die Gurkenraspel mit der Minze, den Knospen und dem Käse in einer Schüssel vermengen. Kalt stellen.

Vor dem Servieren mit den Gurkenstreifen und ganzen Blüten garnieren.

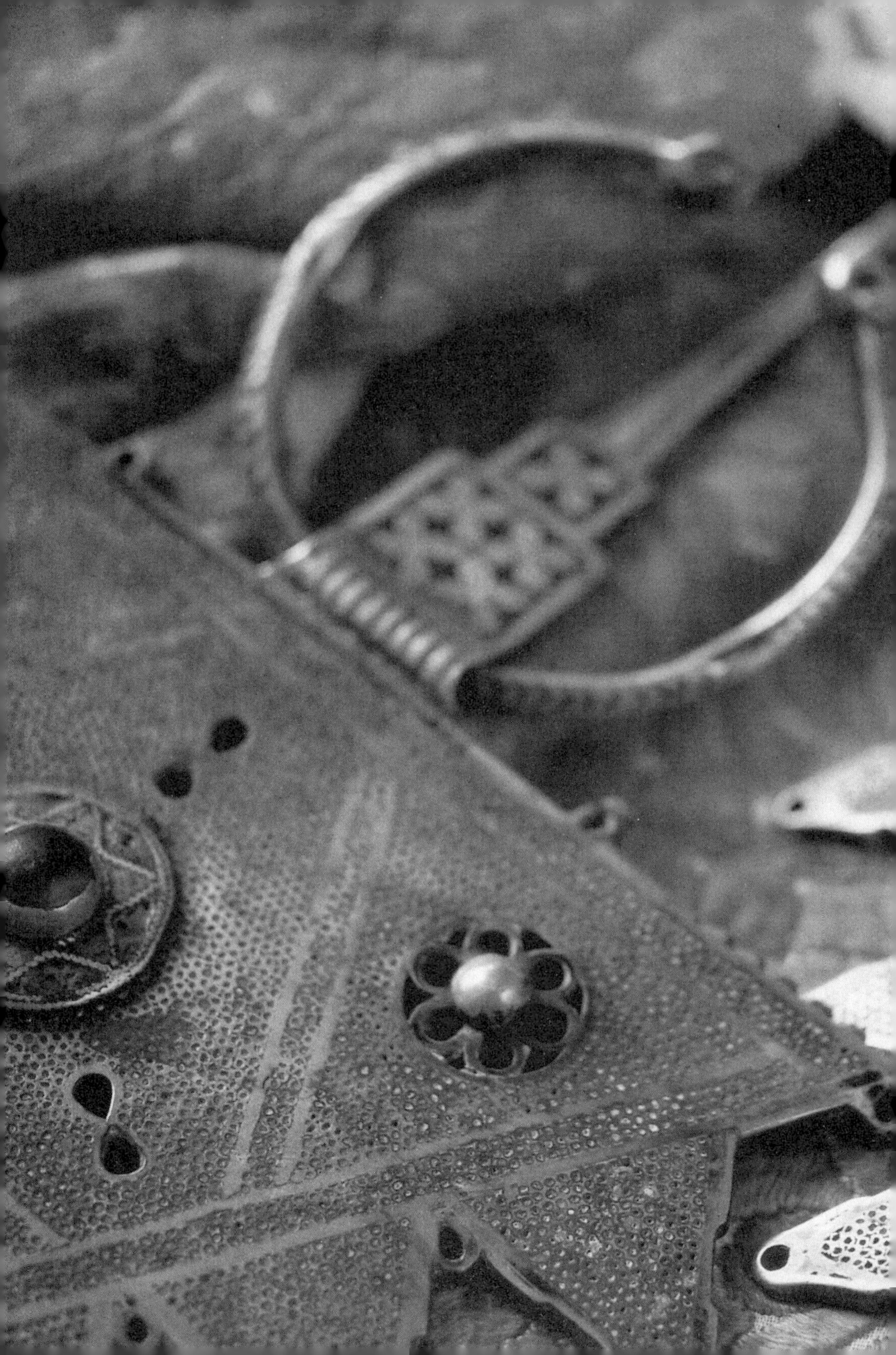

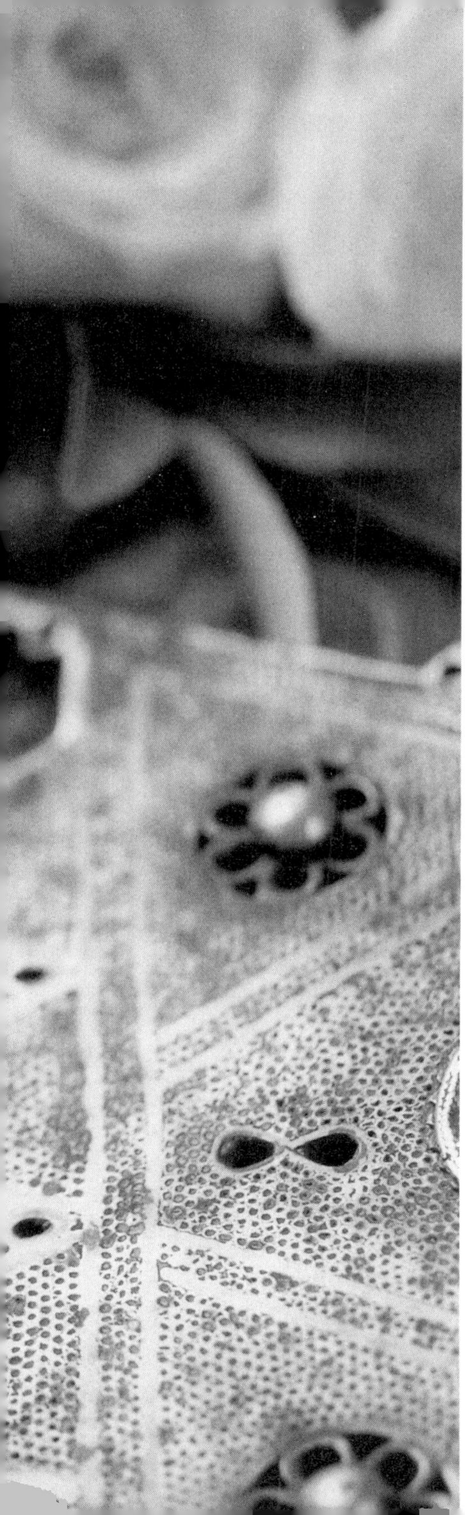

Traumhafte Schönheitsrezepturen

Die Wohlgerüche des Morgenlands

»Schönheit ist in der Haut! Kümmere dich gut um sie, öle sie, säubere sie, schrubbe sie, parfümiere sie und zieh deine besten Kleider an, selbst wenn es keinen bestimmten Grund dafür gibt. Dann fühlst du dich wie eine Königin. Wenn die Gesellschaft dir zusetzt, wehr dich, indem du deine Haut verwöhnst. … Schließlich ist es ja die Haut, durch die wir die Welt fühlen. … Ein menschliches Wesen ist durch seine Haut mit der Welt verbunden, und wie kann jemand mit verstopften Poren seine Umgebung wahrnehmen oder empfänglich sein für deren Schwingungen? Tante Habiba war überzeugt davon, dass die Welt ein viel besserer Ort zum Leben wäre, wenn Männer statt Kriegsmasken Schönheitsmasken trügen …«[11]

Der Orient ist eine Welt der Wohlgerüche. Düfte sind unsichtbare Verführer, die sich durch die Nase in unser Inneres schleichen und uns zum Träumen verführen. Durch sie ersteht vor unserem inneren Auge ein Paradiesgarten, wie er oft in orientalischen Märchen beschrieben wird: Prächtige Jasminbüsche, blühende Orangenbäume, Rosen und Lilien sowie Geißblatt und Engelstrompeten duften um die Wette. Bäume spenden wohltuenden Schatten, das Geräusch von plätscherndem Wasser und der Gesang von Nachtigallen verleihen der Seele Flügel.

Für die alten Ägypter stellten die kostbaren Düfte zunächst noch Opfergaben für die Götter dar. Erst später erkannte man den Nutzen der Düfte für Körper und Seele. Man gewann umfangreiches Wissen über die Herstellung von Parfümen und Ölen. Nicht zuletzt dieser Tatsache ist es zu verdanken, dass sie ihre Leichname so wirksam einzubalsamieren verstanden, dass sie uns bis auf den heutigen Tag erhalten geblieben sind. In den Gräbern der Pharaonen wurden überdies Schalen und Gefäße gefunden, aus denen es immer noch sehr intensiv roch. Über ehemalige Gefangene verbreitete sich das alte Wissen über die Düfte auch in der übrigen Welt. Einige orientalische Gelehrte verfassten Bücher über die wohltuende Wirkung von Düften auf Körper und Seele. So galt das Werk des »Medizinautors« al-Kindi (um 800–870) jahrhundertelang als Standardwerk. Es enthielt über hundert Rezepte zur Herstellung von Duftölen und -salben.

Der arabische Gelehrte al-Guzuli schrieb: »Moschus kräftigt das Herz, die Ambra das Gehirn, der Kampfer macht die Lunge gesund, die Aloe kräftigt den Magen …«[12] Auch der bereits im vorigen Kapitel erwähnte arabische Arzt Avicenna beschäftigte sich intensiv mit Düften und Parfüms. Allein über die Rose verfasste er ein ganzes Buch. Außerdem gelang ihm erstmals die Wasserdestillation von ätherischen Ölen, was die Herstellung der kostbaren Essenzen wesentlich vereinfachte.

Das Verwenden von Düften und Räucherstoffen ist neben den Regeln für die Reinigung und dem Umgang mit dem Essen eine der wichtigen Säulen der islamischen Religion. Duftstoffe fanden aber auch breite medizinische Anwendung. Viele ihrer Wirkungen konnten inzwischen entschlüsselt wer-

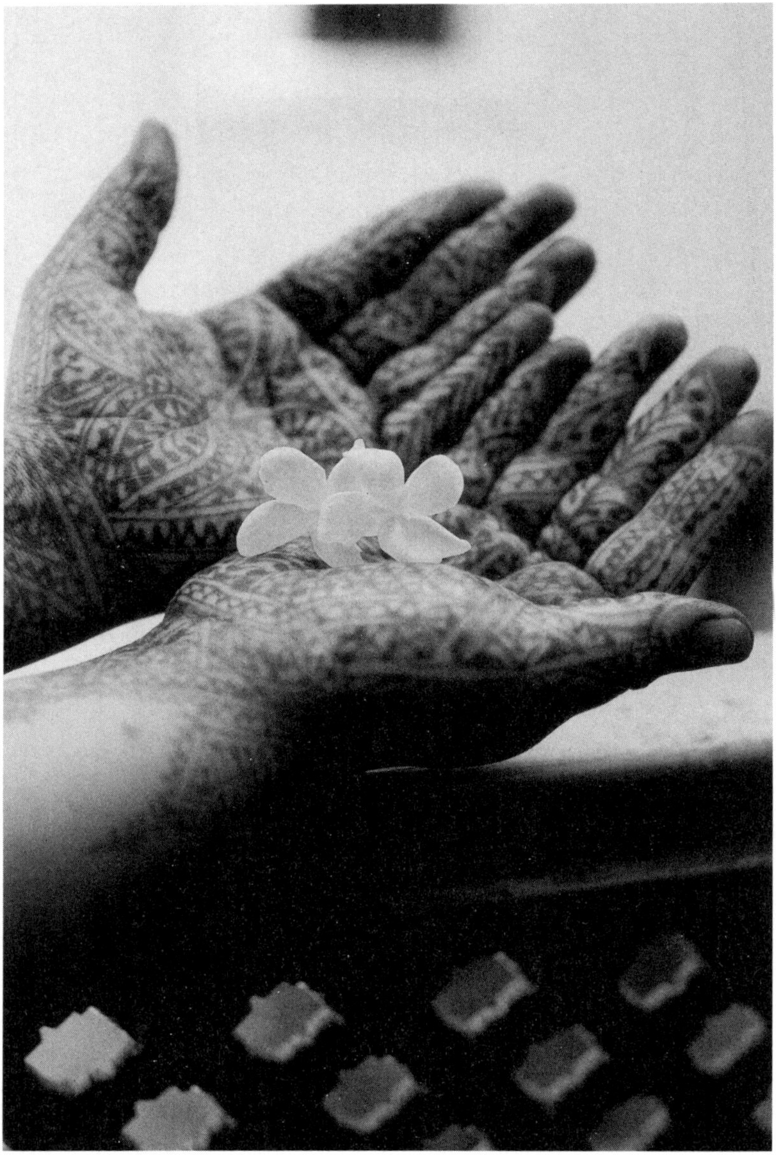

den. Wir entdecken erst allmählich wieder, dass sich Düfte für die Gesundheit einsetzen lassen. So wissen wir heute – um nur einige Beispiele zu nennen –, dass Kamillenöl antiseptisch wirkt, Lavendelöl beruhigt und Rosmarinöl anregt. »Parfüms sind die Nahrung, die mein Denken belebt«, soll der Prophet Mohammed gesagt haben.

Meist werden die Düfte aus Kräutern, Pflanzen und Blüten oder aus Tierdrüsen gewonnen. Als Hauptwirkstoffe wurden die ätherischen Öle erkannt. Generell bringen ätherische Öle aus Kräutern und Pflanzen den Stoffwechsel in Schwung und stimulieren die Sinne. Wissenschaftlich erklärt hört sich das dann so an: Duftsignale werden auf drei bis vier Quadratzentimetern Nasenschleimhaut eingefangen und in Bruchteilen von Sekunden über fünfzehn Milliarden Nervenleitungen ins limbische System gejagt. Das ist der Teil unseres Gehirns, der unsere Gefühle steuert. Hier wird spontan über Sympathie und Antipathie, über Abscheu und Lust entschieden. Vor allem unsere Partner wählen wir mehr mit der Nase als mit dem Verstand aus, glaubt die Wissenschaft.

Seit Jahrtausenden ist dieser Effekt bekannt – wenn auch wahrscheinlich eher unbewusst –, den sich Kleopatra zunutze machte: Wenn die schöne ägyptische Königin ihren Geliebten zu einer Nilfahrt einlud, ließ sie die Segel ihrer Barke parfümieren, um ihn durch den erotisierenden Duft zu betören. Kleopatra konnte nun nicht nur ihre Liebeslüste befriedigen, sondern mit der Hilfe des Geliebten auch politische Ränke schmieden. Nach allem, was wir über sie wissen, scheint ihr beides gleich wichtig gewesen zu sein …

Einigen Blütendüften wird eine aphrodisierende Wirkung nachgesagt. Jasmin gilt als besonders verführerisch, weil er an den menschlichen Sexualduft erinnert. Ylang Ylang betört, die Lilie erotisiert, Rosen lassen schmachten, heißt es. Die Tuberose verströmt ein Aroma, das dem weiblichen Geschlechtsduft ähnlich sein soll. Neben Zibet, Bibergeil und Ambra gilt Moschus als das Mittel schlechthin, das Wohlbefinden und Wollust hervorruft. Moschus, Ambra und Sandelholz wollen Forscher auch in unseren menschlichen Sexuallockstoffen entdeckt haben.

»Herauszufinden, wer auf welchen Duft anspringt, hat die Spannung eines Lotteriespiels«, schrieb vor einiger Zeit das Magazin *Stern*. Es zitierte einen international anerkannten Duftforscher: »Genau wie jeder Mensch einen genetischen Code hat, so hat jeder von uns eine einzigartige Geruchswahrnehmung. Zwei Leute, die denselben Duft wahrnehmen, werden ihn unterschiedlich riechen.« Umgekehrt entfaltet sich auch jeder Duft bei jedem Menschen anders. Es hat also wenig Sinn, einen entschwundenen Geliebten mit dem Parfüm der Nebenbuhlerin zurückgewinnen zu wollen. Übrigens: Wenn sich eine Liebe verflüchtigt, bleibt uns immer noch ihr Duft in der Nase. Wenn wir ihn riechen, werden die vergangenen Gefühle wieder wach – zumindest nasenmäßig. Unser Riechorgan ist damit gewissermaßen ein »Tempel der Erinnerung«.

Bis heute beduften viele Araber ihre Kleidung, indem sie sie über eine Räucherstelle hängen. In der Vorfreude auf eine Liebesnacht stellen sie sich nackt darüber und lassen den köstlichen Duft – etwa von Moschus und Ambra – in die Haut einziehen. Vielerorts war es üblich, Gäste zunächst einmal einzuparfümieren. Dazu wurde meistens Rosenwasser verwendet.

Aber die ätherischen Öle wirken nicht nur über die Nase, sie dringen auch über die Haut in den Körper ein, gelangen in die Blutbahn und entfalten dort ihre vielfältigen Wirkungen. Beim Einmassieren eines Öls wird zudem die Haut erwärmt, die Muskeln entspannt und der Kreislauf angeregt. Ätherische Öle sind ein beliebter Badezusatz, den man ganz nach Stimmung, Lust und Laune auswählen und mit anderen mischen kann. So entstehen ganz individuelle Mixturen für alle Lebens- und Liebeslagen.

Blütenessenzen und Duftöle

Duftöle sind hochkonzentrierte Substanzen, Sie sollten sie niemals unverdünnt verwenden. Meist mischt man sie mit einem so genannten Basisöl – etwa Mandel- oder Jojobaöl –, das die Haut nicht reizt. Die bei Rezepten zum Mischen von Massageölen oder Badezusätzen angegebenen Mengen sollten deshalb nicht überschritten werden. Schwangere sollten die Mengen reduzieren und sich vorher erkundigen, ob das jeweilige Öl für ihren Zustand geeignet ist. Eine Reihe von Ölen stimulieren die Gebärmutter und können vorzeitige Wehen auslösen. Dazu gehören beispielsweise Petersilie (deren Samen in früheren Mixturen gegen unerwünschte Schwangerschaften zu finden waren), Sellerie, Estragon oder Anis.

Die bekanntesten Öle des Orients

Bergamottöl: Das Öl der zitronenähnlichen Pflanze stammt zum Teil aus Marokko, sein Duft ist süß und exotisch, es hebt die Stimmung und beruhigt die Haut.

Geranienöl: Das Öl entsteht bei der Wasserdestillation. Es belebt und muntert auf, macht trockene Haut zart.

Jasminöl: Kommt aus Ägypten, dem Iran, dem Libanon und Marokko. Es hat eine intensive rubinrote Farbe und einen warmen, blumigen Duft. Es beruhigt die Nerven.

Mandelöl: Das leichte und milde Öl wird durch die kalte Pressung von süßen Mandeln gewonnen. Es eignet sich ideal als Basisöl zur Massage und für jeden Hauttyp. Mandelöl ist vergleichsweise günstig im Preis.

Myrrhenöl: Myrrhe hat einen ganz typischen Duft, der auch der älteste ist, der jemals erwähnt wurde. Die Ägypter verwendeten ihn zum Einbalsamieren ihrer Toten. Myrrhe ist ein wunderbares Öl für die Hautpflege und hilft bei der Wundheilung – zum Beispiel bei entzündetem Zahnfleisch. Myrrhe, Neroli, Weihrauch (Olibanum), Rosengeranium und Lavendel sollen einen verjüngenden Effekt auf die Haut haben.

Neroliöl: Aus den Blüten des Bitterorangenbaums wird bei der Wasserdestillation das kostbare Öl gewonnen. Es hat eine blassgelbe Farbe und ein starkes exotisch-blumiges Aroma. Auch das bei der Gewinnung entstehende Orangenblütenwasser kann verwendet werden. Neroliöl hilft bei unreiner Haut und lindert Entzündungen.

Orangenöl: Das frisch duftende Öl wird durch Auspressen aus der Schale gewonnen. Es ist nicht lange haltbar, da es rasch oxidiert. Orangenöl stärkt und regt das Nervensystem an, beruhigt die Haut, fördert die Durchblutung der Muskeln und wirkt außerdem lindernd bei Entzündungen.

Patschuli: Das Öl, das ursprünglich aus dem Fernen Osten stammt, ist dunkelrubinrot und verbreitet einen schweren Duft. Es wirkt pilztötend und antiseptisch.

Pfefferminzöl: Die Pfefferminze ist eine der wichtigsten Pflanzen und Gewürze des Orients. Ihr blassgelbes Öl riecht stark und frisch. Es belebt und kühlt die Haut, vertreibt Schlaflosigkeit und lindert Kopfschmerzen.

Rosmarinöl: Bei der Wasserdampfdestillation entsteht ein frisches, aromatisches Öl, das eine Reihe von positiven Wirkungen hat. Es wirkt straffend auf die Haut, verbessert die Blutzirkulation und lindert Hautirritationen. Rosmarinöl ist anregend und hebt die Stimmung.

Salbeiöl: Das Öl hat ein typisches, intensives Kräuteraroma. Es hilft gegen alle Erkältungsbeschwerden, reinigt das Blut, belebt die Nerven und beruhigt die Haut.

Sandelholzöl: Das dickflüssige Öl des indischen Baums hat einen feinen, beruhigenden Duft. Es entschlackt das Gewebe und hilft bei Hautproblemen.

Thymianöl: Die Pflanze ist eine der ältesten Heilpflanzen und Würzkräuter. Das Öl hat einen würzigen Kräuterduft, es wirkt allgemein anregend, antiseptisch, hilft bei Erschöpfung, regt den Kreislauf an, lindert Haarausfall und Hautprobleme.

Weihrauchöl: Olibanum – Öl des Libanon – wird aus dem Harz des kleinen Weihrauchbaums gewonnen. Es hat ein pfefferartiges Aroma und wirkt entzündungshemmend, stillt Blutungen und fördert die geistige Versenkung.

Ylang Ylang: Der Baum stammt ursprünglich aus dem Fernen Osten, das Öl hat einen warmen exotischen Duft, es reguliert den Blutdruck, stimuliert die sexuelle Lust, macht die Haut widerstandsfähiger und ist nützlich bei der Haarpflege und Kosmetik.

Zitronenöl: Das Öl wird aus der Schale herausgepresst und hat einen scharfen erfrischenden Duft. Die Zitrone ist vielfältig verwendbar, und ihr Öl gehört zu den wichtigsten ätherischen Ölen. Es wirkt antiseptisch und ist gut für Haut und Haare.

Räuchern Sie sich in Stimmung

Räucherwerk führt Sie in andere Erlebnistiefen und hilft Ihnen, sich fallen zu lassen. Hölzer, Harze, Wurzeln und Blüten wecken die Phantasie und unterstützen die Kraft der Vision. Fast alle Räucherpflanzen sind auch Heilpflanzen.

Akazienholz wurde schon bei Moses' Flucht aus Ägypten erwähnt. Er erhielt von Gott die Anweisung, »einen Räucheraltar zu machen, zum Räuchern von Akazienholz«. Das als Gummiarabikum bekannt gewordene Räucherwerk riecht köstlich und ist bakterienhemmend. Bereits im Pharaonenreich wurde es als Grundlage von Medikamenten erwähnt. Mit der Vulkanisierung des Gummiarabikums wurde erstmals auch die Herstellung von Kondomen möglich.

Galbanum ist ebenfalls Bestandteil vieler Räuchermischungen. Es wird aus der Ferularinde gewonnen, riecht scharf und kräftig und braucht die anderen Harze zum Abmildern. Es kann Atem- und Hautbeschwerden lindern.

Mastix ist das Harz der Pistazie. Es soll ebenfalls die meditativen, ja sogar die übersinnlichen Kräfte stärken.

Myrrhe ist ein Harz, das aus der Rinde des Commiphorabaums stammt. In der Naturheilkunde wird Myrrhentinktur zur Behandlung von Zahnfleischentzündungen eingesetzt.

Sandelholz ist einer der beliebtesten Duftstoffe, es fördert die Stille und beruhigt den Geist.

Weihrauch – auch Olibanum genannt – wird aus mehreren Balsamstrauchgewächsen gewonnen. Er wirkt beruhigend, ja geradezu sedierend. Die Stimmung hellt sich auf, Ner-

Rauch für die Lust

Wer sinnliche Substanzen schnuppert, kann seine Liebesgelüste anfachen. Als anregendes Räucherwerk wird diese Mischung aus 1001 Nacht empfohlen[13]:

8 Teile Olibanun
4 Teile Sandelholz
4 Teile Zimt
2 Teile Iriswurzel, geschnitten
4 Teile Rosen
2 Teile Moschus
2 Teile Jasminblüten

Alle Zutaten grob vermahlen und zu einer Paste verkneten. In ein Räucherpfännchen geben und den Duft im Raum oder in der Wohnung verströmen lassen.

vosität legt sich, und der Geist erhebt sich gen Himmel. Ob das ein Grund ist, warum in der katholischen Kirche immer noch Weihrauch verwendet wird?

Die berühmteste Räuchermischung des Orients war wohl Kyphi. Das Rezept stammt ursprünglich aus Ägypten, denn die Ägypter waren Meister in der Zubereitung von Weihrauch für die verschiedensten Zwecke. Kyphi – das auch als Parfüm verwendet wurde – soll die Menschen in höchste Verzückung versetzt haben. Es wurde in einem geheimen Ritual gemischt; seine Zusammensetzung ist bis heute nicht genau bekannt. Neben Weihrauch soll auch Myrrhe, Wacholder, Mastix und Bockshornklee enthalten gewesen sein. Man setzte es bei Totenfeiern ein, denn man war der Überzeugung, dass Kyphi mit seinem Rauch die Seelen der Verstorbenen mit in den Himmel nehmen würde.

Fröhlichkeitsräucherungen

Die Düfte des Orients fanden und finden noch eine weitere Verwendung: Ihre betörenden Wohlgerüche entfalten sich auch bei Räucherungen. Am bekanntesten ist der Weihrauch, der für die Völker des Orients die göttliche Verbindung darstellt. Noch heute wird Weihrauch ja auch in der katholischen Kirche verwendet; in ägyptischer Sprache bedeutet er »der Göttlichmacher«. Weihrauch und Myrrhe brachten auch die Heiligen Drei Könige – die drei Weisen aus dem Morgenland – dem Jesuskind als Geschenk dar. Bei einer Vielzahl von religiösen Zeremonien wird symbolträchtiger Rauch erzeugt.

Zum einen fördern die Wirkstoffe des Geräucherten einen rauschähnlichen Zustand, eine Bewusstseinserweiterung, die die Kontaktaufnahme mit den Göttern erleichtern soll. Zum anderen symbolisiert der zum Himmel aufsteigende Rauch schon optisch die Verbindung zu den Göttern.

Zu Zeiten Kleopatras wurde auf das Verschwenderischste geräuchert. Man sagt, dass sie bei allen Anlässen befahl, Rauchschwaden zu erzeugen. Dann dufteten nicht nur ihr Palast und die heiligen Stätten, sondern die ganze Stadt war in köstliche Düfte eingehüllt. Bei größeren Feierlichkeiten trugen die Frauen Duftkugeln auf dem Kopf. Man kann sich vorstellen, dass die Festgesellschaften allein dadurch völlig »benebelt« waren.

Zum Handel mit Räucherwaren soll die Königin von Saba angeregt haben. Man vermutet, dass sie bereits 950 v. Chr. auf der »Weihrauchstraße« vom Süden Arabiens feine Luxusgüter nach Palästina transportieren ließ: Gold, Edelsteine, kostbare Hölzer und eben Weihrauch und Myrrhe. Über diese Handelsstraßen wurden natürlich auch begehrte Informationen über die jeweiligen Kulturen ausgetauscht. Sie waren so etwas wie Kommunikationswege. Überall entlang dieser wichtigen Routen entstanden blühende Städte und Handelszentren.

Am häufigsten werden Mischungen aus aromatischen Hölzern, getrockneten Pflanzen oder Harzen für Räucherungen verwendet. Je nachdem, welche Gefühle mit dem Rauch gefördert werden sollen, lassen sich unterschiedliche Düfte empfehlen. Wollen Sie einfach, dass Ihre Wohnung gut duftet, wollen Sie in Ihrem Badezimmer eine besondere Stimmung erzeugen, erwarten Sie einen lieben Menschen zu Besuch, oder wollen Sie erotisches Flair in der Wohnung und im Schlafzimmer verbreiten? Auch hier war Kleopatra einmal mehr »richtungweisend«, denn sie ließ ihre Gemächer mit Düften eines Weihrauchgemisches schwängern, um eine erotische Atmosphäre für Liebesstunden zu schaffen. Als Zusatz zum Weihrauch passt Sandelholz, Iriswurzel, Patschuli, Myrrhe, Nelke, Bergamotte, Kreuzkümmel, Lavendel, Majoran und Rosmarin. Natürlich gibt es noch eine Vielzahl anderer Düfte, die sich hierfür eignen. Räucherwerk erhalten Sie beispielsweise in esoterischen Läden.

Es war nicht unüblich, vor erwarteten Schäferstündchen die Gemächer und Beduinenzelte in betörende Düfte zu hüllen. In dem Schriftstück »Der duftende Garten des Scheich Nefzaui« heißt es: »Stelle goldene Räucherpfannen in das Zelt, die mit den köstlichsten Wohlgerüchen gefüllt sind. Hüte dich aber, von all den Wohlgerüchen etwas aus dem Zelt ausströmen zu lassen. Ist das ganze Zelt voll von süßen Düften, dann setz dich auf deinen Thron und lass die Frau holen. Lass sie in dein Zelt bringen und verweile dort allein mit ihr. Sie wird in Verzückung geraten, ihre Glieder werden sich lösen. Schließlich wird sie das Bewusstsein verlieren, und du wirst Besitz von ihr nehmen.«[14]

Die Rauchmischungen werden heute in speziellen kleinen Räucheröfchen oder -pfännchen verbrannt, von denen es inzwischen eine Vielzahl im Handel gibt. Einfacher geht es mit den bekannten Räucherstäbchen und -kegeln. Eine andere Möglichkeit, Duft zu erzeugen, sind Duftlampen und Zimmerbrunnen, in die ätherisches Öl geträufelt und die heute in vielen unterschiedlichen Formen in Bio- oder esoterischen Läden angeboten werden.

Die Rose – Schutzgöttin der Liebe und Schönheit

Die Rose nimmt unter allen Grundstoffen für Blütenessenzen und Duftöle eine Sonderstellung ein. Sie gilt den Orientalen als Geschenk des Himmels an die Schönheit. Keine andere Blume wurde jemals so gepriesen und verehrt. Das alte Persien wird immer wieder als Geburtsstätte der Rose genannt. Einer arabischen Legende zufolge ist die Rose aus einem Schweißtropfen des Propheten Mohammed entstanden, als er in den Himmel geholt wurde. Seither gilt die Rose als Sitz seiner Seele.

Eine andere Legende berichtet davon, dass am Anfang alle Rosen so zart elfenbeinfarben waren wie die weißen Perlmuttrosen aus Damaskus. Eines Tages jedoch verliebte sich die Rose in eine Nachtigall und ließ sich von ihrem Gesang so betören, dass sie dem angebeteten Vogel ihre Blütenblätter öffnete. Aus Verwirrung und Scham darüber, dass sie der Nachtigall ihre Unschuld geschenkt hatte, errötete sie am nächsten Tag. Seither gilt die Rose als Symbol für Weiblichkeit und Liebe.

Schon früh kannte man in Persien Rosenöl und Rosenwasser. Kleopatra soll auf Rosenblättern geschlafen und ihre Kammer üppig mit Rosenblättern ausgestattet haben, wenn sie ihre Liebhaber erwartete. In Ägypten war die schöne Blume der Göttin Isis geweiht, der Schutzgöttin von Liebe und Schicksal. Die Kreuzritter brachten die Damaszenerrose mit ihrem schweren und üppigen Duft aus Syrien in unsere Gefilde. Aus ihr wurde das bekannteste Rosenöl des Orients gewonnen. Scheherazade erzählt in ihren Tausendundeine-

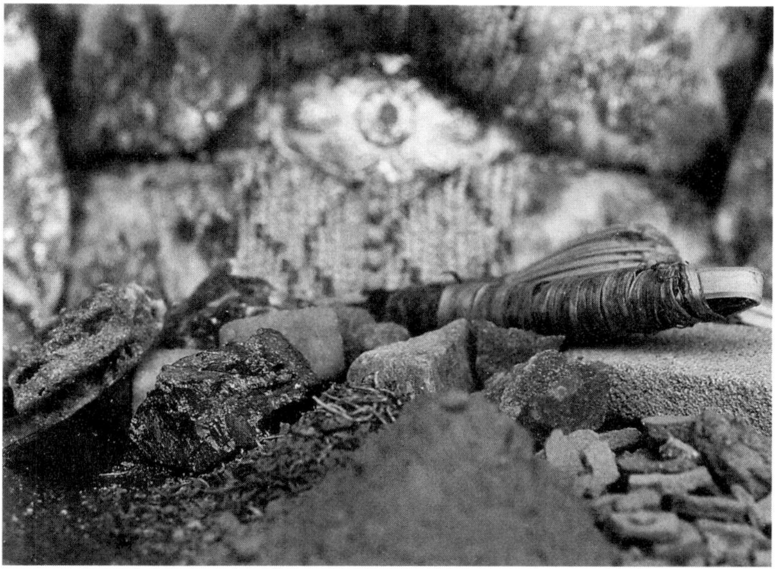

Nacht-Geschichten von der Rose, die vor allem bei Liebenden starke Gefühle weckt. Sie ist das Symbol für Liebe, Lebenslust, Schönheit, Anmut, aber auch für Wehrhaftigkeit.

Der bereits erwähnte persische Arzt Avicenna widmete der Rose ein ganzes Buch. Es gelang ihm selbst auch erstmals, ein hochwertiges Rosenöl auf schonende Weise durch Wasserdampfdestillation herzustellen. Gutes Rosenöl ist noch immer teuer, denn es werden sehr viele Pflanzen benötigt, um ein paar Tropfen Öl zu gewinnen. Für einen Milliliter Öl muss man mit Preisen zwischen fünfzehn und dreißig Euro rechnen. Echtes Rosenöl kann man in Apotheken, Reformhäusern, in Naturkosmetik- und Bioläden kaufen. In vielen Städten gibt es auch kleine Fachläden für Aromaöle. Der Aufdruck »naturrein« bedeutet, dass es sich um unverfälschtes

Öl handelt. Auf dem Etikett sollte auch stehen, von welcher Rosensorte das Öl stammt – zum Beispiel aus Damaszenerrosen – und woher es kommt (etwa aus Bulgarien, der Türkei oder Marokko).

Rosenwasser ist ebenfalls nicht billig. Es entsteht bei der Wasserdampfdestillation von Rosenöl und enthält noch Spuren von hochwertigem Öl. Reines damaszenisches Rosenwasser erhalten Sie in Apotheken, Reformhäusern oder im speziellen Versandhandel. Da es meist ohne Konservierungsstoffe hergestellt wird, hält es sich nur rund ein halbes Jahr, dann wird es ranzig.

In Persien wurde Rosenwasser schon lange als Heilmittel verwendet. Es wirkt kühlend und entzündungshemmend. In der Kosmetik dient es als Reinigungswasser und zur Gesichtserfrischung. Da es keinen Alkohol enthält, ist es auch für empfindliche Haut geeignet. Man kann es aber auch in einen Wasserzerstäuber füllen oder ein paar Spritzer auf die frische Bettwäsche oder ins Badewasser geben.

Beruhigend und entspannend wirken Kompressen mit Rosenwasser – etwa für die Augen: Pads mit Rosenwasser beträufeln und für eine Weile auf die Augenlider legen. Hilft bei Entzündungen, Überanstrengung oder bei Liebeskummer, wenn die Augen vom vielen Weinen um eine entschwundene Liebe verquollen sind. Auch eine Gesichtskompresse mit Rosenwasser entspannt die gestressten Nerven und vitalisiert empfindliche Haut.

Im Nahen Osten und in Indien werden Rosenblätter und Rosenwasser auch in der Küche eingesetzt – zum Beispiel für Marmeladen, Backwaren und Desserts. Für ein Liebesmahl streut man Rosenblätter als Dekoration auf den Tisch.

In der Kosmetik ist Rosenöl außerordentlich beliebt. Zum einen ist es sehr verträglich (trotzdem sollte es immer verdünnt werden), zum anderen pflegt es die Haut und wirkt entzündungshemmend. Man sagt ihm sogar nach, dass es die Haut verjüngt.

Nicht zu verwechseln mit dem Rosenöl ist das Öl der Wildrose, die wir von duftenden Hecken kennen. Es wird aus deren vitaminreicher Hagebutte gewonnen und ist geruchlos. Durch seinen hohen Anteil an mehrfach ungesättigten Fettsäuren gilt es als eines der besten Öle für die Hautpflege. Es macht die Haut samtig weich und regt die Zellerneuerung an. Es ist in vielen Kosmetika enthalten.

TIEFENPFLEGE MIT ROSENÖL UND ROSENWASSER

Für eine tiefenreinigende Gesichtsmaske empfiehlt die Heilpraktikerin und Aromaexpertin Barbara Krähmer:

1 EL Heilerde aus Apotheke oder Reformhaus
2–3 EL Rosenwasser
½ TL flüssiger Honig
1 Tropfen Rosenöl
1 Tropfen Rosengeraniumöl

Die Zutaten werden gut miteinander vermischt und auf die gereinigte Haut von Gesicht, Hals und Dekolleté gegeben. Nach etwa zehn Minuten mit viel Wasser abwaschen, die Haut mit Rosenwasser betupfen und eine pflegende Creme auftragen.

Da diese Maske die Haut leicht austrocknet, sollten Sie sie nicht öfter als zweiwöchentlich anwenden.

ROSIGE PFLEGE FÜR RAUE FÜSSE

10 ml Weizenkeimöl
10 ml Jojobaöl
3 Tropfen Rosenöl
2 Tropfen Myrrhe
1 Tropfen Olibanum (Weihrauch)

Alle Zutaten gut miteinander vermischen und in sanften, kreisenden Bewegungen in den Fuß einmassieren. Das macht die Haut glatt und belebt gleichzeitig die Füße.

ROSENMASSAGEÖL

50 ml Mandelöl
50 ml Jojobaöl
8–10 Tropfen Rosenöl

Alle Zutaten vermischen. Den ganzen Körper damit, bei den Füßen beginnend, sanft einölen.

BESCHWINGTES ROSENPARFÜM

10 ml Parfümalkohol
5 Tropfen Rosenabsolue
2 Tropfen Tuberosenabsolue
1 Tropfen Osmanthusöl
2 Tropfen Orange süß
5 Tropfen Sandelholz

Alle Zutaten in eine dunkle Glasflasche füllen und gut verschütteln. Vier Wochen stehen lassen, Parfüms müssen reifen; ab und zu durchschütteln.

Olivenöl – Rezepte der Beduinen

In den Oasen der ägyptischen Wüsten werden seit Generationen spezielle Schönheitsrezepturen mündlich weitergegeben. Hochgeschätzt ist vor allem das Olivenöl, nicht nur als energiereiches und gesundes Nahrungsmittel, sondern als Wunderelixier für Haut und Haare. Die ersten Parfüms der Antike hatten Olivenöl als Basis. Es wurde ebenfalls als Heilmittel gegen Hautprobleme und Erkrankungen geschätzt.

Wer regelmäßig Olivenöl zu sich nimmt, stärkt sein Herz und ist besser vor Krebs geschützt, sagen die Südländer. Mehrere Studien konnten nachweisen, dass es das Nachlassen geistiger Leistungsfähigkeit im Stress und im Alter verhindert. Gleichzeitig entgiftet es den Körper, strafft das Zahnfleisch und macht das Immunsystem fit. Ein Löffel Olivenöl nach dem Aufstehen genossen gilt als wirksames Anti-Aging-Mittel. Ein Teelöffel morgens mehrere Minuten lang im Mund bewegt und durch die Zahnzwischenräume gepresst wird als wirksames Entgiftungsmittel empfohlen.

Eine amerikanische Forschergruppe hat nun einen weiteren positiven Effekt des kostbaren Öls gefunden: Bei einer mediterranen Ernährung mit einem hohen Anteil an einfach ungesättigten Fettsäuren zeigten die Blutgefäße der Versuchspersonen eine deutliche Erweiterung des Durchmessers. Aus diesem Ergebnis wird gefolgert, dass eine Ernährung mit Olivenöl auch einen direkten günstigen Einfluss auf die innerste Zellschicht der Blutgefäße hat. Sie werden stabilisiert und damit weniger anfällig gegen die Zerstörung durch die gefürchteten freien Radikale, die mit zunehmendem Alter marodierend durch Ihren Körper ziehen.

EIN BUSENFREUND DER FRAUEN

Es verdichten sich auch die wissenschaftlichen Hinweise, dass Olivenöl möglicherweise vorbeugend gegen Krebs wirkt – zum Beispiel gegen Brustkrebs. Auf Kreta etwa, dessen Olivenöl als qualitativ besonders hochwertig gilt, erreichen die Einwohner ein ziemlich hohes Alter, Krebserkrankungen sind dort so gut wie unbekannt. Tatsächlich erkranken Griechinnen deutlich seltener an Brustkrebs als beispielsweise Amerikanerinnen. Hierfür soll ebenfalls hauptsächlich das Vitamin E verantwortlich sein. Aber auch die im Olivenöl enthaltenen sekundären Pflanzenstoffe wie Polyphenole können beim Krebsschutz eine Rolle spielen.

OLIVENÖL ALS FALTENKILLER

Die Modeschöpferin Donatella Versace schwört darauf: Sie reibt sich vor dem Duschen mit Olivenöl ein, was ihre Haut – nach eigenen Aussagen – superglatt macht. Popsängerin Madonna bekämpft die Folgen zu ausgiebiger Sonnenbäder mit dem Öl der Olive.

Inzwischen ist es wissenschaftlich erwiesen, dass Olivenöl – auch äußerlich angewendet – eine Vielzahl positiver Wirkungen hat. Das Vitamin E soll die Haut vor vorzeitiger Alterung schützen, sie glatt und schön machen. Eine Massage mit Olivenöl wirke Wunder, sagt man.

Mischen Sie Olivenöl zu gleichen Teilen mit frisch gepresstem Zitronensaft; schütteln Sie diese Mischung gut durch, damit sie emulgiert. Massieren Sie Ihr Gesicht zwei- bis dreimal pro Woche vor dem Schlafengehen kräftig damit ein.

Für den Hals empfiehlt sich einmal pro Woche ein Ölwickel, am besten vor dem Schlafengehen. Dafür werden

20 Milliliter Olivenöl mit 20 Milliliter Mandelöl im Wasserbad erwärmt. Tränken Sie einen Gazestreifen, ein Stofftaschentuch oder ein kleines Geschirrtuch damit, legen Sie das Tuch auf den Hals, wickeln Sie ein Handtuch darum, und lassen Sie es ungefähr eine Stunde einziehen.

In dieser Zeit könnten Sie ein wunderbares Bad nehmen, dann entfaltet das Öl seine Kräfte noch wirkungsvoller, danach ab ins Bett.

Mit dieser Mischung aus Oliven- und Mandelöl können Sie nach dem Bad und vor dem Schlafengehen auch Ihren gesamten Körper einmassieren. Etwas einziehen lassen (das dauert ein Weilchen), dann in ein altes langes T-Shirt oder einen alten Schlafanzug schlüpfen und hinein in die Federn.

OLIVENÖL FÜR ZARTE HÄNDE

Wenn Sie zu rauen Händen neigen, sollten Sie ihnen ein- bis zweimal pro Woche ein lauwarmes Olivenölbad gönnen. Das macht sie schön zart und stärkt auch die Nägel. Anschließend können Sie sich Ihrer Maniküre widmen, denn dann ist die Haut weich und lässt sich gut bearbeiten.

OLIVENÖL – HEILMITTEL DER NILTALOASEN

In der arabischen Medizin wird das Olivenöl als magenfreundliches, antibakterielles Mittel verwendet. Bei Husten gibt man einen Löffel Olivenöl. Auch bei Fieber oder Sonnenstich wird es empfohlen: Man reibt den Kranken am ganzen Körper mit Olivenöl ein und hüllt ihn für einige Stunden zum Schwitzen in Tücher. Damit soll der Körper seine »Innentemperatur« regulieren.

In den Niltaloasen wird bei Sonnenstich auch folgendes Mittel eingesetzt, das unseren alten Hausmitteln nicht ganz unähnlich ist: Der ganze Körper wird mit einer Mischung aus Salz, Wasser und zwei großen zerdrückten Zwiebeln eingerieben. Diese Massage wird von einem Heilkundigen vorgenommen, der den Rest der Flüssigkeit an bestimmten Körperstellen aufsaugt und den Körper so von seiner inneren Hitze befreit. Bei uns werden Stiche und Bisse traditionell mit rohen Zwiebeln abgerieben.

WÜSTENREZEPT FÜR TROCKENES HAAR

Wenn das Haar durch Wind und Sonne ausgetrocknet ist, hilft eine Olivenölpackung: Je einen Esslöffel Oliven- und Mandelöl mit einem Esslöffel Zitronensaft, einem Esslöffel Honig und einem Eigelb gut verrühren, kräftig in die Haare einmassieren, eine Bahn Alufolie um den Kopf wickeln und ein angewärmtes Handtuch darum schlingen. In der Wärme entfalten sich die Wirkstoffe optimal. Am besten über Nacht einziehen lassen, wenigstens aber eine halbe Stunde. Mit Shampoo auswaschen und anschließend ganz besonders gründlich spülen.

Kleopatras und Nofretetes Schönheitsgeheimnisse

Die ägyptischen Herrscherinnen Kleopatra und Nofretete waren schon zu ihrer Zeit für ihre Beautyrezepte bekannt. Sie wussten um die Wirkung einer attraktiven äußeren Erscheinung und betrieben einen ziemlichen Aufwand, um schön auszusehen – ein Brauch, der sich in den Harems und Hammams bis in unsere Tage erhalten hat. Legendär sind die Eselsmilchbäder, mit denen Kleopatra sich unter anderem auf ihre »Dates« vorbereitete. Bei uns wurden diese Schönheitsprozeduren zunächst belächelt, doch inzwischen hat die Wissenschaft die Wirksamkeit fast aller damals verwendeten Naturstoffe nachgewiesen.

Von den gesundheitlichen Wirkungen des Schwarzkümmels war bereits im vorangegangenen Kapitel die Rede. Er ist nicht nur ein unverzichtbarer Bestandteil der arabischen Küche und Medizin, sondern auch ein Schönheitsmittel, das schon zur Zeit der Pharaonen gebräuchlich war. Beste Ware kommt noch heute aus Ägypten.

Schwarzkümmelöl wird Shampoos, Gesichtsmasken und Peelings beigemischt. Es macht die Haut glatt, klar und geschmeidig. Das Öl eignet sich als Körper- und Massageöl, als Gesichts- und Badeöl sowie zum Einreiben von Händen und Füßen.

ÄGYPTISCHE GESICHTSCREME

25 ml Schwarzkümmelöl
25 ml Jojobaöl
5 g Bienenwachs
10–15 Tropfen Ihres ätherischen Lieblingsöls

Das Schwarzkümmel- und Jojobaöl im Wasserbad zusammen mit dem Bienenwachs auf zirka 50 bis 60 °C erwärmen. Wenn die Wachsmasse dünnflüssig ist, alles gut verrühren. Nach dem Abkühlen ein paar Tropfen Ihres ätherischen Lieblingsöls hinzufügen.

SCHWARZKÜMMELSALBE FÜR GESTRESSTE HAUT

Wenn Ihre Haut bei Stress und Anstrengung zu Ekzemen und Ausschlägen oder gar zu Haarwurzelentzündungen neigt, kann Ihnen dieses Rezept helfen:

2 Gläser Apfelessig
1 Glas fein gemahlener Schwarzkümmel

Beides gut miteinander verrühren und sechs Stunden ziehen lassen. Dann durch ein Mulltuch filtern. Noch mal 24 Stunden stehen lassen, damit sich ein Sediment absetzen kann. Die Flüssigkeit, die darüber steht, wird vorsichtig abgegossen. Was an Sediment übrig bleibt, wird im Verhältnis eins zu eins mit Schwarzkümmelöl gründlich vermischt. Die Salbe kann an den betroffenen Stellen mehrmals täglich aufgetragen werden.

Bei Akne sieht die Rezeptur etwas anders aus: Das Sediment wird mit fein gemahlenen Granatapfelschalen und weiterem Apfelessig vermischt: Vier Teile Sediment zu zwei Teilen Granatapfelschalen zu einem Teil Apfelessig. Diese Paste wird für etwa drei Minuten leicht erwärmt und noch mal kräftig durchgemischt. Für die Anwendung wird die jeweils benötigte Menge abgenommen und im Verhältnis eins zu eins mit Schwarzkümmelöl vermischt. Am besten abends anwenden.[15]

KAUKUR FÜR KRÄFTIGES ZAHNFLEISCH

Entzündetes Zahnfleisch und Zahnfleischschwund machen immer mehr Menschen zu schaffen. Damit das Zahnfleisch kräftig, gut durchblutet und gesund bleibt, empfehlen ägyptische Experten diese Mischung zum Kauen: Gemahlenen Schwarzkümmel, gemahlenen Anis und gemahlene Nelken zu gleichen Teilen mischen und einen Löffel voll davon in den Mund nehmen. Kauen, gut einspeicheln und dann im ganzen Mund verteilen. Danach hinunterschlucken. Es wirkt auch noch von innen!

Noch ein weiterer Geheimtipp des Orients für strahlend weiße Zähne: Erdbeeren pürieren und mit dem Saft die Zähne putzen. Nicht ausspülen, gut einwirken lassen und dann mit warmem Wasser, dem Sie einige Tropfen Myrrhetinktur aus der Apotheke zufügen, spülen. Um das Zahnfleisch zu kräftigen, kann man es mit der Innenseite von ungespritzten Zitronen abreiben oder auf gemahlenen Schalen kauen.

Ein weiteres orientalisches Kräftigungsmittel für Zähne und Zahnfleisch ist Orangenblütentee: Eine Weile lang im Mund behalten und gründlich die Zähne umspülen. Nach Belieben ausspucken oder hinunterschlucken.

KÖNIGINNENFUTTER

Als Geheimrezept für ewige Jugend wurde im alten Ägypten auch Honig gepriesen. Heute werden Honig und Bienenprodukte wie Wachs, das antiseptisch wirkende Bienenkittharz (Propolis) und Gelee Royale (Königinnenfutter) in unzähligen Kosmetikprodukten verwendet. Durch seine antibakteriellen Wirkstoffe hilft der Honig bei unreiner Haut; er macht den Teint zart und raue Lippen geschmeidig.

Rings nur Bäche von Milch,
rings flossen Bäche von Süßtrank,
rings auch tröpfelte gelb,
aus grünender Eiche, der Honig.

Ovid, römischer Dichter (43 v. Chr. bis 18 n. Chr.)

HONIGPASTE REINIGT DAS GESICHT

1 TL Honig
1 gehäufter EL Reiskleie

Beides in der Hand gut vermischen. Mit sanft kreisenden Fingerbewegungen gut in die Gesichtshaut einmassieren. Gründlich abspülen. Für eine ähnliche Reinigungspaste verrühren Sie in Ihrer hohlen Hand einen Teelöffel Honig mit Haferkleie. Mit kreisenden Fingern die Paste in die Gesichtshaut einmassieren. Mit reichlich Wasser abspülen.

MANDELÖL FÜR ZARTE HÄNDE

Etwas Mandelöl aus der Apotheke leicht erwärmen und einen Teelöffel Honig hineinträufeln. Hände fünf Minuten eintauchen. Öl anschließend gut einmassieren. Wenn möglich, Baumwollhandschuhe anziehen und nachts anbehalten.

HONIG-GESICHTSMASKE

1 EL flüssiger Honig
2 EL Sahnequark
3 Tropfen Rosenwasser

Alles gut miteinander verrühren, dick auftragen, etwa eine Viertelstunde einwirken lassen und mit viel lauwarmem Wasser abspülen.

MILCH UND ROSEN MACHEN HÄNDE WEICH

¼ Tasse Milch
5–10 Tropfen Rosenwasser
3 mehlig gekochte Kartoffeln

Milch und Rosenwasser mischen und die gekochten Kartoffeln darin zerstampfen. Paste dick auf die Hände (und Füße) auftragen, Folie darum herumwickeln und zehn Minuten einwirken lassen.

STRAHLENDE AUGEN DURCH MILCHKOMPRESSEN

½ EL Milch
½ EL schwarzer Tee

Beide Zutaten vermischen, Pads damit tränken und für zehn Minuten auf die Augen legen.

KOMPRESSE GEGEN AUGENFÄLTCHEN

1–2 EL Magerquark
1 TL schwarzer Tee
einige Spritzer Zitrone

Quark und Tee verrühren, Zitronenspritzer dazugeben. Diese Masse in Wattepads einziehen lassen und dann zehn Minuten lang auf die Augen legen. Vorsichtig abwaschen.

ORIENTALISCHE AUGENKOMPRESSEN

Wenn Ihre Augen überanstrengt sind und brennen, mischen Sie zwei Teelöffel Milch mit etwas schwarzem Tee. Tränken Sie zwei Wattepads damit und legen Sie die Kompressen für zehn Minuten auf die müden Augen.

Sie können auch zwei frisch überbrühte Schwarzteebeutel in Milch tränken, leicht ausdrücken und auf die Augen legen.

FLÜSSIGER JADESCHAUM REINIGT DAS GESICHT

Grüner Tee hat eine Vielzahl von positiven Eigenschaften, das ist bekannt. Doch er kann noch viel mehr: Er ist reich an Gerbsäure, zieht deshalb die Hautporen zusammen und strafft die Haut. Für ein adstringierendes Gesichtswasser schlagen Sie mit dem Schneebesen zwei Teelöffel Grünteepuder mit 120 Milliliter kochendem Wasser auf, bis es schäumt. Das abgekühlte Teegemisch mit Pads auf die Haut geben und sanft abreiben.

KAKI GEGEN STRESS

Um irritierte Haut zu beruhigen, können Sie sich eine Kakimaske zubereiten. Dazu brauchen Sie eine reife Kakifrucht – die auch unter dem wunderbaren Namen Persimone bekannt ist –, die Sie schälen und deren Fruchtfleisch Sie im Mörser pürieren. Nun streichen Sie das Fruchtfleisch durch ein Sieb und fangen den Saft auf. Er wird anschließend mit so viel Reismehl verrührt, dass eine cremige Masse entsteht. Auf das Gesicht auftragen und nach zwanzig Minuten mit reichlich lauwarmem Wasser abwaschen.

Zeichnungen als ritueller Körperschmuck

Der Schönheitskult hatte ursprünglich magische Bedeutung. Man wollte mit den Schönheitsriten Götter und Geister beschwören und besänftigen. Dasselbe galt auch für den Körperschmuck – bestimmte Schmuckstücke und Körperzeichnungen. Die ersten »Tattoos« entdeckte man auf Mumien, die aus dem Tempel der Hatschepsut stammten. Vor allem die Beduinenfrauen pflegen noch heute das Ritual des Tätowierens. Vor Hochzeiten werden die Bräute nahezu im gesamten Orient mit aufwendigen Hennamalereien für das große Fest »verziert«. Die Bemalungen zeigen, aus welcher Gegend die Braut stammt. Die Vielfalt der Muster ist schier unendlich.

Für eine feine Party schmückt man sich heute auch bei uns gern mit Hennatattoos und Bindis. Traditionell werden die Tattoos mit Henna gestaltet. Der Strauch kommt ursprünglich aus Persien und wächst heute im gesamten Nahen Osten. Je nachdem, woher das Henna stammt, hat es eine unterschiedliche Farbintensität. Es wird zum Einfärben von Körperteilen und Haaren verwendet, wirkt aber auch als Haarpflegemittel. Deshalb ist es als Haarkur sehr beliebt. Im alten Ägypten färbten sich die Frauen mit Henna die Brust rosarot.

Derzeit ist hauptsächlich die Verzierung von Händen und Füßen en vogue. Sie werden mit Hilfe von Schablonen kunstvoll bemalt und sehen dann aus, als würden sie in Großmutters feinen Spitzenhandschuhen und Söckchen stecken. Für den Hausgebrauch gibt es fertige Schablonen und bereits angemischte Hennapaste zu kaufen. Die Bemalung verblasst, wenn die abgestorbenen Hautzellen sich abschuppen.

In Indien nennt man die Hennabemalung Mehndi. Von hier stammt auch der Bindischmuck. Bindi heißt auf Indisch »Punkt«. Die Inderinnen tragen die perlenbeklebten Ornamente traditionell auf der Stirn – sie sehen aber auf Dekolleté und Oberarmen sehr hübsch aus. Bindis gibt es in vielen Formen und Farben, von schlicht bis verspielt. Sie sind auf der Rückseite mit Klebstoff versehen. Vor dem Aufkleben wird die Haut entfettet – etwa mit Gesichtswasser oder einem

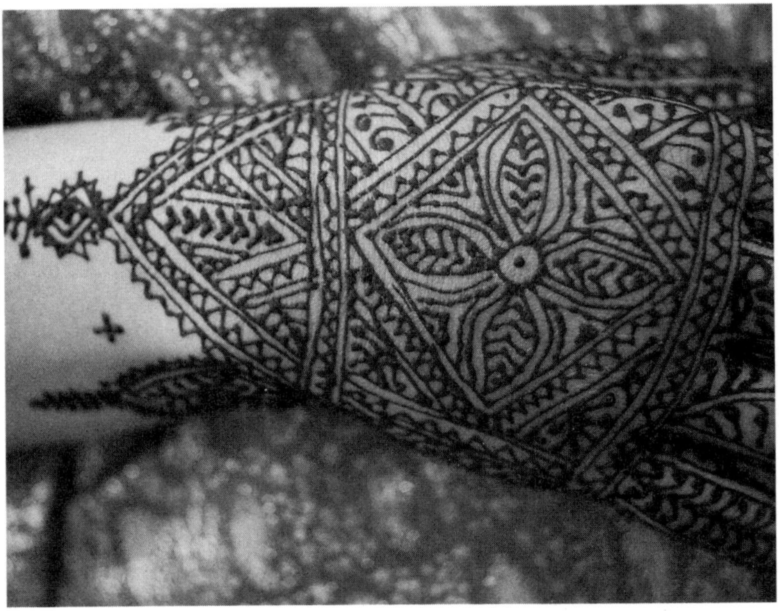

Hauch Nagellackentferner. Sie können getragen werden, bis die Klebeschicht abgenutzt ist. Bindis gibt es in guten Drogerien und Dekogeschäften.

Rhassoul – das orientalische Reinigungswunder

Die Tonerde Rhassoul ist bis heute eines der bevorzugten Reinigungsmittel des Orients und ebenfalls seit altersher bekannt. Mit Wasser angerührt, wird es zur Reinigung von Kopf bis Fuß eingesetzt. Man schätzt an Rhassoul, das mancherorts auch Ghassoul genannt wird, dass es keine Schaumbildner, Konservierungsstoffe und Emulgatoren enthält. Graubraune

Erde aus der Sahara wird fein gemahlen und mit Wasser und anderen Ingredienzien zu einem Waschbrei angerührt. Die darin enthaltenen Mineralien binden Schmutz- und Fettpartikel, ohne den natürlichen Hautschutz anzugreifen, die Haut zu stark zu entfetten oder sie auszutrocknen.

Für Anfänger ist das »Gemansche« mit Rhassoul noch etwas gewöhnungsbedürftig. Weniger bei der Haut als vor allem bei langen Haaren dauert das Ausspülen länger und verbraucht sehr viel mehr Wasser. Trotzdem dankt das Haar es Ihnen: Rhassoul ist besonders bei schnell nachfettendem Haar eine Alternative zu den herkömmlichen Shampoos mit ihren teils aggressiven waschaktiven Substanzen. Bei trockenen Haarspitzen lohnt es sich, etwas Mandelöl in den Brei zu rühren.

Rhaussoul-Pulver pur erhalten Sie beispielsweise im Reformhaus. Ebenfalls gibt es dort fertige Rhassoul-Waschpaste. Tonerde-Haarwäsche ist bei einigen Friseuren erhältlich.

HALAWA BESEITIGT LÄSTIGE HÄRCHEN

Im Orient entfernen Frauen lästige Körperbehaarung seit alters her meist mit Zwirn oder einer Zuckerlösung. Das ist beides nicht sehr angenehm, dafür wächst das Haar aber nicht in so harten Stoppeln wieder nach wie bei einer Rasur. Außerdem hält der Erfolg länger an. Die Zwirnmethode ist für den Hausgebrauch zu kompliziert: Die Härchen werden mit einem gespannten und gezwirbelten Faden entfernt, der durch Bienenwachs gezogen wurde.

Einfacher geht es mit Halawa – sinngemäß bedeutet es »etwas Süßes«, aber auch »glatte Haut«. Diese Paste besteht aus Zucker, Zitrone und Pflanzenöl. Dreißig Gramm sollen für den ganzen Körper ausreichen. Die bernsteingelbe Masse erwärmt sich auf der Haut und verschmilzt mit den Härchen. Die Haut wird gespannt und die Masse mit einem Ruck heruntergerissen. Wer nicht so viel Übung besitzt, nimmt bei den ersten Malen einen Stoffstreifen und legt ihn auf die Abziehmasse. Wer empfindliche Haut hat, sollte es erst an einer kleinen Partie ausprobieren. Das Halawa funktioniert besser, wenn die Haut vorher mit Babypuder behandelt wurde. Wird die Paste zu weich, kühlt man sie im Kühlschrank ab oder legt sie kurz ins Eisfach, ist sie zu zäh, erwärmt man sie über einer Tasse Tee. Halawa gibt es auch bei uns zu kaufen, etwa im Bioladen, im Naturkosmetikshop oder bei The Body Shop.

TEATIME FÜR DIE HAUT

Für eine mild straffende Maske brühen Sie einen gehäuften Teelöffel schwarzen Tee mit kochendem Wasser auf, lassen ihn eine Stunde ziehen, seihen ihn ab und verrühren ihn mit Magerquark zu einer Creme. Auf Gesicht, Hals und Dekolleté verteilen. Nach einer Viertelstunde gründlich mit reichlich lauwarmem Wasser abwaschen.

Schönheitsrezepturen für die Haare

SÜSSER SIRUP FÜR HAUT UND HAARE

230 Gramm braunen Zucker mit knapp einem halben Liter stillem Wasser (kann auch Leitungswasser sein) in einem emaillierten Topf erhitzen und abschäumen. Dickflüssige Masse in einem Schraubglas im Kühlschrank abkühlen lassen. Für die Gesichtsmassage das Gesicht erst mit Sesamöl ab-

Weibliche Haut soll glatt und haarlos sein

Orientalen mögen es nicht, wenn Frauen behaart sind. Sie hegen eine tiefe Abneigung dagegen. Man sagt, das gehe auf eine Legende zurück.

Die Königin von Saba besuchte König Salomo. Als sie den Palast betrat, raffte sie ihre Röcke, denn der Boden war mit Spiegeln bedeckt, und sie glaubte, durch Wasser zu waten. Der König soll angesichts dessen, was er da sah, entsetzt ausgerufen haben: »Die Behaarung ist der Schmuck des Mannes, die Frau verunstaltet sie!« Er wollte die Königin von Saba daraufhin nicht mehr empfangen. Doch ein guter Geist – Dschinn genannt – rettete sie: Mit einem Enthaarungsmittel entfernte sie sämtliche Härchen und wurde vorgelassen. Die beiden verliebten sich ineinander und bekamen Nachwuchs.

Die Haare einer Frau werden seitdem am Nachwachsen gehindert, und zwar am ganzen Körper, auch an der Scham. An diesem Schönheitsideal hat sich bis heute nichts geändert.

reiben, sanft die Zuckermasse einmassieren und sorgfältig abspülen. Der Zucker soll die raue Haut pflegen und leicht antiseptisch wirken.

Diesen Sirup können Sie sich auch in die Haare einmassieren. Zwanzig Minuten einwirken lassen. Kopf in ein warmes Handtuch wickeln. Anschließend gut ausspülen und Haare wie gewohnt waschen. Das kräftigt strapaziertes Haar.

ZITRONENKUR FÜR DIE HAARE

Den Saft einer halben Zitrone in einen halben Liter Wasser gießen und damit die gewaschenen Haare spülen. Mit reichlich Wasser – am besten fast kalt – nachspülen.

Für eine noch intensivere Glanzwirkung: Ein Ei in eine Tasse Milch schlagen, dazu einen Teelöffel Zitronensäure aus der Apotheke, den Saft einer halben Zitrone und einen Esslöffel Kokosnussöl mischen.

ZITRONEN-MOLKE-HAARWÄSCHE

Eine Tasse Molke mit einem Esslöffel Zitronensaft und einem Schuss Haarshampoo vermischen. Das Haar damit gründlich einschäumen und mit reichlich Wasser ausspülen. Hilft bei schnell nachfettendem Haar.

TUNESISCHER LAVASTEIN FÜR DIE HAARWÄSCHE

Er heißt Tfal und kommt aus Tunesien. Der Lavastein wird dort zum Haarewaschen verwendet. Er löst sich in Wasser auf, entfernt Schmutz und Fett ganz sanft und entwickelt keinen Schaum. Lavastein eignet sich für Allergiker und Empfindliche. Außerdem bekommt das Haar einen wunderbaren Glanz. Lavastein gibt es im Bioladen.

INGWER-SESAMÖL FÜR EINE KOPFMASSAGE

Ein kleines, frisches Stück Ingwerwurzel schälen, klein schneiden und durch die Knoblauchpresse drücken (das geht manchmal ziemlich schwer, wenn der Ingwer eher faserig ist). Anschließend durch ein Teesieb streichen. Den sich bildenden Saft mit der gleichen Menge Sesamöl verrühren; vor der Haarwäsche gründlich in die Kopfhaut einmassieren. Einige Zeit einwirken lassen, dann gründlich ausspülen und Haare wie gewohnt waschen. Das soll das Haarwachstum anregen und die Kopfhaut pflegen.

SOJABOHNEN – KRAFTPAKETE FÜR DAS HAAR

20 Gramm getrocknete Sojabohnen in einem halben Liter Wasser zum Kochen bringen, auf die Hälfte einkochen. Zugedeckt abkühlen lassen. Als Haarspülung nach dem Waschen verwenden, muss nicht ausgespült werden.

KOKOS GEGEN SPRÖDES HAAR

Eine Kokosmilchspülung bringt Glanz ins Haar: Ein großes Glas frische Kokosmilch nach dem Waschen über das Haar gießen. Milch in einer Schüssel wieder auffangen und noch einige Male über die Haare schütten, nicht auswaschen.

Bei trockenem Haar ab und zu etwas Kokosöl in die Haarspitzen reiben.

Eine Haarmaske mit Kokos bringt noch mehr: Einen Esslöffel Kokosöl in drei Esslöffeln Sahne auflösen, ins feuchte Haar massieren und eine halbe Stunde unter einem vorgewärmten Handtuch einziehen lassen. Gründlich ausspülen. In vielen kommerziellen Haarprodukten ist Kokosmilch oder Kokosöl enthalten.

FARBFRISCHE FÜR DIE HAARE

Schwarzer Tee gibt dunklen Haaren wieder Pep. Starken schwarzen Tee aufbrühen und die Haare damit spülen.

Ein Sud aus Sandelholz frischt rötliche Reflexe auf: Eine Handvoll Sandelholz aus der Apotheke mit einem Liter Wasser und einem Spritzer Obstessig eine Viertelstunde ziehen lassen. Dann die frisch gewaschenen Haare damit ausspülen.

Kamille bringt blonde Haare wieder in Schwung: Zwei Handvoll Kamille mit einem Liter kochendem Wasser übergießen, zehn Minuten ziehen lassen, abseihen und die Haare damit ausspülen.

Harem – Leben hinter Schleiern

Die meisten Schönheitsrezepte stammen aus den Harems. Deshalb verbinden wir den Harem mit einem himmlischen Ort, an dem Milch und Honig fließen, wo sich Frauen wohlig auf Polstern rekeln, Diener ihnen Kühle zufächeln, Eunuchen mit ihnen über den neuesten Klatsch kichern, wo getanzt und geschwelgt wird und Frauen vom Mann wie ein Luxusgut behandelt werden.

Ob der Harem entstand, um Frauen von der Welt und anderen Männern fernzuhalten oder um sie zu schützen – oder beides –, das weiß man heute genauso wenig, wie bekannt ist, wann es den ersten Harem gegeben hat. Jahrhundertelang lebten unzählige Frauen im Orient in strengster Abgeschiedenheit hinter Schleiern und Gittern. Mythen, Legenden und Traumbilder prägen unsere Vorstellungen von diesem Leben. Prunk, Glanz und Schönheit von Ausstattung und

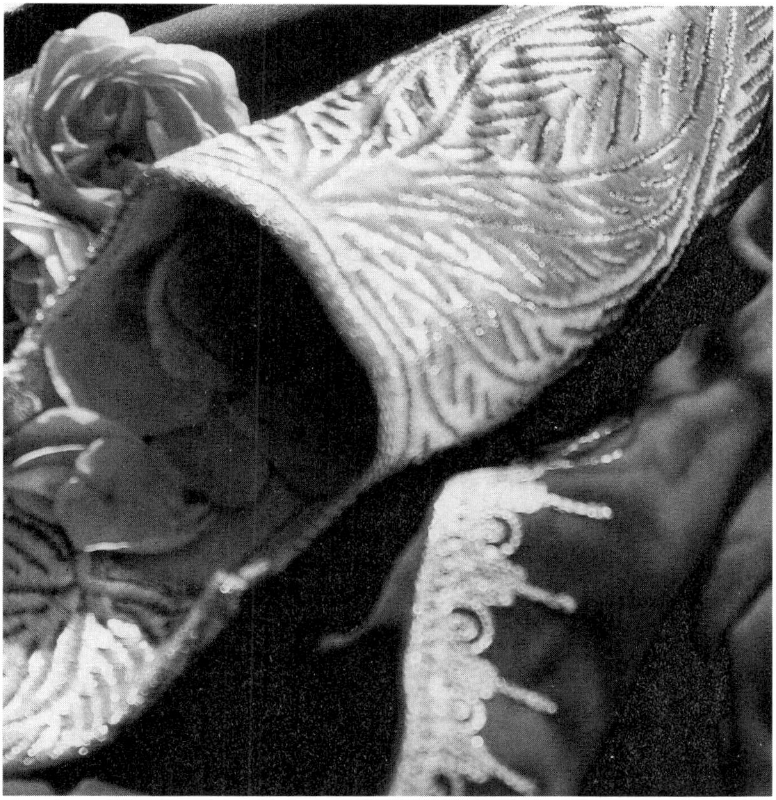

Kunstgegenständen beflügeln unsere Phantasie. Doch wie lebten diese Frauen wirklich? Woher kamen sie, was empfanden sie und womit beschäftigten sie sich? Fühlten sie sich frei oder gefangen?

Wie so oft liegt die Wahrheit wohl in der Mitte: Harem leitet sich ab vom arabischen *haram* und bedeutet »unerlaubt«, aber auch »geschützt«. Es bezeichnet den abgetrennten Teil eines Hauses, in dem Frauen, Kinder und Dienstboten in größtmöglicher Abgeschiedenheit leben, aber auch die Frauen selbst oder die Gemächer, in denen der Herr seine sexuellen Gelüste ungehindert befriedigen kann.

Dieser ganz eigene Kosmos isoliert lebender Frauen wurde möglich, nachdem sich aus einer Welt, in der weibliche und männliche Gottheiten zusammen über das Schicksal von Mensch und Tier bestimmten und in der alle Mitglieder der nomadisierenden Sippe gleichberechtigt waren, eine patriarchalische Gesellschaft entwickelt hatte. Mit dem Entstehen von privatem Besitz verloren Frauen ihre privilegierte Stellung. Sie zelebrierten keine religiösen Riten mehr und waren schließlich nur noch Teil des Besitzes eines Mannes.

Frauen, die die Leidenschaft verkörpern und als wankelmütig gelten, müssen in dieser patriarchalischen Welt von den Männern, denen die Vernunft zugeschrieben wird, ferngehalten werden. Aber nicht etwa, um ihren Körper und ihre Ehre zu schützen, sondern um Macht und Moral der Männer aufrechtzuerhalten, sagen Kritikerinnen. Daraus entwickelte sich ein Missverhältnis zwischen den Geschlechtern, über das bis heute heftig diskutiert wird und das sich mancherorts in den vergangenen Jahren aus unserer Sicht zum Nachteil für die Frauen entwickelt hat. Doch ist dieses Ungleichgewicht keine islamisch-orientalische Erfindung, sondern in unserer jüdisch-christlichen Tradition ebenfalls tief verankert. Auch bei uns gilt die Frau – Eva mit all ihren Töchtern – als sündig. Ihre Sünde ist ihre Sexualität.

Die in einem Harem geborene Alev Lytle Croutier zeichnet ein ernüchterndes, aber gleichzeitig faszinierendes Bild vom Alltag im Harem[16]. Sie berichtet von üppigen Gärten, in denen sich die – teils sehr jungen – Haremsfrauen mit harmlosen Spielchen und Badezeremonien die Zeit vertreiben. Das Bad im Hammam dauerte häufig stundenlang und war äußerst beliebt. Der Abschottung von der Außenwelt versuchten die Frauen ihre Phantasie entgegenzusetzen. Geschichten zu erfinden und zu erzählen, waren ein wesentlicher Bestandteil ihres Lebens. Diese Geschichten handelten von Liebe und Leid, Glück und Unglück, von Zurückweisung und unerwiderter Liebe, von Freiheitsdrang und Flüchen, von starken Frauen wie Scheherazade, aber auch von wirklicher Liebe und respektvoller Achtung zwischen Mann und Frau.

Nicht selten versüßte Opium den Frauen das Leben, das oft geprägt war von Einsamkeit, Intrigen und Warten auf den Herrscher beziehungsweise von der Furcht vor seinen Besuchen. Es sollte sie vergessen machen, dass sie eigentlich eingesperrt waren. Zur Zerstreuung und Belustigung des Gemahls oder Herrschers durften sie tanzen, singen und spielen. Aber auch wenn sie allein waren, wurde mit Leidenschaft getanzt. Noch heute sind Tanzfeste nach alter Haremssitte, an denen nur Frauen teilnehmen, sehr beliebt.

Nur äußerst selten durften die Frauen unter strengster Bewachung das Haus verlassen, und das vielerorts nur, wenn sie ihr Gesicht verschleierten. Das sollte sie unter anderem vor begehrlichen Blicken schützen, aber auch vor Staub, Sand, Sturm, Sonne und anderen Unbilden des Lebens. In vielen muslimischen Ländern sind die Frauen bis heute per Gesetz zum Schleiertragen gezwungen. Manche Schleier lassen das Gesicht frei, andere wiederum nur die Augen. Dass dies nicht nur die Sicht, sondern auch die Freiheit der Frau einschränkt, liegt auf der Hand. So ist der Zwang, einen Schleier zu tragen, heute als Machtinstrument sehr umstritten. Doch die orientalischen Frauen machten aus der Not eine Tugend. Sie erfanden eine Vielzahl von Verzierungen und brachten das Kunststück fertig, den Schleier attraktiv aussehen zu lassen. So wurde er gar zum Statussymbol des Mannes.

Ein unrühmliches Kapitel

Ein grausames, vor allem von radikalen Islamisten propagiertes Ritual ist in vielen Regionen des Orients die Beschneidung von Mädchen und Frauen. Bei uns und in anderen europäischen Staaten ist die Genitalverstümmelung, bei der Klitoris und innere Schamlippen meist mit einer Scherbe oder einer Rasierklinge und ohne Betäubung entfernt und die äußeren Schamlippen bis auf eine erbsengroße Öffnung – pharaonische Beschneidung genannt – zusammengenäht werden, strafbar. Schon 1993 hat der Weltärztebund und 1996 der Deutsche Ärztetag die Genitalverletzung und auch die Beteiligung von Medizinern daran verurteilt.

Die Weltgesundheitsorganisation WHO schätzt, dass insgesamt hundertdreißig Millionen Frauen derart grausam verstümmelt wurden. Obwohl die Regierungen einiger Staaten die Beschneidung offiziell ablehnen, wird sie in sechsundzwanzig Ländern Afrikas, auch in Ägypten, vereinzelt in Asien, in den Vereinigten Arabischen Emiraten, Indien, Pakistan und Indonesien vorgenommen. Etwa ein Drittel der Mädchen verblutet dabei oder stirbt an den Folgen. Viele können nach der Beschneidung nie wieder richtig gehen. Um Geschlechtsverkehr haben zu können oder bei der Geburt eines Kindes müssen die Frauen, die diese Prozedur überlebt haben, wieder aufgeschnitten werden. Nach der Entbindung werden sie meist sofort wieder zugenäht – bis zum nächsten Geschlechtsverkehr.

Die Hierarchie im Harem

Auch im Harem gab es Hierarchien und strenge Regeln. Erwiesen sich die Haremsdamen als geschickt und gelehrig, konnten sie höchste Stellungen im Harem erlangen. Waren sie unbegabt, mussten sie damit rechnen, weiterverkauft zu werden. Hatte eine Frau das Glück, dem Herrscher oder Gemahl besonders zu gefallen, erhielt sie ein eigenes Gemach, persönliche Diener und gewisse Freiheiten innerhalb des Harembereichs – sofern Ihr Gatte sich das leisten konnte. Gebar sie ihm einen Jungen, einen kleinen Herrscher, stieg ihr Ansehen. Wurde ihr Sohn gar der neue Herrscher, war sie die mächtigste Frau des Harems. Der Kampf der Frauen untereinander war oft hart und rücksichtslos, sagt man. So kam es vor, dass eine Haremsfrau schon während der Schwangerschaft ständig von ihren Mitfrauen belauert wurde. Das Leben eines jungen Prinzen, der bis zu seinem zwölften Lebensjahr im Harem der Frauen aufwuchs, war ständig gefährdet, auch das seiner Mutter. Berichte über Haremsfrauen, die bereits jung starben – vergiftet, erdrosselt oder ertränkt –, sind zahlreich. Frauen, die versuchten, aus dem Harem zu fliehen, bezahlten dies meist mit dem Leben.

So gesehen ist auch die Geschichte von Scheherazade bei genauerer Betrachtung eine echte Haremsgeschichte, eine

Geschichte von Macht und Ohnmacht, aber auch von Zauber und Bezauberung: Die junge Braut musste jeden Abend für ihren Gemahl eine fesselnde Geschichte erfinden, damit er seinen Plan vergaß, sie im Morgengrauen hinrichten zu lassen. Denn er hatte es sich aus Rache gegen die Frauen – nachdem er einmal betrogen worden war – zur Regel gemacht, zu heiraten und die junge Braut am nächsten Morgen zu töten. Scheherazade erzählte und erzählte, sie erfand die spannendsten Geschichten und konnte damit ihr Ende jeweils bis zum nächsten Abend hinauszögern; denn der König mochte sie nicht töten, bevor er den Schluss der Geschichte erfahren hatte. So ging es tausendundeine Nacht, bis der König sich ein Leben ohne Scheherazade nicht mehr vorstellen konnte. Mittlerweile hatte sie ihm auch zwei Kinder geboren, und er gab seine grausame Gewohnheit auf, seinen jungen Frauen am Morgen nach der Hochzeit den Kopf abschlagen zu lassen.

Die Marokkanerin Fatima Mernissi – heute Professorin für Soziologie an der Universität in Rabat – kommentiert: »Ich lebte zwar im westlich besetzten Marokko, nur sechzehn Kilometer von Spanien entfernt, war aber dennoch maßlos überrascht zu erfahren, dass viele Menschen im Westen Scheherazade lediglich für eine hübsche, aber einfältige Frau halten, die harmlose Geschichten erzählt und sich in wunderbare Gewänder hüllt. In unserem Teil der Welt gilt Scheherazade als eine mutige Heldin, und sie ist eine unserer wenigen weiblichen mythischen Gestalten. Scheherazade ist eine große Strategin und mitreißende Denkerin, die ihre psychologische Kenntnis der Menschen nutzt, um sie zu beflügeln und zu ermutigen. Wie Saladin und Sindbad macht sie uns kühner und selbstsicherer, schenkt uns die Überzeugung, dass wir die Welt und die Menschen verändern können.«[17]

Neben Eifersucht und Rivalität entwickelten sich aber auch starke und tiefe Beziehungen zwischen den Frauen. Das wird eine der Faszinationen des Harems gewesen sein. Die Frauen teilten sich gemeinsam die Verantwortung für den Haushalt, wobei die älteste Ehefrau meist das Sagen hatte. Die Kinder wurden – im Idealfall – gemeinsam aufgezogen. Nach den Gesetzen des Islam darf ein Mann vier Frauen haben, sofern er sie ernähren und gut versorgen kann. Manche wohlhabende Familie ließ jedoch im Ehevertrag vermerken, dass der Schwiegersohn nur eine Frau, nämlich ihre Tochter, heiraten darf. An größeren Höfen wurde es aber auch als unzumutbar angesehen, einer einzelnen Frau die gesamte Last der Haushaltsführung aufzubürden.

Vom Rausch im Orient

Der Orient gilt auch als eine Wiege des bewusstseinsverändernden und aphrodisierenden Rausches. Rauschdrogen spielten im Orient wie in vielen anderen Kulturen eine wichtige Rolle. Zum einen waren sie wirkungsvolle Heil- und Schmerzmittel, zum anderen zentraler Bestandteil religiöser Zeremonien. Manches Rauschmittel half auch über Hunger und heiße Jahreszeiten hinweg. Mohn und Opium wurden schon 2500 v. Chr. zu Heilzwecken eingesetzt. Aber auch bei Gelagen und Orgien kamen sie reichlich zur Verwendung. Der Überlieferung nach kredenzte Kleopatra eine spezielle Mischung, die unter dem Namen »Wein der Kleopatra« berühmt wurde. Diese Mischung bestand aus ägyptischem Wein, Opium und einem Nachtschattengewächs[18]. Zudem galt Opium als probates Aphrodisiakum.

Professor Rudolf Gelpke, der an der Universität von Teheran lehrte, beschreibt die Wirkung des Opiums recht plastisch[19]: »Die Sinne des Opiumrauchers oder -essers ziehen gleichsam die Fühler ein. Sie werden keineswegs abgestumpft, das kann nur einer glauben, der selbst niemals Opium geraucht hat. Aber das Bewusstsein, das vorher die Sinne wie Fangarme oder Angeln der Außenwelt zugewandt hielt, wendet sich ab und schließt die Fenster. Das Opium macht klar, nicht dumpf. Es hüllt uns nie in jenen Nebel ein, in dem im Alkoholrausch die materiellen und seelischen Realitäten verschwimmen und ihre Konturen verlieren. Opium löst die Seele aus ihrer Verflechtung mit den Dingen des Alltags und der Außenwelt … Opium macht still und sanft. Es inspiriert und beflügelt die Phantasie, auch die erotische, steigert die Sensibilität und das Zärtlichkeitsempfinden, während gleichzeitig Bewegungsdrang und Betätigungstrieb, Mitteilung, Ehrgeiz, sexuelle Potenz, Affekte und Aggressivität ganz allgemein verringert werden.«

Die orientalischen Fröhlichkeitspillen, deren Hauptbestandteil Opium ist, das mit anderen Ingredienzien gemischt wird, sind wohl schon seit Jahrtausenden bekannt. Dieses Erfolgsrezept ist auch heute noch gebräuchlich und für die Orientalen, denen der Wein verboten ist, ein beliebtes Mittel, um die Seele in paradiesische Sphären zu entführen: »Die orientalischen Fröhlichkeitspillen sind ein fliegender Teppich, der einen an die perlenden Gestade genüsslicher Sinnlichkeit trägt. Alle Sinne werden in köstlichster Weise ins Un-

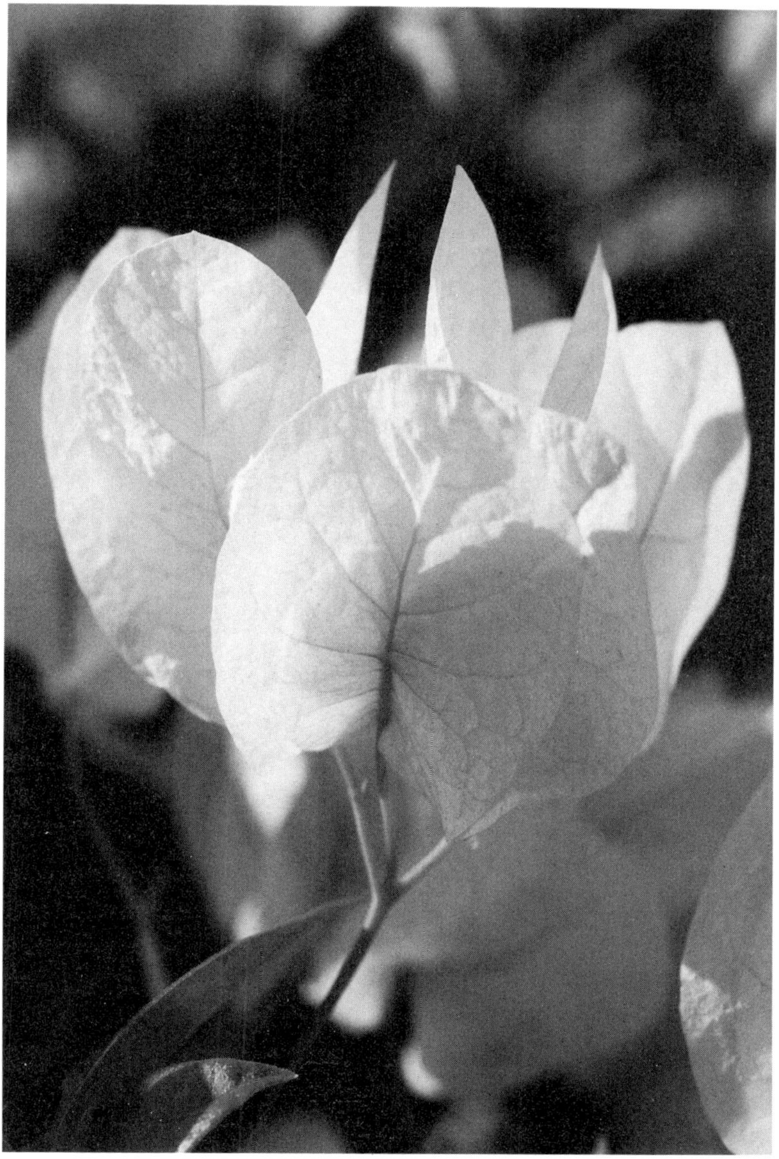

ermessliche gesteigert. Die innere Fröhlichkeit strahlt mit dem Lächeln der Glückseligen durch den Körper, wie das Licht der Sonne die Tränen des Himmels als wunderbaren Regenbogen erscheinen lässt. Der Genuss des eigenen Körpers, des eigenen Seins und Daseins ist von einer kultivierten und feinen Beschaffenheit, die das Leben mit dem Sinn der göttlichen Ewigkeit versüßt. Die Seele küsst den Körper, tanzt mit ihm und reitet auf dem Drachen der Weisheit zu den Sternen, die wie edelsteinfunkelnde Augen der Unsterblichen blinzeln. Wie das Blut den Körper durchfließt, durchströmt der Frieden des Herzens das Weltall, das vom Atem der Götter in Liebe erstrahlt.«[20] Angesicht der heutigen Kenntisse über Drogen und die bei uns mehr denn je verbreitete Drogensucht klingt dies für unsere Ohren zu schön, um wahr zu sein.

Aber auch unsere beliebteste »Alltagsdroge« – der Wein – wurde schon vor über 5000 Jahren im Orient kultiviert. Im alten Ägypten hatte er seinen festen Platz im erotischen Leben und bei religiösen Zeremonien. Er wurde gemeinsam mit bestimmten Zauberkräutern gekeltert – etwa Alraune, Bilsenkraut und Qat (Kat). Es wird kolportiert, dass Verliebte dem Wein so heftig zusprachen, bis sie vor Erregung glühten. Aus dem Genuss und der Verehrung des Weins entwickelte sich im Orient eine spezielle literarische Gattung, die so genannte Weinpoesie.

Die Macht des Bauchs

Ein wesentlicher Bestandteil der Beschäftigung im Harem war, wie bereits erwähnt, der Tanz, hauptsächlich der Bauchtanz. Hier erlebte er seine Blüte. Dieser sinnliche Tanz ist so alt wie die Liebe, heißt es. Seine ausgeprägten Hüft- und Bauchbewegungen ahmen den Liebesakt nach, damit ist er ein Symbol für Fruchtbarkeit und Fortpflanzung. Der Bauchtanz hat die Menschen über die Jahrhunderte hinweg fasziniert, und es gibt eine Reihe früher Zeugnisse dafür.

Das Bild von der orientalischen Tänzerin löst bei uns viele Assoziationen aus. »Mit ihren wollüstig schwingenden Hüften und dem schlangengleichen Körper versinnbildlicht sie die Macht der weiblichen Sexualität, die ihre Kraft und Stärke ist. Es ist nicht verwunderlich, dass sie sich als Quelle vieler Träumereien erwies und dass ihr Tanz mehr Phantasie weckte als jeder andere«, so beschreibt es die britische Bauchtanzexpertin Wendy Buonaventura. Die Geschichte des Bauchtanzes wurzelt in religiösen Riten und der Veränderung der gesellschaftlichen Stellung der Frauen in der ganzen Welt – es ist die Geschichte der Phantasien über das Ewig-Weibliche.

Wir verbinden den Bauchtanz heute mit dem Orient, mit Sinnlichkeit und Verführung, mit schönen Körpern und Gewändern, mit fließenden Bewegungen und erotischen Zuckungen, mit Farben und Rausch. Er versinnbildlicht das In-sich-selbst-Ruhen der Frau. In den arabischen Ländern ist der Bauchtanz noch immer eine beliebte Volkskunst, die Ausbildung, Können und Kunstfertigkeit erfordert. Hier wird er nicht mit leicht bekleideten Frauen verbunden, die lediglich ein bisschen mit dem Po wackeln. Er ist eine hohe Kunst, die gewissen Regeln unterliegt und sich nur in einem bestimmten Rahmen abspielt.

Wie alle Tänze war auch der Bauchtanz am Anfang ein Teil religiöser Rituale. Er drückte nicht nur Lebensfreude aus, sondern verfolgte meist auch einen bestimmten Zweck: sowohl die Beschwörung der eigenen Fruchtbarkeit als auch die der Natur. Nicht von ungefähr ahmt der Bauchtanz mit seinen Bewegungen wohl deshalb den Geschlechtsakt und auch die Geburt nach. In ähnlicher Form gab es solche Tänze in allen Kulturen, denn die Fruchtbarkeit von Mensch und Natur war Voraussetzung für das Überleben. Viele historische Abbildungen zeigen tanzende Frauen. Möglicherweise handelte es sich dabei auch um die prähistorische Verehrung von Göttinnen, dem schöpferischen weiblichen Prinzip. Dazu noch einmal Wendy Buonaventura: »Einst tanzten die Frauen ihn, um ihre Macht zu demonstrieren. Als sie diese Macht nicht mehr besaßen, tanzten sie ihn weiter, auch wenn er seine Bedeutung verloren hatte.«[21]

Mit dem Verlust ihrer gesellschaftlichen Stellung hat sich aber möglicherweise auch der Sinn des Bauchtanzes geändert. Er bekam nun die Bedeutung eines erotischen Tanzes, der den der Frau überlegenen Mann verführen und erfreuen sollte. Damit rückte er in die Nähe von Prostitution. Die veränderten Machtverhältnisse zwischen Mann und Frau waren auch dafür verantwortlich, dass das Ansehen des Bauchtanzes schwand. Er wurde zum Verführungstanz der Femme fatale. Manche Frauen verdienen ihren Unterhalt mit Bauchtanzen. Sie treten auf Feiern auf und werden von der eigenen Familie streng bewacht. Freie Bauchtänzerinnen leben größtenteils vom Trinkgeld, das aber nicht immer als Anerkennung ihrer Tanzkunst zu werten ist.

Der Bauchtanz im Harem war jedoch vor allem Unterhaltung. Die Frauen tanzten vor dem Herrscher und seinen Gästen. Der Tanz stellte eine der wenigen Ausdrucksmöglichkeiten der Frauen dar. Sie tanzten vor allem auch füreinander, und wo der Herrscher ihnen wenig Zeit widmete, entwickelten sich manchmal Liebesverhältnisse unter den Haremsdamen. Noch heute, so sagt man, nehmen Frauen im Nahen Osten jede Gelegenheit wahr, um unter Ausschluss der Männer miteinander zu tanzen. Dass ihnen dies ein Bedürfnis ist und sie mit großer Freude erfüllt, ist vor allem ihren Männern unverständlich.

Besonders diese Ausdrucksform der Lebensfreude, die uns verloren gegangen ist, fasziniert uns so am Orient und seinen Gebräuchen. Heute entdecken auch wir, dass Bauchtanz einen therapeutischen Zweck erfüllt und Spaß machen kann. »Orientalische Tanzkunst« wird mancherorts schon an der Volkshochschule gelehrt. Das steht im Widerspruch zur Fitnesswelle, die Askese und kontrollierte Aktivität fordert sowie durchtrainierte, flache Waschbrettbäuche. Aber zum Bauchtanzen braucht eine Frau – wie der Name schon sagt – etwas Bauch und weibliche Rundungen. Bauchtanz und Askese – das passt nicht zusammen. Doch ob Bauch, Bäuchlein oder Flachbauch – den meisten westlichen Frauen fällt es ohnehin schwer, die Hüften zu schwingen; zum Teil sicher auch, weil es sich um das Nachahmen sexueller Bewegungen handelt.

»Orientalische Kulturen erachten diesen Teil des Körpers als ein vitales Zentrum, den Ort, an dem wir zuerst mit dem Leben verbunden waren, durch den Nabel ... Die antike orientalische Kultur ist voller Lobpreisungen über die Schönheit eines ausladenden, gerundeten Unterleibs«, schreibt Wendy Buonaventura. Auch heute noch, so weiß sie zu berichten, tendiert das nahöstliche Schönheitsideal zu diesen üppigen Formen, die Lebenskraft und Lebensfülle symbolisieren ...

»Eine Frau ohne Bauch
ist wie ein Himmel ohne Sterne!«
Altes arabisches Sprichwort

Bauchtanz lockert Ihre Muskeln und Ihr Lebensgefühl

Der älteste Frauentanz der Welt gilt bei Männern als erotisches Vergnügen. Immer mehr westliche Frauen wissen ihn jedoch zu schätzen, weil er nicht nur ein sinnlicheres Körpergefühl, sondern auch ihre Gesundheit fördert. Sie machen sich auf, um »Kamelgang«, »Schlangennacht«, »Mondkreis«, »Sultansbrücke«, »Nabelschnelle« und »Schultershimmy« zu lernen. Orientalischer Tanz ist für die meisten Hobby-Bauchtänzerinnen mehr als nur ein Tanz. Mehr als viele andere Bewegungsarten sorgt der orientalische Tanz für ein besonderes Gefühl für die eigene Weiblichkeit und harmonisiert Körper, Geist und Seele.

Seine Bewegungsabläufe sind kompliziert, es kommen alle Muskeln zum Einsatz. Die Tänzerinnen lernen schon bei

Deshalb ist orientalischer Tanz gut für Sie

- Er erhöht die Sauerstoffzufuhr im gesamten Organismus.
- Er stärkt die Kondition (vorausgesetzt Sie tanzen regelmäßig).
- Die besonderen Tanzbewegungen straffen das Bindegewebe.
- Das bewusste An- und Entspannen einzelner Muskelpartien schenkt eine bessere Körperkontrolle und löst Verspannungen.
- Er schmiert die Gelenke.
- Sie lernen, Ihre Bewegungen besser zu koordinieren.
- Ihre Körperhaltung bessert sich, Ihre Bewegungen werden fließender, Ihre Ausstrahlung wird sinnlicher.
- Ihre Verdauung kommt auf Trab.
- Rückenschmerzen werden gelindert.
- Menstruations- und Wechseljahrsbeschwerden werden einfach weggetanzt.
- Und nicht zuletzt macht es Spaß!

ganz einfachen Bewegungen ihren Körper besser kennen und ihn zu kontrollieren. Sie können Muskeln gezielt anspannen oder locker lassen. Einige Körperübungen wurden sogar in die Rückenschulen der Krankenkassen integriert. Etliche Aspekte des Bauchtanzes finden sich in der Musik- und Tanztherapie wieder. Sportwissenschaftler bescheinigen dem orientalischen Tanz ein hohes Fitnesspotenzial. Orientalischer Tanz wird heute an vielen Volkshochschulen und in Fitnessstudios angeboten.

Orientalischer Tanz lockert die Muskeln, beugt Rückenbeschwerden vor und lindert Menstruations- und Wechseljahrsbeschwerden. Zur Geburtsvorbereitung ist der orientalische Tanz ebenfalls wunderbar geeignet. Durch das Kreisen und Kippen des Beckens werden Muskelgruppen aktiviert, die bei anderen Fitnessübungen gar nicht zum Einsatz kommen. Kölner Sportwissenschaftler bestätigen, dass der Bauchtanz Bauch-, Rücken- und Gesäßmuskulatur in besonderer Weise beansprucht.

Probieren Sie aus, ob orientalischer Tanz Ihnen Spaß macht. Wenn Sie zu Hause einmal ausprobieren wollen, ob Ihnen Bauchtanz liegt, brauchen Sie zunächst nur eine CD mit orientalischer Musik, bequeme Kleidung und ein schönes Tuch, das Sie sich um die Hüften schlingen können. Es soll Ihnen helfen, sich auf Ihre Mitte zu konzentrieren.

Versuchen Sie es einmal mit folgender Übung, am besten vor einem Spiegel:

- Ihre Füße stehen parallel hüftbreit auseinander.
- Gehen Sie leicht in die Knie und verlagern Sie das Gewicht auf Ihre Füße.

- Spannen Sie Bauch-, Beckenboden- und Pomuskeln so an, dass sich Ihr Becken leicht nach vorne aufrichtet. Hals und Oberkörper werden gestreckt.
- Nun lassen Sie die Muskeln wieder locker, dabei kippt Ihr Becken wieder nach hinten.
- Dann spannen Sie die Muskulatur wieder an. Machen Sie diesen Wechsel, so oft Sie können, und achten Sie dabei darauf, dass Sie Ihre Knie nicht bewegen und der Oberkörper gerade bleibt.
- Kippen Sie nun die rechte Hüfte nach oben, dabei strecken Sie Ihr rechtes Bein und beugen das linke. Ihre Hüfte wippt dabei nach oben. Der Oberkörper bleibt gerade.
- Jetzt kombinieren Sie das Beckenkippen mit dem Hüftwippen zu einer fließenden kreisenden Bewegung. Becken und Hüften kippen dabei nach links, rechts oben und unten. Die Kraft für den seitlichen Schwung holen Sie sich aus den Knien. Lassen Sie die Fersen auf dem Boden. Bei der Vorwärtsbewegung spannen Sie Ihre Bauch-, Beckenboden- und Pomuskeln an, beim Schwung nach hinten lassen Sie wieder locker. Machen Sie dabei ein ganz leichtes Hohlkreuz.
- Wenn Ihnen das gelingt, versuchen Sie die Richtung Ihres Hüftschwungs zu wechseln. Einmal rechts herum, einmal links herum.

Die Äpfel der Fruchtbarkeit

Es war einmal eine Frau, die keine Kinder bekommen konnte. Ihr Mann war darüber so verzweifelt, dass er ihr manchmal bittere Vorwürfe machte, obgleich die Arme nichts dafür konnte, und so war ihr Leben sehr unglücklich.
Eines Tages hörte sie einen Mann auf der Straße schreien: »Taffah, lahbala, hier habe ich die Äpfel der Fruchtbarkeit!« Sie rief ihm von ihrem Fenster aus nach und eilte hinunter, um durch die halboffene Tür ihres Hauses zwei dieser Früchte zu kaufen; eine davon aß sie sofort, die andere legte sie in einen Wandschrank. Aber ihr Gatte öffnete den Schrank, nachdem er nach Hause gekommen war, sah den Apfel und aß ihn. Daraufhin bekam er ein dickes Bein, das immer mehr anschwoll, wie der Bauch einer schwangeren Frau. Im neunten Monat begann ihn das Bein ernsthaft zu schmerzen, und er wusste nicht, was er machen sollte.
Eines Tages, als es ihm besonders wehtat, reiste er aufs Land. In einer verlassenen Gegend schlitzte er sich mit seinem Messer den Oberschenkel der Länge nach auf, und zum Vorschein kam ein entzückendes kleines Mädchen. Es war schön wie die Sonne und der Mond zugleich und trug einen Stern zwischen den Augen. Der Mann erschrak sehr

und wusste nicht, was er mit diesem außergewöhnlichen Kind anfangen sollte. Da setzte er das Neugeborene aus und kehrte so schnell wie möglich nach Hause zurück. Aber Gott, der Barmherzige, der keine seiner Kreaturen im Stich lässt, schickte eine Gazelle, die das Kind ableckte, stillte und im Maul davontrug, um es mit ihren anderen Kleinen aufzuziehen. So ging es jeden Tag mit seiner Adoptivmutter auf die Weide, spielte mit den anderen Gazellen, rannte wie sie, sprang wie sie und hatte natürlich nicht sprechen gelernt.

Eines Tages erblickte der Sohn des Sultans, der gerade auf der Jagd war, die Gazelle mit dem nackten Mädchen, dem die schwarzen Haare lang über die Schultern fielen. Bass vor Erstaunen verfolgte er sie. Doch die Kleine rannte genauso schnell wie die leichtfüßigen Tiere, bei denen sie aufgewachsen war, und selbst das Vollblut konnte sie nicht einholen. Der Prinz kehrte voller Kummer in den Palast seines Vaters zurück, denn er hatte sich in diese schöne Wilde verliebt. Er begann voll Melancholie vor sich hin zu träumen und wurde zum Schluss ernsthaft krank, und niemandem gelang es, ihn zu heilen.

Jeden Tag schickte man die besten Jäger und die schnellsten Pferde aus, um diejenige einzufangen, die der Grund für das Unglück war. Aber vergeb-

lich. Endlich kam eine alte Frau vorbei, die erklärte, man müsse zu einer List greifen:
»Es kann nur eine Dschinna oder ein Mensch sein. Darum bereitet zweimal Couscous zu, einmal mit Salz und einmal ohne Salz, und stellt beides an den Waldrand, wo sich das seltsame Etwas verborgen hält. Wenn dieses Wesen das gesalzene Essen isst, wissen wir, dass es ein Mensch ist, wenn es das aber nicht anrührt und das ungesalzene Couscous isst, ist es eine Dschinna [...] Schickt eure besten Schützen aus, sie sollen sich hinter ein paar Felsen verstecken. Wenn sie sehen, dass sie das ungesalzene Essen isst, können sie wieder gehen. Doch wenn sie das gesalzene Essen isst, sollen sie hervorstürzen, ein paar Schüsse abfeuern, damit sie Angst bekommt, und sie umzingeln.«
Man befolgte die Ratschläge der Alten, und so wurde das Mädchen gefangen. [...] Noch am selben Abend begannen die Hochzeitsfeierlichkeiten. [...] Der Sohn des Sultans war bereits einmal verheiratet. Seine erste Frau, seine leibliche Kusine, war eifersüchtig auf die neue Gemahlin und suchte sich ihrer zu entledigen. [...] Eine [Sklavin] aus ihrer Gefolgschaft sagte eines Tages zu ihr: »Ich kenne Lalla, einen alten Juden, der todsicher der größte Hakim dieser Zeit ist. Er besitzt den Ring der Weisheit. Er braucht ihn nur zu drehen, und so-

gleich erscheint ein Ifrit, der seine Befehle ausführt. Er verschreibt Rezepte, die jede Krankheit heilen. Alle Dschinnen des Sabbats stehen ihm zu Diensten, und er kann sogar die Schayatin wachrufen. Er schreibt einen Namen auf den Handballen eines Menschen und läßt ihn die noch feuchte Tinte ablecken, um so dessen sexuelle Potenz zu erhöhen. Er sieht die Zukunft in einem Tintenfass voraus. Und er vergibt Talismane, mit denen Frauen die Liebe ihrer Männer zurückgewinnen oder mit Hilfe derer sie sich einer Rivalin entledigen können.«

Man ließ den jüdischen Zauberer kommen. Dieser gab ihr eine Stecknadel und sagte, sie solle diese in das Haar der Person stecken, derer sie sich entledigen wolle. Eines Abends [...] gelang es der eifersüchtigen Frau, die verzauberte Stecknadel im langen Haar der jungen Prinzessin zu befestigen, die sich sofort in eine weiße Taube verwandelte und pfeilschnell über der Stadt davonflog.

Der Prinz war völlig verzweifelt über das Verschwinden seiner Gemahlin [...], und so ging er auf Reisen, um seinen Kummer zu zerstreuen. Doch die junge Frau, die in eine Taube verwandelt worden war, konnte sich nicht von dem Ort entfernen, an dem sie glücklich gewesen war. [...] Sie kam jeden Tag in den Garten des Palastes und sang:

»Die Äpfel der Fruchtbarkeit,
was haben sie aus mir gemacht:
Meine Mutter hat mich gekauft,
und mein Vater ging schwanger mit mir,
die Gazelle hat mich großgezogen,
der Sohn des Sultans hat mich geheiratet.
Und seine böse Kusine, sie war es,
die so viel Unglück über mich gebracht hat.«

Dann fügte sie noch hinzu: »Gärtner, o Gärtner, sag mir, ist der Sohn des Sultans schon zurück oder nicht?«
»Noch nicht«, antwortete der Gärtner.
»Weint, ihr Bäume, weint, ihr Steine, weint, ihr Fische auf dem Meeresgrund«, sagte dann der Vogel; als die Kreaturen dies hörten, fingen sie an zu weinen.
Schließlich kam der Prinz zurück; sogleich eilte der Gärtner zu ihm, erzählte ihm von dem seltsamen Vogel und führte ihn in den Garten. Der Prinz hörte den Vogel singen: »Gärtner, o Gärtner, sag mir, ist der Sohn des Sultans zurück oder nicht?«
»Er ist angekommen«, sagte der Gärtner.
»Lacht, ihr Bäume«, rief sie daraufhin, »lacht, ihr Steine, lacht, ihr Fische auf dem Meeresgrund.« Und all diese Kreaturen fingen an zu lachen.
Der Prinz wollte nun einen anderen jüdischen Ha-

kim fragen, wie man einen solchen Vogel einfangen könne.

»Man muss einen goldenen Käfig bauen«, antwortete dieser, »mit einem goldenen Fressnapf und einem goldenen Wasserschüsselchen, dann hängt man ihn in den Baum, in dem der Vogel zu sitzen pflegt, und lässt das Türchen offen.«

So geschah es, und der Prinz konnte glücklich die schöne Taube, die froh über ein solches Gefängnis war, mit nach Hause nehmen. Als seine erste Ehefrau, die Tochter seines Onkels, den Vogel sah, geriet sie in Zorn und sagte zu ihrem Mann:

»Du benimmst dich wie ein kleiner Junge. Willst du vielleicht jedes Tier sammeln, das du so findest?«

Doch der Sohn des Sultans scherte sich nicht um die Vorwürfe und liebkoste zärtlich die Taube, die vor Freude kleine Schreie von sich gab. Plötzlich stieß seine Hand auf ein Hindernis. Unter den Federn fühlte er einen Stecknadelkopf. Er zog die Nadel heraus, und vor ihm stand die junge Frau in ihrer ganzen Schönheit.

Nun hatte er den Beweis für die Falschheit seiner ersten Frau und deren Sklavin, die ihr den Rat gegeben hatte. Und er ließ beide verbrennen und verbrachte nur noch glückliche Tage mit der Tochter der Gazelle.[22]

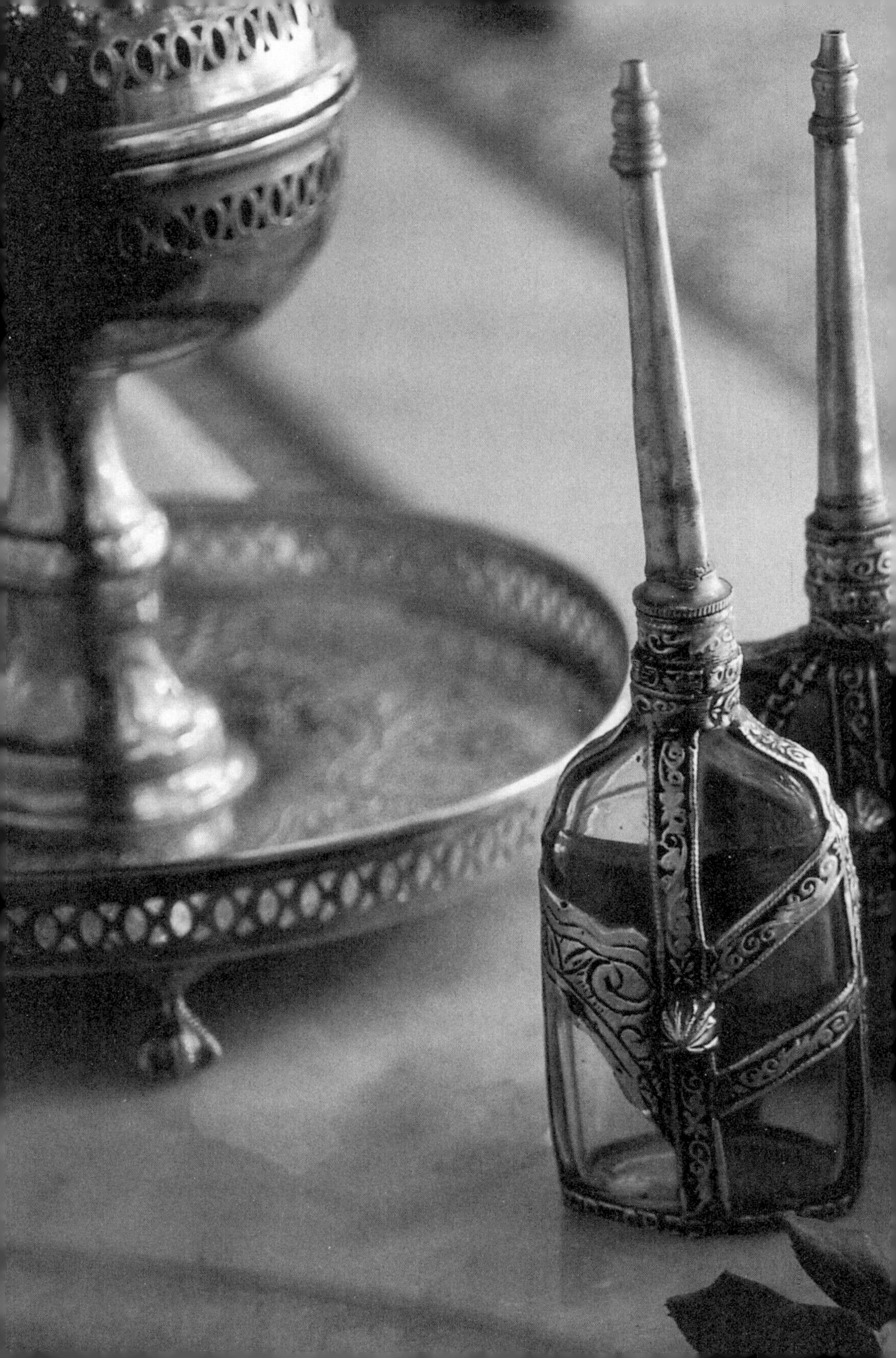

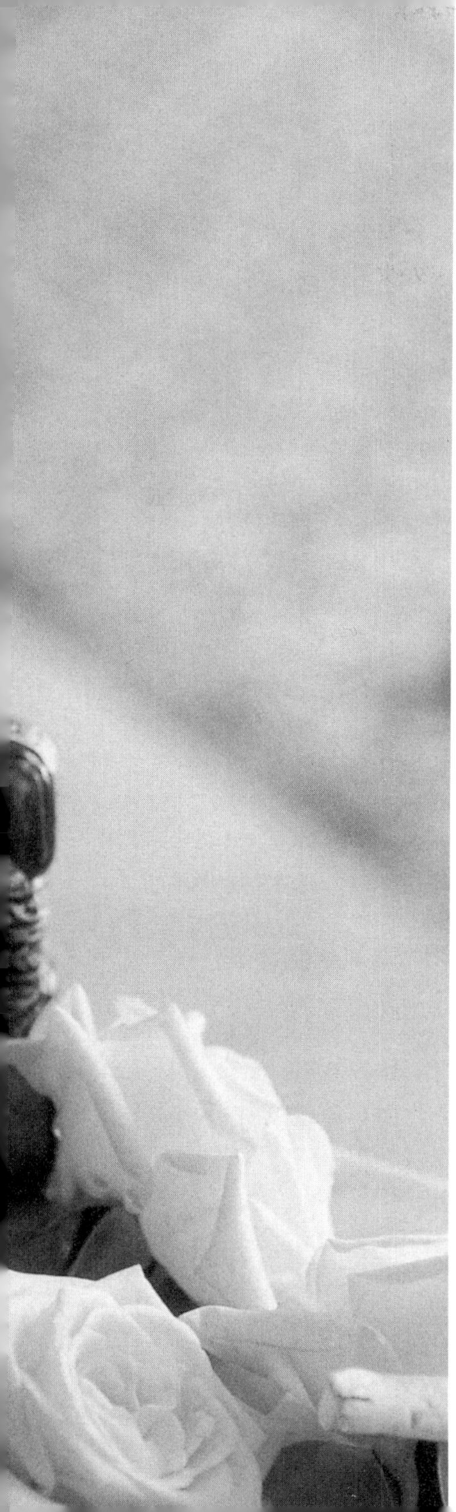

Zauber-hafte Bade-zeremonien

Orientalische Badekultur

Orientalische Pracht entfaltet sich vor unserem inneren Auge vor allem, wenn wir an die üppig ausgestalteten Bäder und Hammams denken. Feuchte Dunstschwaden, gepaart mit Wohlgerüchen, das Gefühl von Luxus, äußere Reinigung und innere Versenkung, Entspannung und Anregung zugleich, verhaltenes Gemurmel, vermischt mit leisem Frauenlachen – Orte, an denen die Zeit stehen bleibt. Die Prachtbäder in den orientalischen Palästen sind Legende und lassen uns ins Schwärmen geraten – zumal es noch gar nicht so lange her ist, dass sich bei uns Menschen überhaupt keine Bäder leisten konnten, und wenn doch, diese eher karg – funktional, wie man heute so schön sagt – ausgestattet waren. Die Bereicherung des Lebens durch entspanntes und lustvolles Baden, durch eine innere und äußere Reinigung – das ist keine Erfindung des Okzidents, sondern Orient pur.

Ein solches orientalisches Bad aus dem 13. oder 14. Jahrhundert wird in dem byzantinischen Roman *Kallimachos und Chrysorrhoe* so beschrieben: »In diesem herrlichen Garten, diesem Park, gab es ein entzückendes, außerordentliches Bad voller Annehmlichkeiten, wunderbar anzuschauen. Wo soll ich anfangen, was zuerst beschreiben? Seine Größe, seine Pracht, seine Anmut, seinen schimmernden Schein, seine fremdartige Vegetation? Ein Garten von außerordentlichem Duft, von ausgefallenen Pflanzen und Blumen umgab das Bad … Dank ihrer genialen Anordnung reichte es, die Fenster zu öffnen, damit sich das wohl duftende Blattwerk ins Innere des Bades neigte. Statt einer wertvollen Marmorverkleidung war dieses Bad mit Spiegeln ausgekleidet ... Betrat man das Bad, so schaute man in die Spiegel, man sah darin das ganze Bad, und man hatte den Eindruck, in den Spiegeln die Blätter, die Früchte und den ganzen Garten zu sehen. Die Kuppel war von Gold überzogen und mit wertvollen Steinen besetzt. Der Künstler formte einen Baum in Gold mit künstlichen Früchten aus Edelgestein und Perlen.«[23]

Meist waren Wände und Böden mit Marmor verkleidet und mit kostbaren Intarsien oder erotischen Malereien versehen. Die Böden wurden in aller Regel durch eine Art Fußbodenheizung gewärmt, und der heiße Dampf strömte aus Ritzen im Boden. In kleinen Kanälen floss das Kondenswasser wieder ab. Skulpturen schmückten die Bäder, und köstliche Düfte schwängerten die Luft. Wasserspeier und kleine Brunnen sorgten für frisches Wasser und entspannendes Geplätscher. In den Ruhezonen luden Bänke mit frischen Laken zum Ruhen und dicke Teppiche zum süßen Schlummer ein.

Fast immer gab es drei Räume, die unterschiedliche Funktionen besaßen – vom Reinigen über das Schwitzen bis hin zum Ausruhen: Caldarium, Tepidarium und Frigidarium. Oft waren diese noch unterteilt in kleinere Räume und Nischen, in denen man sich allein, mit den anderen Frauen der Familie oder Freundinnen zurückziehen konnte. Körperliche und seelische Reinheit waren hier – ebenso wie äußere und innere Schönheit – untrennbar miteinander verbunden.

Pracht- und Luxusentfaltung zeigen sich noch heute unter anderem in den Bädern des Topkapipalastes in Istanbul, eines Prachtbaus von großer Schönheit. Für die Frauen diente der Besuch im Hammam auch dem Informationsaustausch und dem Klatsch. Hier wurden Ränke geschmiedet und Ehen gestiftet. Nach der Badezeremonie speiste man ausgiebig, naschte orientalische Spezereien, bereitete sich auf eine Liebesnacht vor oder ruhte sich einfach nur aus.

Die Badekultur Arabiens hat eine lange Tradition. In den Ländern, in denen Wasser knapp ist, spielt die Reinigung durch gezieltes Schwitzen eine ganz besondere Rolle. Alles, was mit Wasser zu tun hat, ist der reine Luxus. Wannenbäder waren schon deshalb nicht üblich, weil sie zu viel Wasser verbrauchten. Im heißen Dampf des Hammams wird der Haut Feuchtigkeit zugeführt, die im heißen Klima des Orients nur spärlich vorhanden ist. Und durch das Schwitzen werden auch Schmutzstoffe aus der Haut gelöst – sie wird weich und geschmeidig. Meist waren bestimmte Reinigungsprozeduren – zum Beispiel im Islam das Waschen von Gesicht, Händen und Füßen – durch die Religion vorgeschrieben.

In Ägypten hingegen waren auch schon Ganzkörperwaschungen bekannt. Berühmteste Badefee der Antike war Kleopatra, die der Überlieferung nach gern in Eselsmilch badete. Und auch Cäsar – ihr »Lebensabschnittspartner« und Gatte – wusste, wie angenehm man sich im Bad erholen konnte. Schon damals bestand der Hammam aus mehreren Räumen, in denen man durchgeknetet und massiert wurde, in denen man schwitzte, sich abkühlte und vor allem regenerierte. Die Beduinen rieben sich in der Wüste – mangels Wasser – ausgiebig mit Sand ab. Auch das entfernt den Schmutz von der Haut.

Die Hammams galten und gelten vor allem als Ort der Gesundheitspflege. Schon in der Antike priesen namhafte und weniger namhafte Ärzte unermüdlich den Wert der Reinigung. In jeder Stadt wurden öffentliche Bäder errichtet. In Bagdad sollen es zeitweise bis zu siebenundzwanzigtausend Bäder gewesen sein. Die älteste Badeanlage entstand um 711 in der jordanischen Wüste.

In nahezu allen Kulturen spielt Wasser eine bedeutende mystische Rolle, es symbolisiert geistige Reinheit und stetige Erneuerung. Es gilt überdies als das älteste, wirksamste und preiswerteste Heilmittel. Prähistorische Völker tauchten ihre Kranken in Flüsse und Teiche, um sie von Leiden und Dämonen zu befreien – ein Brauch, der heute mancherorts immer noch gepflegt wird, auch um Kinderlosen die erhoffte Fruchtbarkeit zu bringen. Böse Geister – so glaubte man – fürchten neben dem Feuer nichts mehr als das Wasser.

Die Heilkraft des Wassers wurde in unseren Breitengraden hauptsächlich vom Gesundheitspfarrer Kneipp gepredigt. Kneippsche Bäder, Waschungen und Wickel werden heute noch angewendet. Es gibt sogar Kurbäder, die sich auf Kneippsche Wasseranwendungen spezialisiert haben. Die Heilwirkung aller Wasseranwendungen – auch Hydrotherapie genannt – beruht vor allem auf einer vermehrten Durchblutung, die den Stoffwechsel anregt und den Körper abhärtet. Die Haut, Nahtstelle zwischen Körper, Seele und Außenwelt, nimmt die thermischen Reize auf und leitet sie über das Nervensystem ins Körperinnere weiter. Dort kommt es zu komplizierten Reaktionen, die in viele Körpervorgänge wie Blutkreislauf, Blutdruck und Atmung eingreifen. Bei einem Wechsel zwischen heiß und kalt werden nach einer Weile auch die Organe besser durchblutet und sanft massiert.

Auch die Seele liebt das Wasser: Es beruhigt und entspannt die Nerven. Ein angeschlagenes Nervenkostüm wird durch ein Wannenbad, Saunagänge, Dampfsauna oder einen Besuch im Hammam wieder in Form gebracht. Das Plätschern von Wasser und das Rauschen des Meeres beruhigen die Nerven und stärken sie. Am Wasser zu verweilen, verschafft Abstand von der Hektik des Alltags.

»Du magst dem anderen das Weib stehlen, das Pferd, die Ehre, aber nicht das Wasser«, heißt es in einer Sure des Koran. Das Wasser ist für den Muslimen nicht nur zum Überleben notwendig; wie im Judentum besitzt es auch im Islam eine große religiöse Bedeutung. Um die im Koran vorgeschriebenen rituellen Waschungen der Gläubigen zu gewährleisten, musste vor allen Moscheen ein Brunnen oder ein Wasserbecken angelegt werden. Fand man an Ort und Stelle weder fließendes noch Grundwasser, wurde das kostbare Nass mühsam auf Lasttieren oder sogar auf dem Rücken von Menschen zu den Brunnen transportiert. Moscheebäder wie Moscheebrunnen waren meist Stiftungen wohlhabender Bürger, die durch ihre Spende hohes Ansehen erlangten.[24]

Der spirituelle Aspekt des Wassers

Das Wasser als heilige Quelle des Lebens zieht sich als Motiv durch alle Schöpfungsmythen. In den beiden ältesten Religionssystemen, die wir bislang kennen, dem sumerisch-babylonischen und dem ägyptischen, glaubte man an ein grenzenloses Urgewässer, das einst die Welt überschwemmte und dann irgendwann geteilt wurde: in eine weibliche und eine

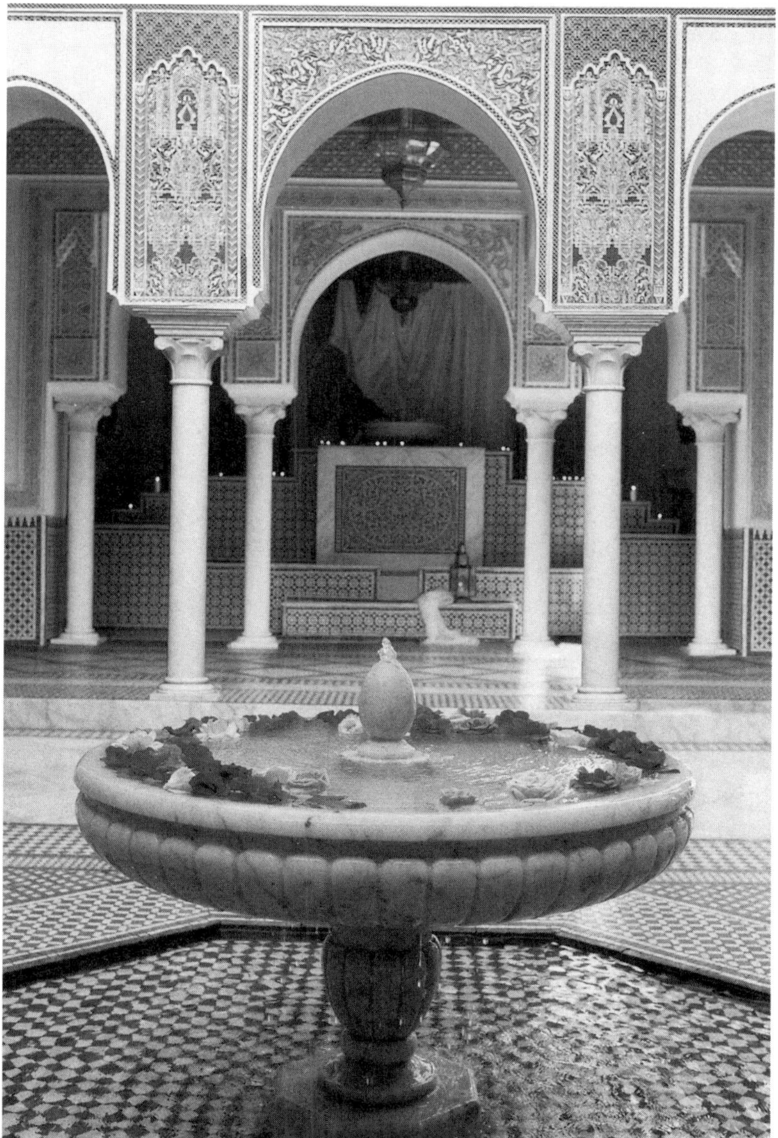

männliche Hälfte – gleichbedeutend mit Salz- und Süßwasser. Aus ihrer Vermischung entstand die Welt. Die salzigen Wellen des Meeres sind gewissermaßen das Fruchtwasser, aus dem die Welt geboren wurde, die süßen Wellen das Sperma des Ursprungs. Dem entspricht auch das heute so populäre Prinzip von Yin und Yang aus dem alten China. Die beiden – Yin steht für weiblich und fließend, Yang für männlich und feurig – sollen sich ergänzen und nicht gegenseitig behindern. Sie sind nicht Feinde, sondern Liebende, und existieren seit Anbeginn aller Zeiten.

Ist alles im Gleichgewicht, ist das Leben ein gemächlich dahinfließender Strom. Der Mensch soll sich im Rhythmus des Wassers in seinem Strombett einrichten, denn so bleibt er mit dem Ursprünglichen, dem Göttlichen, verbunden. Wasser ist das höchste Gut, weil es durch seine Ausdauer und seinen ewigen Kreislauf alles andere besiegt.

In die vorderorientalische Vorstellung vom Beginn der Welt flossen auch die Überlegungen der griechischen Philosophen mit ein: »Panta rhei« – alles fließt, alles ist in Bewegung, erkannte der Philosoph Heraklit von Ephesos. In Ägypten wurde selbst das Überfließen – also die zerstörerische Kraft des Wassers – für segensreich gehalten, etwa wenn der Nil über die Ufer trat. Überschwemmungen galten als eine Reinigung des Geistes und wurden entsprechend gefeiert.

Das Geräusch von Wasser wird noch immer als außerordentlich beruhigend empfunden – so als würden wir zu unserem Ursprung zurückkehren. Man glaubt, dass das Geräusch der ans Ufer schlagenden Wellen in uns einen Widerhall findet, denn der Mensch besteht ja zu siebzig Prozent aus diesem Element. Wahrscheinlich streben wir unbewusst nach

Wasser, indem wir uns in der Morgen- und Abenddämmerung ans Meer oder an einen Bach, einen Fluss, einen See, einen Wasserfall, einen Brunnen oder einen Gartenteich setzen, um vor uns hin zu träumen.

Auch deswegen spielen in den orientalischen Gärten und Hammams die Brunnen, künstlichen Wasserfälle und Wasserläufe eine so große Rolle. Wer in einem solchen Umfeld richtig meditiert, sagt man, taucht in seine eigene Wasserwelt ein. Und so macht man es:

Schließen Sie beim Ruhen die Augen und stellen Sie sich einen Paradiesgarten aus einem orientalischen Märchen vor. Sie befinden sich in einem abgeschiedenen grünen Innenhof, die Luft ist mild und alles auf das Prächtigste ausgestaltet. Überall plätschern Brünnlein und kleine Wasserfälle. Üppige Jasminbüsche duften mit blühenden Orangenbäumen um die Wette. Bäume spenden kühlen Schatten, das Geräusch des plätschernden Wassers und der Gesang von Nachtigallen streicheln sanft die Seele. Lauschen Sie diesen Klängen. Sie ziehen innere Unruhe und Hektik an, sammeln sie und versenken sie allmählich auf den Grund. Werfen Sie alles hinein, was Ihnen Kummer und Sorgen macht. Sie werden ruhig werden und dem Wasser vertrauen.

Diese Meditation können Sie auch im Urlaub am Meer durchführen oder einfach zu Hause in der Badewanne. Setzen Sie sich ins flache Wasser, schließen Sie die Augen, und stellen Sie sich den Paradiesgarten vor, während Sie tief und ruhig atmen.

Sie können Wasser und Meditation auch in folgender Weise miteinander verbinden: Suchen Sie einen Ort auf, an dem Sie ungestört sind. Schließen Sie die Augen, atmen Sie tief und ruhig. Lassen Sie sich in Gedanken an einem Flusslauf nieder und konzentrieren Sie sich auf das Strömen des Wassers. Oder nehmen Sie Platz an einem Gewässer, das eine bestimmte Bedeutung für Sie hat – etwa den Badeteich Ihrer Kindheit oder einen romantischen See. Während Sie auf das Fließen oder die Bewegung des Wassers achten, tauchen in Ihrem Inneren bestimmte Bilder auf, die vielleicht einen Film ergeben. Lassen Sie sich überraschen, wohin Sie Ihre Gedanken, Erinnerungen und Visionen führen.

Wasser – Quelle der Schönheit

Wasser ist der Stoff des Lebens. Sie bestehen zu fast siebzig Prozent aus diesem Element, deshalb spielt es auch eine so große Rolle für Sie. Wasser ist an allen Stoffwechselvorgängen beteiligt. Es erzeugt Wärme, löst und verteilt die lebensnotwendigen Nährstoffe und transportiert Schlacken. Es sorgt mit seinen Inhaltsstoffen (Salzen, alkalischen und sauren Verbindungen) für den richtigen Druck außerhalb und innerhalb der Körperzelle. Damit Sie überleben können, muss der Wasserpegel im Körper konstant gehalten werden.

Jeden Tag scheiden Sie über Atmung, Schweiß und Urin zweieinhalb bis drei Liter Flüssigkeit aus. Mindestens die Hälfte sollten Sie sich über die Nahrung wieder zuführen. Vor allem Obst und Gemüse enthalten relativ viel Flüssigkeit. Die zwei Liter, die Ihr Körper täglich braucht, sollten am besten aus Wasser pur bestehen. Es kann auch Leitungswasser sein, denn das hat heute eine hervorragende Qualität und ist häufig sogar reiner als Mineralwasser. Vor allem Ihre Haut dankt es, wenn Sie reichlich trinken.

Auch von außen muss ihr Feuchtigkeit zugeführt werden, denn die äußeren verhornten Zellen der Epidermis können Wasser aufnehmen und werden dadurch sanft aufgepolstert. Die Haut wird etwas elastischer. Früher empfahl man den Frauen, im Nebel spazieren zu gehen. Viel effektiver ist jedoch der Wasserdampf des Hammam oder der Dampfsauna – zumal das mit dem Nebel in der freien Natur ja eine recht unsichere Sache ist.

Der Zauber des Hammam

Die Welt des Hammam ist eine Welt der Frauen. Männer sind nicht zugelassen, wenn Frauen hier baden. Männer pflegen ihren eigenen Hammam. Kleine Jungen dürfen etwa bis zu ihrem zehnten Lebensjahr mit den Frauen baden, bis sie »verständig« sind – also bis sie in die Pubertät kommen und damit Frauen mit anderen Augen sehen. Für beide Geschlechter stellt der Hammam vor allem auch so etwas wie einen Marktplatz dar, auf dem Neuigkeiten ausgetauscht werden und wo große und kleine Politik gemacht wird. Doch für orientalische Frauen, wenn sie traditionell leben, hat der Hammam eine viel weiter reichende Bedeutung als für die Männer, ist das Baden im Hammam doch eine der wenigen Gelegenheiten, bei denen sie das Haus verlassen und wenigstens für ein paar Stunden so etwas wie Freiheit genießen können. Nicht selten verbringen sie den ganzen Tag dort. Die Luft ist voll von wunderbaren Gerüchen: Rosenwasser, Weihrauch, Moschus und Ambra. Schon allein diese Düfte versetzen die Anwesenden in eine besondere Stimmung.

Hier in der feuchten Wärme entsteht ein ganz besonderes Klima unter den Frauen – Scheu und Scham werden abgelegt, Figursorgen, wie wir sie kennen, sind unwichtig. Besucherinnen berichten von einer Atmosphäre der freundschaftlichen Vertrautheit. Mindestens alle zwei Wochen gönnt sich eine Araberin solch köstliche Stunden im Hammam, wenn sie kann, sagt man.

Die Hammams sind unterschiedlich prächtig ausgestattet. Je nachdem, wem sie gehören, sind es die reinsten Paläste, oder sie bestehen nur aus einem einzigen, wenn auch mit wunderbaren Mosaiken geschmückten Raum. Zur klassischen arabischen Badeprozedur gehören drei Räume, die alle eine unterschiedliche Funktion haben. Der erste ist ein großer, angenehm warmer Raum mit einem plätschernden Brunnen oder einer fließenden Wasserquelle in der Mitte und Ruhegelegenheiten und/oder Nischen an den Wänden. Meist besitzt dieser Raum eine wunderschöne Kuppel, die sanftes Licht einfallen lässt. Dann folgt die erste feucht-heiße Schwitzkammer, in der man sich auf mehreren Ebenen – ähnlich wie in unserer herkömmlichen Sauna – langsam aufzuheizen beginnt.

Nach einer Viertelstunde etwa ist der gesamte Körper mit feinen Schweißperlen übersät. Nun kann das große Waschen und Schrubben beginnen. Meist gibt es in öffentlichen Bädern auch Badefrauen, die eine kräftige und reinigende Rubbelmassage anbieten. Freundinnen und Verwandte reinigen, schrubben und massieren sich gegenseitig. Überall rieseln lauwarme Wasserquellen, mit denen man die abgestorbenen Hautteilchen abspülen kann. Dazu werden Schalen oder Eimer verwendet. Der Wasserfluss soll sanft sein, kein abruptes Hin und Her zwischen warm und kalt, nass und trocken. Alles, was die Seele beschwert, soll hier mit weggeschwemmt werden.

Die zweite Schwitzkammer ist das eigentliche Bad – eine sehr warme Halle, die man mit Holzschlappen betritt, um sich nicht die Füße zu verbrennen. Der heiße Dampf kommt aus Ritzen in den Fliesen. Da er rasch wieder kondensiert, fließen oft kleine Bächlein rings um den Raum, der ebenfalls in mehreren Ebenen zum Schwitzen einlädt.

Die Luft hier ist schwer und stickig, der Körper heizt sich stark auf. Der abrupte Wechsel von heiß und kalt ist auch hier tabu. Deshalb geht es danach wieder in den ersten Schwitzraum zum langsamen Abkühlen, bevor man in den Ruheraum überwechselt. In einem echten orientalischen Hammam kehrt hier allerdings nie wirklich Ruhe ein. Es wird nun gecremt, geschminkt und parfümiert; die Haare werden gepflegt und gefärbt sowie lästige Härchen entfernt. Da klappern die Teetassen, es wird geschnattert und Süßes genascht oder opulent gespeist. Wenn ein rituelles Brautbad stattfindet, bei dem die junge Frau für ihre Hochzeit schön gemacht wird, geht es besonders hoch her. Traditionell dient das Bad auch der Vorbereitung auf das Trauungszeremoniell und die geschlechtliche Vereinigung. Wie auch immer: Am Ende ist die Haut »glatt und weich wie Alabaster, duftend wie eine Rose«.[25]

Besonders sehenswerte europäische Hammams finden sich in Paris und Istanbul. Berühmt für die Schönheit seiner Architektur ist das Dampfbad im Budapester Gellert-Hotel. Eines der schönsten deutschen Dampfbäder befindet sich im Müllerschen Volksbad in München. Auch in der Fremde mögen Marokkanerinnen, Tunesierinnen, Algerierinnen und Türkinnen nur ungern auf ihr traditionelles arabisches Schwitzbad verzichten. Es lohnt sich deshalb herauszufinden, ob es nicht auch in Ihrer Stadt ein solches Bad gibt, das vielleicht von den türkischen Mitbürgern eingerichtet wurde und auch Ihnen zugänglich ist. Viele unserer alten Bäder werden heute einer Verjüngungskur unterzogen und um

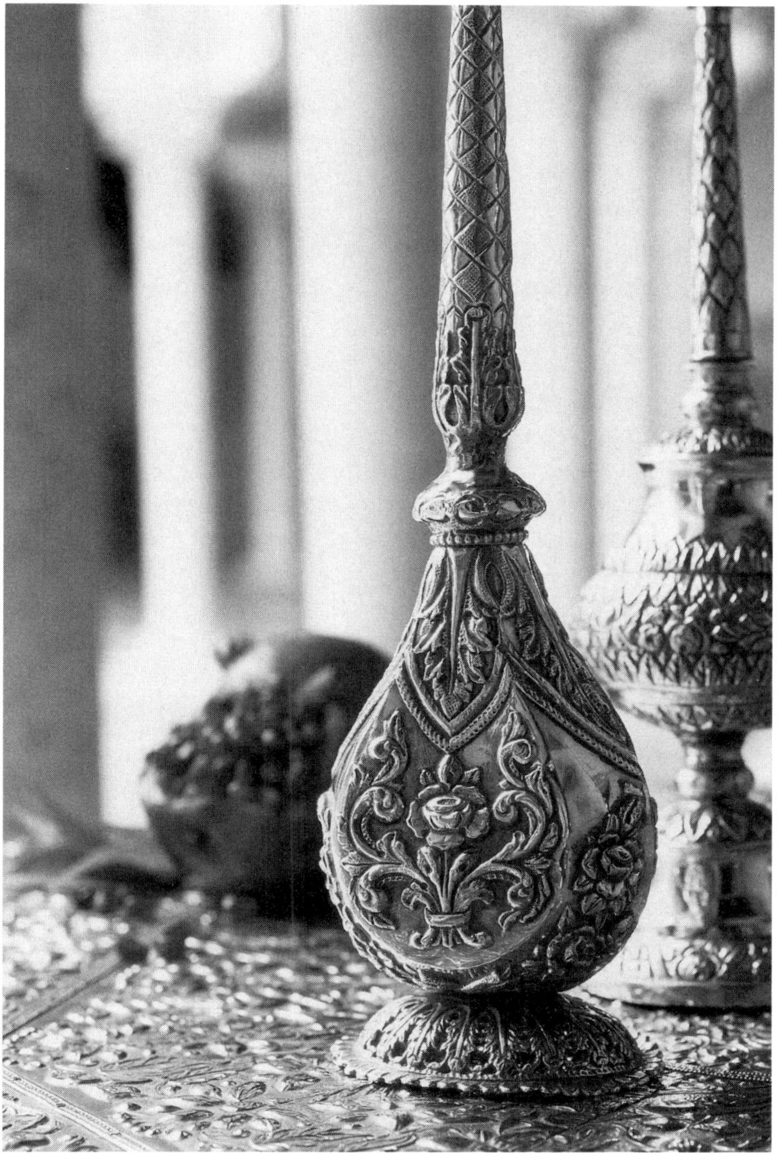

Hammamelemente erweitert. In einigen Kurbädern gibt es bereits Hammams und große Dampfbäder.

Nicht jedes Dampfbad beruft sich auf die orientalische Tradition. Auch die Römer und die Iren kannten schon früh die Wohltat des heißen Dampfes für Körper und Seele. Der Unterschied der einzelnen Methoden liegt in den Temperaturen: Römisch-irisch schwitzt man bei etwa fünfundfünfzig, orientalisch bei bis zu 50 °C. Bei den Dampfsaunen für zu Hause können Sie selbst die Temperatur bestimmen.

Dampf macht rundum schön

Feuchte Wärme beruhigt angespannte Nerven, löst verkrampfte Muskeln, lindert rheumatische Beschwerden und reinigt die Haut porentief. Da im Hammam die Körpertemperatur um etwa ein Grad ansteigt, wird das Immunsystem angeregt. Regelmäßige Badegänge machen widerstandsfähiger gegen Erkältungen und Infektionen. Wie bei der Sauna sollte man auf das Dampfbad verzichten, wenn man akut erkältet ist. Wer Herzprobleme hat, muss sich auf alle Fälle vorher mit dem Arzt besprechen.

Für Dampfbad- und Saunaneulinge gilt die einfache Regel: Das Dampfbaden und Saunen ist kein Leistungssport. Sie sollten die einzelnen Schritte und die Dauer des Aufenthalts in den Schwitzräumen von Ihrem eigenen Wohlbefinden abhängig machen. Ein finnisches Sprichwort lautet: »Solange dich deine Füße in die Sauna tragen, tragen sie dich auch wieder hinaus.« Vor dem ersten Saunagang – das ist ein Unterschied zum Hammam – steht eine gründliche Reinigung;

denn es schwitzt sich besser, wenn die Poren schon leicht geöffnet sind.

Sind Sie sehr gestresst, versuchen Sie unbedingt vor dem ersten Gang, zur Ruhe zu kommen. Einer der wesentlichen Faktoren ist nämlich auch das Nichtstun und das Ungestörtsein. Moderne Geräte wie Handys sollten verbannt und der Zwang zur ständigen Aktivität, dem gerade Frauen häufig unterliegen, abgelegt werden. Wir reden zwar von Entspannung, doch was uns eher an- und umtreibt, ist die pausenlose Beschäftigung mit irgendwelchen Tätigkeiten.

Ständige Anspannung – die auch bei so manchen Freizeitaktivitäten entsteht – verbraucht eine Menge körpereigener Vitalstoffe, schwächt die Abwehrkräfte, verringert die geistige Leistungsfähigkeit und lässt Sie früher altern. Das Gehirn braucht nämlich auch im Wachzustand immer Ruhephasen, in denen es die gewonnenen Eindrücke verarbeiten kann. Das Plätschern des Wassers, die gedämpfte Ruhe im Bad, das beruhigende Gemurmel im Ruheraum, das »Abschlaffen« nach den Schwitzgängen – all dies trägt dazu bei, den Alltag zu vergessen. Beim Nichtstun, Faulenzen und Herumtrödeln ordnen sich die Gedanken, die Muskeln entspannen sich, Stresshormone werden ab- und neue Reserven aufgebaut.

Die Ruhe spüren

Der beste Weg zu orientalischer Gelassenheit ist Stille. Hier eine kleine Einstimmungsübung: Schultern ausschütteln. Einmal tief ausatmen und sich dabei eine sanft sprudelnde Wasserquelle vorstellen. Wer das Glück hat, sich in einem echten Hammam zu befinden, sollte sich in die Nähe des Quellbrünnleins begeben und seinem Plätschern lauschen. Innere Unruhe und belastende Gedanken werden von dieser Quelle angezogen, sammeln sich dort und versickern allmählich im Grund. Während das Wasser Ihre Sorgen und die Unruhe aufnimmt, tief und ruhig atmen. Wer sich täglich für eine Weile in diese reale oder mentale Oase begibt, wird bald eine Veränderung in seinem Zeitgefühl bemerken und spüren, wie in seinen Körper eine tiefe Ruhe einkehrt.

Auch das ist Orient: Wer tagsüber viel arbeitet, braucht mittags eine Verschnaufpause. Ein kurzer Schlaf erfrischt und fördert die Konzentration. Im Gegensatz zu unseren südlichen Nachbarn und den arabischen Ländern fällt es uns schwer, mittags kurz auszuspannen. Wer einen Mittagsschlaf hält, wird milde belächelt oder für wenig leistungsfähig gehalten. Dabei haben französische Forscher herausgefunden, dass die Siesta uns nicht nur verbrauchte Energie zurückbringt und optimistischer stimmt, sondern uns auch freundlicher und ausgeglichener macht und die gute Laune fördert.

Das Haus der glücklichen Frauen Eier, Datteln und andere kleine Geheimnisse

Die wichtigsten Zutaten wie Eier, Honig, Milch, Henna, Ton und alle möglichen Sorten von Ölen standen in großen Glaskrügen auf dem marmornen Brunnenrand. […] Es gab drei Schönheitsteams: Das erste konzentrierte sich auf Haarkuren, das zweite auf die Zubereitung von Henna und das dritte auf Hautmasken und Düfte. Jedes Team besaß seinen eigenen *kanouns*, kleine Holzkohleöfen, und einen niedrigen Tisch, der mit einer beeindruckenden Vielfalt verschiedener Sorten Erde und anderer natürlicher Färbemittel wie getrockneter Granatapfelrinde, Nussschalen, Safran und allen möglichen Arten duftender Kräuter und Blumen wie Myrte, getrockneten Rosen und Orangenblüten bedeckt war … Exotische Düfte wie Moschus und Ambra lagen in hübschen Muscheln bereit, die man zum weiteren Schutz noch in Kristallbehälter gebettet hatte. […]

Einige der magischsten Pasten überhaupt waren die, für die Henna gebraucht wurde. Die Hennaexpertinnen mussten wenigstens drei verschiedene Mixturen bereithalten, um alle am Hof zufrieden zu stellen. Für diejenigen, die starke flammendrote Strähnen wollten, wurde Henna mit einem kochenden Saft aus Granatapfelkernen und einer Prise Karmin verdünnt. Für die Frauen, die dunklere Töne wünschten, musste Henna mit einem warmen Saft aus Walnussschalen verdünnt werden. Für die Frauen schließlich, die ihr Haar lediglich ein wenig kräftigen wollten, wirkte es wahre Wunder, wenn man Henna mit Tabak mischte. Schließlich gab es noch Frauen, die ihr Haar einer Feuchtigkeitskur unterziehen sollten. Für diese Gruppe wurde Henna zu einer dünnen Creme verarbeitet und mit Olivenöl geknetet – noch besser war Argan- oder Mandelöl – und dann in die Kopfhaut einmassiert.

[…] Das traditionelle *hammam*-Ritual schloss ein »Vorher«-, ein »Während«- und ein »Danach«-Stadium ein. Das »Vorher« fand im Hof statt, und dort machte man sich auch möglichst hässlich, indem man Gesicht und Haar mit all diesen unkleidsamen Mixturen bedeckte. Das zweite Stadium fand natürlich im *hammam* selbst statt, ganz in der Nähe unseres Hauses. Dort entkleidete man sich und betrat nacheinander drei kokonartige Kammern, in denen eine dampfende Hitze herrschte … In dem »Danach«-Stadium trat man aus dem nebligen *hammam* hinaus in den Hof, wo man sich, eingehüllt in seine Handtücher, eine Weile ausruhen konnte, bevor man saubere Kleider anzog … Tatsächlich liebte ich dieses dritte Stadium des Rituals am meisten, nicht nur, weil ich mich wie neugeboren fühlte, sondern auch, weil unter Tante Habibas Aufsicht

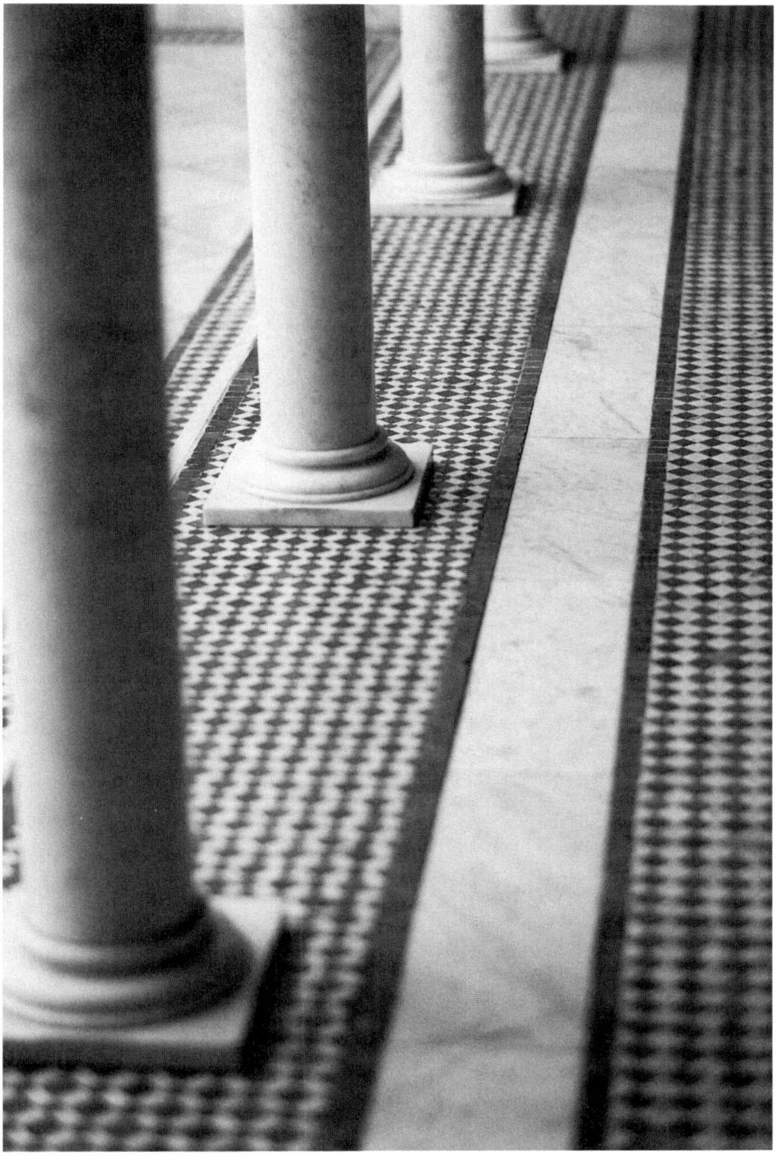

Saft serviert wurde, meist aus Orangen oder Mandeln, manchmal aber auch aus Nüssen oder Datteln. [...] Während einer bestimmten Zeit im Jahr gab es ein seltenes, himmlisches Getränk namens *zeri'a* (wörtlich »die Kerne«). Auch hier sorgte Tante Habiba mit strenger Hand dafür, dass jeder seinen Anteil bekam. *Zeri'a* wurde aus Melonenkernen gemacht. Diese Kerne wurden gewaschen, getrocknet und dann für den ganz besonderen Zweck, *hammam*-Getränke daraus zu machen, in Glaskrügen aufbewahrt. Aus einem Grund, der mir bis heute unbekannt ist, wurde dieses wunderbare Getränk nirgendwo anders als im *hammam* serviert. Die Kerne mussten ziemlich schnell verbraucht werden, was bedeutete, dass man nur während der Melonensaison *zeri'a* bekam, also nur wenige Wochen im Jahr. Die Kerne wurden zerdrückt und mit nicht entrahmter Milch gemischt, dazu kamen dann ein paar Tropfen Orangenblütenwasser und eine Prise Zimt.

... Die Magie der *hammam*-Schönheitsbehandlungen und des *hammam*-Rituals lag nicht nur darin, dass man sich wie neugeboren fühlte, genauso wichtig war, dass man das Gefühl hatte, selbst die Urheberin dieser Wiedergeburt zu sein. »Die Schönheit liegt in dir, du musst sie lediglich nach außen bringen«, pflegte Tante Habiba zu sagen, wenn sie am Morgen nach dem *hammam* wie eine Königin in ihrem Zimmer posierte.[26]

1001-Nacht-Rezepte für die Badewanne

Wenn Sie keine Möglichkeit haben, in der Nähe einen Hammam, ein Thermalbad oder eine Badeanstalt mit Sauna oder Dampfsauna zu besuchen, können Sie Ihr Badezimmer in einen Kleinsthammam verwandeln. Das Wichtigste für den Luxuspool haben Sie bereits: sich selbst!

- Stecken Sie das Telefon aus, schalten Sie Ihr Handy ab, ebenso den Anrufbeantworter und das Faxgerät. Vielleicht stellen Sie auch die Hausklingel ab! Sie müssen nicht immer erreichbar sein!
- Zünden Sie sich Duftkerzen im Badezimmer an. Es gibt sie inzwischen fast überall zu kaufen, in allen Duftrichtungen und Farben und für jeden Geldbeutel.
- Besorgen Sie sich Blumen zur Dekoration. Am schönsten und »orientalischsten« sehen Rosensträuße aus. Wer es sich leisten kann, verstreut Rosenblätter im Badezimmer, zumindest aber im Badewasser.
- Dekorieren Sie Ihr Badezimmer mit orientalisch anmutenden Seiden- oder anderen Stoffen. Sie können sie preiswert im Kaufhaus oder etwas teurer in speziellen Einrichtungsläden erstehen. Achten Sie darauf, dass Ihre Stoffdeko nicht in die Nähe der brennenden Kerzen gelangt.
- Schalten Sie das Licht aus oder schrauben Sie rote und orangefarbene Strahler in Ihre Lampen.

- Besorgen Sie sich orientalische Musik, die leise im Hintergrund spielt. Sie können aber auch Wassermusik oder Sphärenklänge auswählen.
- Stellen Sie sich frische Früchte, eine Kanne mit Ihrem Lieblingstee oder vielleicht auch ein Gläschen Champagner an die Wanne.
- Im Bad sollte es angenehm warm sein, damit Sie sich rundum wohl fühlen.
- Flauschige Handtücher in Violett, Orange und Rot geben ein zusätzliches Flair und nehmen Öl- und Packungsreste nicht übel.
- Für die Zeit nach dem Bad sollten Sie sich einen schönen Kaftan leisten, zumindest aber einen hübschen, molligen Bademantel.
- Dann brauchen Sie noch einen Luffaschwamm oder Massagehandschuh.

Und nun kann es losgehen: Suchen Sie sich einen Badezusatz aus. Mischen Sie sich aus Duftölen Ihre Lieblingsmixtur, oder verwenden Sie eine der nachfolgenden orientalischen Bademischungen. Bereiten Sie alles vor, legen Sie die Kassette ein, zünden Sie die Kerzen an, lassen Sie das Badewasser einlaufen. Verlassen Sie kurz den Raum und versuchen Sie sich draußen auf Ihren persönlichen Hammam einzustimmen. Sie wollen sich jetzt etwas Gutes tun und sollten sich völlig darauf konzentrieren. Sie haben Zeit genug. Das Gefühl, keine Zeit zu haben, entspringt meist dem inneren Druck, hat aber wenig mit der realen Zeit, die Sie sich gönnen, zu tun. Atmen

Sie tief durch und lassen Sie den Alltag hinter sich. In diesen ein oder zwei Stunden bricht die Welt nicht zusammen, bekommt Ihr Partner keine Lebenskrise, entwickeln die Kinder kein Vernachlässigungssyndrom oder wird Ihr Chef Ihnen keine Abmahnung schicken. Es ist *Ihre* Zeit.

Noch ein paar SPA-Regeln (*spa* ist altrömischen Ursprungs und heißt wahrscheinlich *solace per aqua*, was so viel bedeutet wie »Gesundheit durch Wasser«) sollten Sie Ihrer »Läuterung« zuliebe beherzigen:

- Treten Sie in Ihr Badezimmer ein, als wäre es ein fremder Ort. Öffnen Sie sich mit allen Sinnen: Nehmen Sie die Düfte wahr, die Musik, das Licht der Kerzen, die Farben von Seide und Handtüchern.
- Sagen Sie sich jetzt, dass Sie sich etwas Gutes tun wollen. Vor allem: kein schlechtes Gewissen! Sie haben es sich tausendundeinmal verdient!
- Versuchen Sie nach und nach, alle Muskelpartien zu entspannen. Wenn Sie plötzlich an ein Problem denken, etwa an die Einkaufsliste, den Elternabend, die Konferenz, das neue Konzept oder finanzielle Transaktionen, nehmen Sie das zur Kenntnis, aber denken Sie nicht weiter darüber nach. Schieben Sie es einfach beiseite – nachher ist für solche Dinge immer noch Zeit genug. Atmen Sie tief durch und achten Sie auf den Duft der Kräuter.
- Fangen Sie mit einer gründlichen Ganzkörpermassage an; damit schrubben Sie sich wie im Hammam alle alten Hautpartikel ab. Sie beginnen gewissermaßen Ihre Häutung.
- Dann geht es hinein in die Wanne.

- Nehmen Sie sich anschließend die Zeit, warm eingekuschelt zu ruhen – egal, ob auf dem Sofa, vor dem Kamin, auf oder im Bett. Schließen Sie die Augen und nehmen Sie bewusst Ihr neues Körpergefühl wahr. Ein wohl schmeckender Tee rundet den Genuss ab. Nichts tun, nichts denken, nichts sein wollen …

IN KRÄUTERN UND ÄTHERISCHEN ÖLEN RICHTIG BADEN

Wenn Sie sich für ein ätherisches Öl oder eine Mischung aus mehreren entschieden haben, nehmen Sie nie mehr als einige Tropfen Öl für ein Vollbad. Verrühren Sie das ätherische Öl in einem Becher Sahne, etwas Vollmilch, Honig, Mandel- oder Kokosöl. Verwenden Sie die Öle nie unverdünnt.

Für ein Bad mit Kräutern nehmen Sie ein bis zwei Handvoll getrocknetes Kraut und gießen Sie zwei Liter kochendes Wasser darüber. Etwa 15 Minuten ziehen lassen, abseihen und ins Badewasser schütten.

Baden Sie nicht länger als 20 Minuten bei 37 bis 39 °C, sonst sackt Ihr Kreislauf ab.

Planen Sie den Einbau einer Sauna in Ihrer Wohnung oder Ihrem Haus?

Es gibt Saunaöfen, die einen Einsatz für eine Dampf- und Kräutersauna besitzen. Sie sind zwar nicht ganz billig, bieten aber den Luxus, dass man die Wahl hat zwischen Sauna, Kräuterdampf und Dampfsauna.

Kräuter und ätherische Öle für die Wanne

- *Rosmarin, Fichtennadel:* anregend
- *Bergamotte:* hebt die Stimmung, beruhigt die Haut
- *Geranie:* belebt, muntert auf, macht trockene Haut zart
- *Melisse, Baldrian, Hopfen:* beruhigend, schlaffördernd, ausgleichend
- *Lavendel, Rose:* harmonisierend, frischen den Energiepegel auf
- *Wacholder:* lockert die Muskeln
- *Kamille, Rose, Wildrose:* hautpflegend und -beruhigend
- *Eukalyptus, Fichtennadel, Thymian:* erleichtern die Atmung
- *Mandelöl:* mildes Basisöl, für jeden Hauttyp geeignet
- *Minze, Eukalyptus, Zitrone:* kitzeln Ihr Gehirn wach
- *Myrrhe:* pflegt die Haut, fördert die Wundheilung, soll einen verjüngenden Effekt haben
- *Helmkraut:* entspannt, stärkt die Nerven, entkrampft
- *Jasmin:* beruhigt die Nerven, regt die Liebeslust an
- *Lindenblüte:* lindert nervöse Anspannung
- *Orange:* stärkt die Nerven, fördert die Durchblutung
- *Passionsblume:* ausgleichend
- *Patschuli:* anregend, antiseptisch

Kleopatras legendäre Badezusätze

ZAUBERELIXIER MILCH

Kleopatra badete gern in Eselsmilch, so die Legende. Lange Zeit hielt man das für die Marotte einer kapriziösen Frau. Doch wie Recht sie mit ihrer Vorliebe hatte, bestätigten jetzt sogar die Wissenschaftler in den High-Tech-Labors der Kosmetikfirmen. Sie fanden so genannte Wachstumsfaktoren in der Milch, die die Hautzellen dazu anregen, sich öfter zu teilen. Das erhält die Haut jung und frisch. Und so entstand eine neue Generation von Milchpflegeprodukten für die Haut.

Aber auch gewöhnliche Milch aus der Flasche oder dem Karton pflegt und schützt die Haut: Milchfett erhält ihren Schutzmantel, Milcheiweiß beruhigt und glättet trockene Haut, Milchsäure bindet Feuchtigkeit und wirkt wie ein Peeling. Vitamine und Mineralstoffe regen den Stoffwechsel an. Pro Vollbad braucht man bis zu zwei Liter Milch.

Naturkosmetikhersteller hingegen verwenden Milch und Molke mehr oder weniger in ihrem Urzustand und nicht in isolierten Einzelteilen. Milch könne sonst nicht ihre ganzheitliche Wirkung entfalten, sagen sie. Sie bieten ein umfangreiches Pflegeprogramm meist ohne Konservierungsstoffe mit Frischmolke, Ziegenmilch, Milch- und Molkepulver an. Es reicht von der Handcreme über Reinigungsmilch und Deo bis hin zum Lippenstift.

Sie können auch Molke aus dem Reformhaus ins Badewasser rühren. Alternativ: fünf Esslöffel reines Trink-Molkepulver. Molke schützt den natürlichen Säuremantel der Haut und stärkt seine Abwehrkräfte.

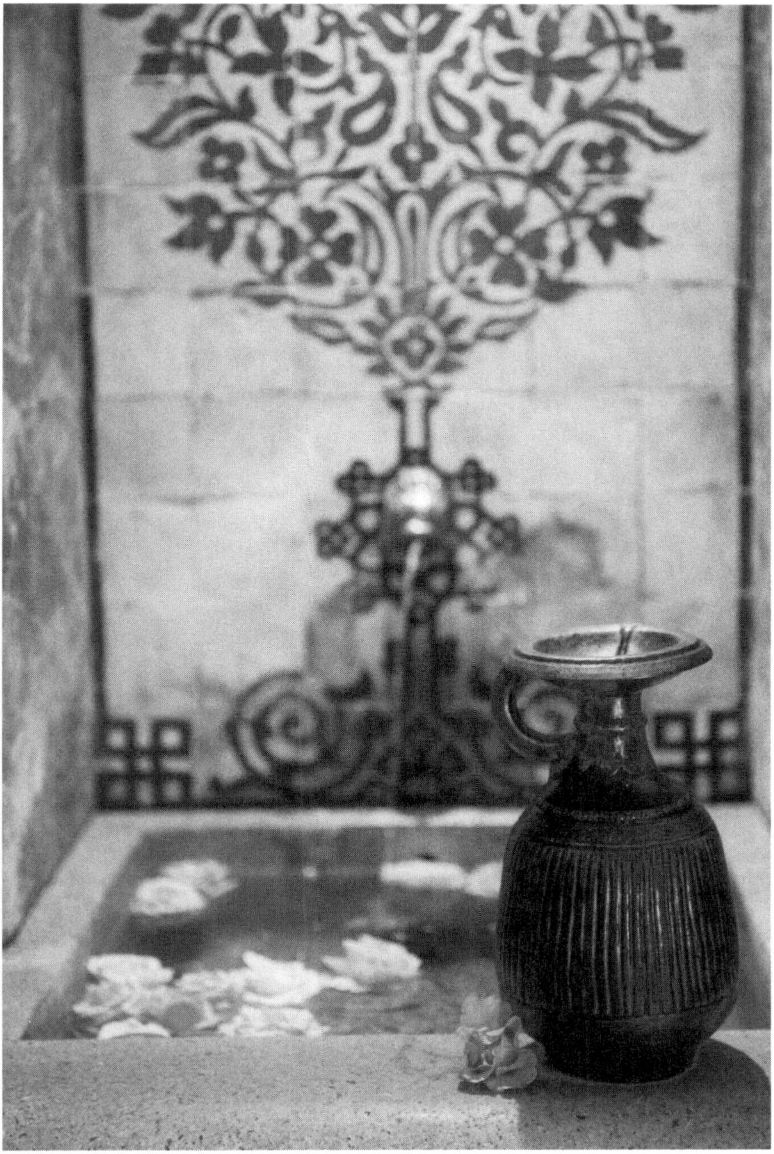

Als Zusatz zum Molkebad empfiehlt sich bei unreiner Haut Thymian, denn er enthält entzündungshemmende Wirkstoffe und desinfiziert die Haut. Besorgen Sie sich in der Apotheke 100 Gramm Thymianextrakt. Kochen Sie diesen in einem Liter Wasser auf, lassen Sie ihn zehn Minuten ziehen und gießen Sie ihn durch ein Tuch ins Badewasser mit der Molke. Nach zwanzig Minuten geht's wieder raus aus der Wanne.

Stutenmilch – als Granulat oder Badezusatz mit Milchkonzentrat –, ein altes Schönheitsmittel, ist heute ebenfalls wieder gefragt. Sie soll besonders gut für empfindliche Haut sein und Neurodermitis lindern. Ein solches Milchbad ist seifenfrei und reinigt deshalb mild.

Orientalische Badekräuter und -öle

Kräuter und Duftöle waren bei Kleopatra ebenfalls sehr beliebt. Sie benutzte sie – wie wir schon gehört haben – auf verschwenderische Weise. Die Aromen und Düfte aus Tausendundeiner Nacht bereicherten auch ihre Badezeremonien.

Aufgrund ihrer fettlöslichen Eigenschaften werden Kräuter und deren ätherische Öle über Haut und Schleimhäute vom Körper aufgenommen. So gelangen sie rasch über das Blut ins Gewebe der einzelnen Organe. Zudem wirken sie auch über unseren Geruchssinn und beeinflussen damit unsere Stimmung. Jedes Kraut, jedes Öl hat – wie erwähnt – seinen eigenen Duft und seine ganz spezielle Wirkung. Sie sollten immer das Öl oder Kraut auswählen, das Sie in Ihrer derzeitigen Verfassung am liebsten riechen. Geben Sie einen Löffel Sesam- oder Mandelöl als Basis ins Wasser, oder mi-

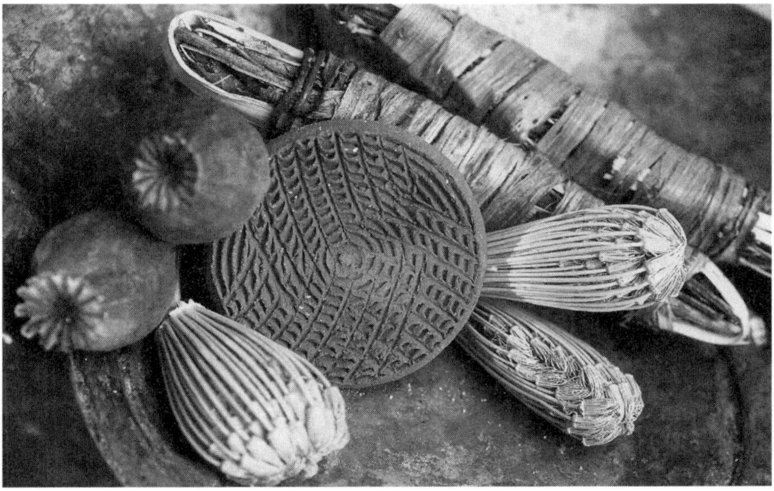

schen Sie es vorher mit dem Öl Ihrer Wahl. Die duftenden Kräuter entfalten ihre Wirkung nicht nur über die Haut, sondern auch über die Atemwege. Deshalb immer tief durchatmen. Ein Luftsprudelbad verstärkt die Wirkung der Kräuter noch.

Zum Baden eignen sich die Öle folgender orientalischer Kräuter, Blüten und Gewürze besonders gut:

- *Anregend und durchblutungsfördernd:* Arnika, Engelwurz, Kampfer, Lorbeer, Muskatnuss, Rosmarin, Wacholder
- *Beruhigend und entspannend:* Fenchel, Majoran, Melisse, Sandelholz
- *Schlaffördernd:* Lavendel, Neroli
- *Bei Migräne:* Basilikum, Lavendel, Orange
- *Bei Stress und Sorgen:* Geranie, Kamille, Lavendel, Rose

- *Bei Erschöpfung:* Sandelholz, Wacholder, Ylang Ylang
- *Bei Erkältungen:* Salbei, Thymian
- *Hautglättend:* Malve, Rose

1001-Nacht-Rezepte für das Badewasser

Auch die Liebeslust wird durch die Körperpflege und Sinnlichkeit des Hammam geweckt. Hier einige Rezepte:

DAS 1001-NACHT-BAD

50 g Rosenblätter
20 g Pfefferminzblätter
3 Tropfen Rosenöl oder Rosengeraniumöl
3–4 EL Honig

Die getrockneten Pflanzenteile in ein Säckchen geben und zubinden. In der Badewanne mit etwas kochend heißem Wasser übergießen. Das Rosenöl mit dem Bienenhonig verrühren und zu dem Badewasser geben. Das Bad wirkt lindernd und beruhigend und entspannt die Muskeln.

BADEN IN MILCH UND ROSEN

4–5 EL Sahne
3–5 Tropfen Rosenöl

Die beiden Zutaten in ein Schälchen geben und gut miteinander verrühren. Das Öl braucht die Sahne, um sich richtig entfalten zu können. Dann langsam in das warme Badewasser tröpfeln lassen.

SINNLICHE MISCHUNG

4 Tropfen Bergamottöl
2 Tropfen Bayöl
1 Tropfen Ylang Ylang
3 Tropfen Rosenöl
1 Becher Sahne

Öle mit der Sahne verrühren und ins Wasser tröpfeln lassen.

BADEN WIE DIE KÖNIGIN VON SABA

½ l Milch
¼ l Sahne
3–4 EL flüssiger Honig
einige Tropfen eines Ihrer ätherischen Lieblingsöle

Alles miteinander verrühren, bis sich der Honig gut aufgelöst hat; die duftende Mischung in das warme Badewasser geben.

PHARAOS BADEMISCHUNG

Sie können das oben genannte Rezept durch eine Mischung ätherischer Öle bereichern, zum Beispiel:

5 Tropfen Sandelholzöl
5 Tropfen Bergamottöl
2 Tropfen Kardamomöl
5 Tropfen Geraniumöl
2 Tropfen Korianderöl
1 Tropfen Pfefferöl

Als Krönung streuen Sie zwei bis drei Handvoll Rosenblätter auf das Wasser.

SCHÖNE HAUT DURCH MILCH, SALZ UND HONIG

1 Handvoll Salz vom Toten Meer
1 Tasse Bienenhonig
1 l warme Milch
½ TL Weizenkeimöl

Geben Sie das Salz ins warme Badewasser. Dann lösen Sie den Honig in der Milch auf, fügen das Weizenkeimöl hinzu und vermengen es mit dem Badewasser. Das macht die Haut weich und widerstandsfähig zugleich.

BUTTERMILCHBAD FÜR ZARTE HAUT

Geben Sie drei Liter Buttermilch ins Badewasser. Ölen Sie sich mit Weizenkeimöl ein und steigen Sie so ins Wasser. Danach möglichst kalt duschen. Macht die Haut streichelzart.

KRÄUTERVARIANTE

Zusätzlich zur Buttermilch können Sie einen Kräuterzusatz ins Badewasser geben: Brühen Sie einen Melissentee auf; nehmen Sie dazu 100 Gramm Kraut auf einen Liter Wasser und lassen Sie den Sud zehn Minuten ziehen. Durch ein Tuch ins Badewasser gießen. Der Melissenzusatz beruhigt und wirkt reizlindernd, trockene Haut erholt sich zusehends.

KÖNIGIN-DER-NACHT-BAD

½ Tasse Orangenschalen
1 Tasse Lavendelblüten
je ¼ Tasse Thymian, Rosmarin, Salbei, getrocknete Rosen- und Pfefferminzblätter sowie ein paar zerstoßene Nelken

Alles gut mischen und in eine Dose füllen. Für ein Wannenbad ein Viertel dieser Mischung aufkochen, ziehen lassen und in die Badewanne gießen.

HAMMAM SPEZIAL

20 g Seifenflocken
6 Tropfen Eukalyptusöl
4 Tropfen Lavendelöl
4 Tropfen Rosmarinöl

Flocken im Badewasser auflösen, dann die ätherischen Öle hinzufügen.

Magische Öle für die Zärtlichkeit

Die Öle aus folgenden Pflanzen eignen sich besonders für sinnliche Badefreuden: Gewürznelke, Moschus, Muskatellersalbei, Muskatnuss, Narzisse, Orange, Patschuli, Petersilie, Pfeffer, Rose, Sandelholz, Sellerie, Tuberose, Weihrauch, Ylang Ylang, Zimt, Zistrose, Zitrone

GEWÜRZBAD FÜR ZWEI

2 Tropfen Rosenöl
2 Tropfen Vanilleöl
1 Tropfen Zimtöl
4 Tropfen Sandelholzöl
2 EL Mandelöl

Alle ätherischen Öle im Mandelöl auflösen, langsam ins Badewasser geben und dann mit dem Liebsten in die Wellen steigen.

ANTIKES ZITRONENBAD

Zitronen gelten im Orient als besonders wirksames Schönheitsmittel.

3 Zitronen in Scheiben
½ l kochendes Wasser
einige Tropfen Duftöl gelöst in Mandelöl

Die Zitronenscheiben werden mit dem kochenden Wasser übergossen. Sechs Stunden zugedeckt ziehen lassen. Durchsieben, Zitronenscheiben gut ausdrücken, Flüssigkeit in die Wanne gießen und mit warmem Badewasser auffüllen. Nach Belieben noch etwas Duftöl zugeben – etwa Geranium- oder Pomeranzenöl – und eintauchen.

Dieses Bad erfrischt und ist gut geeignet für unreine, leicht fettige Haut. Wissenschaftler fanden überdies heraus, dass Zitronenduft leistungsfähiger macht und Stresshormone hemmt.

GINSENGWURZELBAD

4 Stückchen Ginsengwurzel
1 l Wasser

Ginseng im Wasser aufkochen und köcheln lassen, bis sich die Menge auf ein Viertel reduziert hat. Abseihen und den Sud abgekühlt ins Badewasser geben. Mindestens 20 Minuten darin baden. Das macht die Haut streichelweich.

HAPPY-HOUR-BAD
Mit Farben und Düften können Sie Stimmungstiefs bekämpfen. Gönnen Sie sich einfach eine Viertelstunde in einem warmen Farbbad in Orange, Gelb oder Rot, in Grün oder Blau. Sie können sie fertig kaufen oder aber einfach Lebensmittelfarbe verwenden. Das Wasser soll die Schwingungsenergie der Farben übertragen und gelassen stimmen. Einige Tropfen ätherisches Öl steigern das Gefühl von Luxus, Vergnügen und Harmonie. Rosen-, Orangenblüten- oder Pomeranzenöl eignen sich dafür am besten.

- *Rot:* schenkt Lebensfreude und Lebenskraft
- *Orange:* fördert körperliche Energie und geistige Kraft
- *Gelb:* spendet geistige Vitalität und Wärme
- *Grün:* bringt Harmonie und Entspannung
- *Blau:* ist gut für Ruhe und Entspannung

Das Bad und seine Wirkung

Wenn Sie ein Bad nehmen, hat das besondere Auswirkungen auf Ihren Körper. Die Atmung wird gleichmäßiger, der Atem geht tiefer in den Körper hinein, der Blutdruck sinkt, die kleinen Äderchen erweitern sich; das Herz schlägt schneller, die Haut wird besser durchblutet und der Körper mit mehr Sauerstoff versorgt. Die Haut öffnet ihre Poren, und die Zusätze im Badewasser können über die Haut in den Körper eindringen. 34 bis 36 °C sind die richtige Badetemperatur. Wie voll die Wanne sein soll, hängt davon ab, wie fit Sie sind, denn Wasser übt Druck auf Ihren Körper aus und beschleunigt die Venentätigkeit, wirkt wie ein leichter Druckverband. Wenn Ihnen schwindlig wird, Wasser ablassen oder raus aus der Wanne! Übrigens: Einmal duschen pro Tag und einmal baden in der Woche reicht normalerweise aus. Alles andere strapaziert die Haut und bewirkt das Gegenteil von dem, was gewünscht wird.

Bestimmte Substanzen verstärken die Wirkung des Bades noch – das Salz aus dem Toten Meer oder eine Kräuter- und Ölmischung beispielsweise. Die Wirkstoffe bleiben auch nach dem Abtrocknen im Körper. Wer nach dem Bad noch etwas Zeit hat, sollte sich nass in ein großes Tuch wickeln oder einen Bademantel anziehen und für eine halbe Stunde gut zugedeckt ruhen. Danach braucht die Haut ein bisschen Fett und Feuchtigkeit. Gut eincremen oder einölen. Badetabletten mit gepressten Kristallen machen gute Laune, weil sie so schön blubbern und sprudeln. Sie sind überdies mit ätherischen Ölen – etwa Zitrone, Lavendel oder Rosmarin – versetzt. Eine Tablette pro Wanne ist ausreichend, denn sonst wird die Haut gereizt.

Badesalze mit pflegenden Zusätzen schonen die Haut. Für verspannte Muskeln nach dem Sport ist Badesalz mit Minze, Weidenextrakt oder Lavendel geeignet. Immer öfter gibt es Badesalze passend zu Parfümlinien. Der Duft verteilt sich über den ganzen Körper und hält besonders lange an.

DAS HEILSALZ VOM TOTEN MEER

Bei Erschöpfung, Infektionsanfälligkeit und Hautproblemen hilft ein Salzbad aus dem Toten Meer. Das mineralstoffreiche Salz ist in guten Drogeriemärkten, Reformhäusern und Apotheken erhältlich. Es lindert sogar Schuppenflechte und Neurodermitis. Für eine Vier-Wochen-Kur braucht man pro Bad etwa 150 Gramm Meersalz. Ausnahmsweise darf bis zu dreimal pro Woche gebadet werden. Das erste Bad sollte nicht wärmer als 36 °C sein und nicht länger als zehn Minuten dauern. Langsam bis auf zwanzig Minuten steigern. Die Haut quillt bei Salzbädern nicht so stark auf. Dadurch steigt die Temperatur etwas an, und die Muskeln entspannen sich besser. Ein Salzbad hilft auch bei Muskelkater. Zusammen mit Eukalyptusöl ist es bestens gegen eine drohende Erkältung geeignet. Salz nach dem Bad kurz abduschen!

Reinigende Schönheitszeremonien für das Badezimmer

KRÄUTERWICKEL

Vermischen Sie etwa 100 g getrocknete Kräuter: Kamille (antiseptisch), Zitronengras (entgiftend), Rosmarin (belebend), ein wenig gehackter Ingwer (ausgleichend) oder Pfefferminzblätter (durchblutungsfördernd). Die Kräuter werden in ein Mullsäckchen gefüllt, fest zugebunden und in einem großen Kochtopf mit mindestens fünf Liter kochendem Wasser übergossen; zwanzig Minuten ziehen lassen.

Nun legen Sie ein Badetuch in die Kräuterbrühe und lassen es fünf Minuten ziehen. Dann nehmen Sie das Handtuch mit Plastikhandschuhen (wegen der Temperatur) heraus, wringen es aus und wedeln es geöffnet kurz hin und her, damit Sie sich nicht verbrennen. Anschließend schlingen Sie es sich um den Körper – ganz so wie nach dem Baden. Ein zweites, trockenes Badetuch wickeln Sie darüber, dann hüllen Sie sich in einen Bademantel. Nun zwanzig Minuten bis eine halbe Stunde lang ruhen. Anschließend den Wickel entfernen und ein Glas frisches Wasser trinken. Noch einmal eine halbe Stunde ruhen. In den nächsten Stunden viel Flüssigkeit zu sich nehmen. Das entschlackt, entspannt und wirkt bei Bauchschmerzen.

BOHNENPEELING

Je eine halbe Tasse Vollkornreis und Azukibohnen (gibt es in Japan- und Bioläden oder Reformhäusern) mit Mörser oder Mühle fein mahlen, in einen Waschhandschuh füllen, anfeuchten. Mit der milchigen Flüssigkeit den ganzen Körper gründlich abrubbeln, dann ab in die Wanne, in die Sauna oder ins Dampfbad.

REINIGUNGSPASTE FÜR DAS GESICHT

Einen Teelöffel Honig mit einem gehäuften Esslöffel Reiskleie in der Hand vermischen. Mit sanft kreisenden Fingerbewegungen einmassieren. Gut abspülen.

KAMILLEN-HEILERDE-PEELING

Ein Peeling für den ganzen Körper ist eine Wohltat für gestresste Haut – auch nach einem Sonnenbad. Verrühren Sie Heilerde aus dem Reformhaus mit lauwarmem Kamillentee zu einem dünnen Brei und tragen Sie die Mischung auf Ihren Körper auf. Sie können dazu die Hände nehmen; bequemer geht es mit einem weichen Pinsel. Nach zwanzig Minuten mit reichlich Kamillentee abspülen und die Haut gut eincremen.

SALZ- UND MILCHPEELING FÜR RAUE STELLEN

Manchmal brauchen Ellbogen, Knie und Füße ein besonderes Peeling, damit sie glatt werden. Drei Esslöffel Salz vom Toten Meer mit zwei Esslöffeln Vollmilch zu einem Brei verrühren und die Stellen damit gründlich abrubbeln. Mit viel Wasser nachspülen und gut eincremen. Anfangs zwei- bis dreimal pro Woche, später nur noch alle vierzehn Tage.

GANZKÖRPERPACKUNG MIT SAHNEJOGHURT

Eine seidenzarte Haut erhält man durch eine Körpermaske aus zwei Bechern Sahnejoghurt (oder Joghurt mit einem Schuss Sahne), in den Sie zwei Teelöffel Weizenkeimöl und ein bis zwei Tropfen ätherisches Öl einrühren. Von Fuß bis Kopf auf dem Körper verteilen. Nach zehn Minuten lauwarm abduschen. Nur vorsichtig trocken tupfen, nicht rubbeln, sonst werden die pflegenden Stoffe mit entfernt.

DUFTÖLPACKUNG FÜR DIE FÜSSE

In ein warmes Fußbad je nach »Fußstimmung« fünf bis zehn Tropfen ätherisches Öl hineinträufeln: Lavendel und Rosmarin fördern die Durchblutung und machen munter, Fenchel bekämpft Fußgeruch. Nach dem Fußbad Füße kalt abduschen und mit einer großen Portion Creme verwöhnen.

SALZPACKUNG FÜR MÜDE FÜSSE

Zwanzig Esslöffel Salz vom Toten Meer mit einem Esslöffel Pomeranzenschalenöl mischen. Eine Handvoll davon in ein warmes Fußbad geben. Füße zehn Minuten baden, nicht abtrocknen. Dicke Wollsocken anziehen. So lange anbehalten, wie es angenehm ist.

Massageöle für süße Mußestunden

SINNLICHE MASSAGE MIT DER EROTIC-DREAM-MISCHUNG

50 ml Aprikosenkernöl
6 Tropfen Sandelholzöl
3 Tropfen Kardamomöl
1 Tropfen Muskatöl
6 Tropfen Bergamottöl
3 Tropfen Patschuliöl
1 Tropfen Vetiveröl

Alle Zutaten gut durchschütteln – und schon kann es losgehen. Für eine sinnliche Massage ist keine bestimmte Technik erforderlich; fangen Sie einfach an, den Rücken oder den Bauch des (der) Liebsten sanft einzuölen, und arbeiten Sie sich allmählich vorwärts. Erogene Zonen sind die Brüste (auch beim Mann), die Kniekehlen, die Pofalte, der Beckenrand, die Hüften, der Bauch, die Innenseiten der Oberschenkel, die gesamte Wirbelsäule, der Nacken, die Ohren, die Innenseiten der Oberarme, die Schultern und die vielen kleinen, ganz persönlichen und ganz geheimen Punkte. Versuchen Sie zu erspüren, was dem Partner gut tut.

EXOTISCHES GEWÜRZÖL

2 EL Sesamöl
2 Tropfen ätherisches Öl (z. B. Orange, Rose, Gewürznelke)

Erwärmen Sie das Sesamöl und geben Sie das Duftöl hinein. Massieren Sie nun den gesamten Körper vom Gesicht bis zu den Beinen mit sanft kreisenden Bewegungen. Hinterher mit warmem Wasser abduschen und – wenn möglich – eine Weile ruhen. Das macht die Haut zart, regt die Durchblutung an und ist Balsam für die Seele.

PARADIESISCHES DUFTÖL

8 Tropfen Sandelholzöl
3 Tropfen Vetiveröl
1 Tropfen Vanilleöl
5 Tropfen Patschuliöl
2 Tropfen Perubalsamöl
1 Tropfen Kardamomöl

Die Öle werden miteinander vermischt und sorgfältig in die Haut einmassiert. Dieses Massageöl duftet betörend und eignet sich zur Vorbereitung auf sinnliche Stunden.

Schaffen Sie sich Ruheinseln für Ihre Partnermassage

Möglicherweise müssen Sie sich an eine Partnermassage erst »mental« herantasten. Wenn Sie es als Paar nicht gewohnt sind, sich auf diese Weise zu berühren, kann es durchaus sein, dass es Ihnen zunächst etwas peinlich ist. Lassen Sie sich davon jedoch nicht abhalten. Sorgen Sie lieber dafür, dass Sie genügend Zeit haben und nicht gestört werden. Die Kinder werden am besten irgendwo anders untergebracht, Hausklingel, Fax, Anrufbeantworter und Handy sollten ausnahmsweise mal eine Auszeit nehmen. Unangenehme Gedanken und schlechte Gefühle: Bitte vor der Haustür »abparken«. Stimmen Sie sich mit einem gemeinsamen Bad und schöner besinnlicher Musik ein. Es sollte schön warm im Zimmer sein. Sinnvoll ist es, sich mit der Massage tageweise abzuwechseln. Denn oft ist der Massierte hinterher so wohlig entspannt und möchte vielleicht etwas schlafen, so dass es schade wäre, nun einen Rollentausch vorzunehmen.

Zehn Regeln für eine gelungene Massage

1 Haben Sie keine Angst, etwas falsch zu machen. Ihr Partner ist ja nicht aus Zuckerguss und wird Ihnen schon signalisieren, was ihm gut tut oder nicht gefällt. Viele massieren aus Furcht oder Unsicherheit nicht fest genug. Einen gewissen Druck braucht es aber schon, damit die Massage auch tiefere Schichten erreicht. Es ist durchaus möglich, einem Menschen bei einer Massage Verletzungen zuzufügen – etwa an den Nieren oder an der Wirbelsäule. Dazu braucht es noch nicht einmal viel Kraft. Doch normalerweise sind Sie durch Ihr eigenes Gespür davor geschützt. Wenn der erste Seufzer der Entspannung kommt und die Atemzüge tiefer und ruhiger werden, wissen Sie, dass Sie richtig liegen. Sie können streicheln, drücken, kneten – ganz wie Sie wollen. Hauptsache, die Massage fließt über den Körper des anderen.

2 Wählen Sie ein Öl aus, das Sie beide schon von seinem Duft her stimuliert und wohlig stimmt. Verwenden Sie am Anfang wenig Öl, sonst wird der Körper zu glitschig, und Sie können gar nicht richtig massieren, weil Sie auf der Haut hin

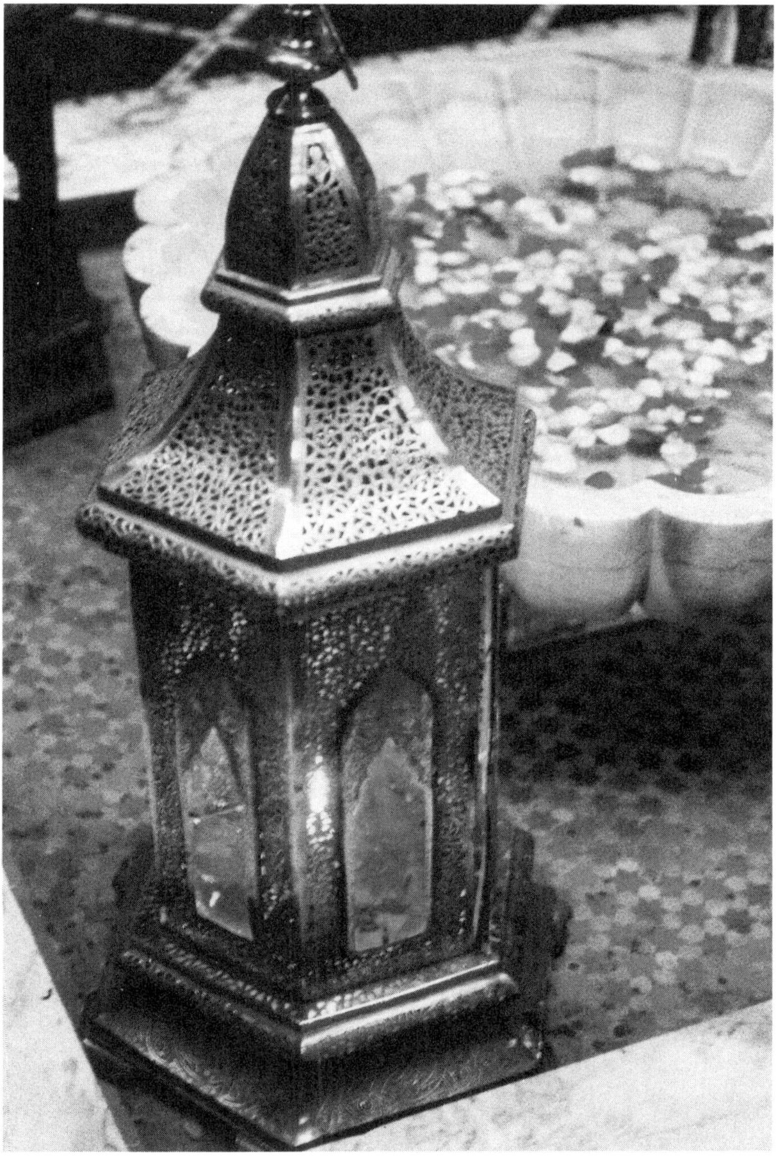

und her rutschen. Mit der Zeit bekommen Sie ein Gespür für die richtige Menge. Wärmen Sie Ihre Hände an, verreiben Sie etwas Öl zwischen den Handflächen und streichen Sie es auf einen der Füße. Beginnen Sie damit, die Zehen einzeln zu massieren, und arbeiten Sie sich über die Fersen hoch bis zu den Knöcheln. Nehmen Sie sich für jeden Fuß ausreichend Zeit. Die Füße sind ganz besonders sensibel, weil in der Fußsohle viele Nerven enden.

3 Wenn Sie Ihren Partner einmal berührt haben, sollten Sie während der ganzen Zeit Kontakt mit der Haut halten – auch wenn Sie Öl nachnehmen, den »Einsatzort« wechseln oder die Lage verändern. Denn schon sekundenkurzes Loslassen kann Frustrationsgefühle und Verlassenheitsängste auslösen. Denken Sie daran, dass sich der Partner Ihnen ganz ausliefert. Es entstehen dabei Ur-Gefühle, die denen eines Kleinkindes nicht unähnlich sind. Bis der Kopf dem »Bauch« gesagt hat, dass die Hand gleich wiederkommt, können die Angstgefühle schon längst aufgetreten sein. Dann ist jede weitere Massage wahrscheinlich wenig sinnvoll.

4 Wenn Ihr Partner auf dem Rücken liegt, knien Sie sich zwischen seine Beine und beginnen Sie mit den Handflächen über seine Waden zu streichen: Von den Fußgelenken nach oben bis zu den Knien und auf der Außenseite der Unterschenkel wieder zurück. Wiederholen Sie diese Streichbewegungen eine Minute lang und bitten Sie Ihren Partner, gleichzeitig mit Ihnen ein- und auszuatmen. Atmen Sie ein, wenn Ihre Hände aufwärts gehen, atmen Sie bei der Abwärtsbewegung aus.

5 Nun sind die Oberschenkel dran. Legen Sie beide Handflächen auf ein Knie und streichen Sie an der Innenseite des Schenkels hoch. An den Lenden bewegen sich Ihre Hände nach außen zur Hüfte, wandern anschließend an der Außenseite des Beins hinab bis zum Knie. Jetzt machen Sie es mit dem anderen Bein genauso.

6 Setzen Sie sich rechts oder links neben den Bauch. Eine Hand liegt oberhalb, die andere unterhalb des Bauchnabels. Lassen Sie nun beide Hände im Uhrzeigersinn rund um die Bauchmitte kreisen. Der Druck Ihrer Hände sollte bei jeder Wiederholung etwas leichter werden. Streichen Sie mit beiden Händen über die Brust, über die Schultern und Arme bis hin zu den Händen. Nehmen Sie sich dafür viel Zeit. Eine Gedenkminute für jeden Arm: Die Handflächen des Massierten schauen nach oben, Sie fahren mit dem Daumen drückend die Mittellinie des Unterarms hoch bis zu den Armbeugen. Dann geht es weiter bis zu den Schultern und an der Mittellinie des Außenarms wieder zurück.

7 Bitten Sie Ihren Partner nun, sich aufzusetzen. Bevor er sich auf den Bauch legt, kneten Sie Nacken und Schultern, massieren Sie auch die gesamte Kopfhaut.

8 Ihr Partner liegt nun auf dem Bauch. Sie knien zwischen den Beinen. Ertasten Sie mit der linken Hand das Steißbein und lassen Sie die Hand dort ruhen. Die rechte Hand liegt darüber wie ein Kreuz. Die Fingerspitzen zeigen in Richtung Kopf. Nun lassen Sie die rechte Hand die Wirbelsäule hoch gleiten, bis Sie den Schädel erreichen. Wiederholen Sie das

mehrmals. Die linke Hand bleibt dabei am Steiß. Nun knien Sie sich so an den Kopf, dass Ihre Knie den Scheitel berühren. Setzen Sie die Handflächen an den Schultern rechts und links der Wirbelsäule auf, die Fingerspitzen zeigen in Richtung Po. Nun streichen Sie in Richtung Steiß, dabei können Sie Ihr Körpergewicht nutzen, um etwas Druck auszuüben. Am Steiß gehen die Hände auseinander zu den Hüften, dann bewegen sie sich an der Außenseite wieder hoch zu den Achseln. Wiederholen Sie diese Bewegungen mehrmals.

9 Durch eine Massage können sich auch aufgestaute Gefühle lösen. Viele Frauen berichten, dass sie weinen müssen, wenn ihnen eine Massage besonders gut tut. Wenn der Massierte also heftige emotionale Regungen zeigt, ist dies ein Zeichen für besonderes Vertrauen. Denn in diesem geschützten Rahmen kann sie oder er loslassen, sich hingeben und fallen lassen. Massieren Sie einfach sanft weiter und sagen Sie nichts, warten Sie ab, ob der Partner sprechen möchte. Vermeiden Sie auf jeden Fall irgendwelche Floskeln nach dem Motto »Wird schon wieder« oder »Stell dich nicht so an«. Wenden Sie sich Ihrem Partner gedanklich emotional zu. Er sollte das Gefühl haben, dass er bei Ihnen jegliche Kontrolle abgeben kann, weil Sie auf ihn aufpassen – gerade wenn er Gefühle zulässt.

10 Eine Massage sollte immer mit einer Ausstreichung enden. Streichen Sie Ihren Partner mit den Fingerspitzen vom Kopf bis zu den Füßen ab, vergessen Sie die Arme nicht. Verabschieden Sie sich gewissermaßen von jedem Körperteil, auch von den Füßen und den Zehen. Am Ende verweilen Sie

noch ein wenig mit den Händen auf dem Körper. Nun nehmen Sie sie ganz sacht weg und wickeln den Partner sanft in eine warme Decke ein. Lassen Sie ihn ruhen, wenn er dies möchte.

Achtung: Bei Blutdruck- und Kreislaufproblemen, direkt nach Operationen, bei Gelenkproblemen, Bandscheibenvorfällen, Thrombosen, Knochenerkrankungen, psychischen Problemen, Nervenentzündungen und akuten Infekten sollten Sie keine Massagen vornehmen.

Der schöne Fischer

Es war einmal ein Fischer. Der hatte einen Sohn, schön wie eine Lichtkugel.

Der Fischer gab dieses Kind in die Schule, damit es lernen und ein tüchtiger Mensch werden sollte. Aber der Jüngling lernte nicht. Da sagte der arme Mann: »Er wird auch ein Fischer wie ich. Er wird nicht lernen.«

Er ließ seinem Sohne eine große Fischplatte machen und mit Litzen besetzte und geschmückte Kleidung nähen.

Der Jüngling erreichte ein Alter von fünfzehn, sechzehn Jahren. Seine Stimme war über alle Maßen schön. Er nahm die Fischplatte auf den Kopf und ging auf die Straße hinaus. Wenn er rief: »Fisch, frischer Fisch!«, lief jedermann zum Fenster und wollte den Jüngling sehen und seine Stimme hören.

Zeit kommt, Zeit vergeht, eines Tages ging der Jüngling am Palast des Padischah vorbei. Als er ruft: »Fisch, frischer Fisch!«, läuft die Sultana sofort zum Fenster. Sie verliebt sich in seine Stimme und in ihn selbst. Die Sultana befiehlt ihren Dienerinnen:

»Holt die Fische und legt dem Jüngling eine Handvoll Gold auf sein Tablett!«

Die Dienerinnen führen den Befehl der Sultana aus.

Voll Freude kommt der Jüngling nach Hause. Er gibt seinem Vater das Gold. Aber sein Vater freut sich gar nicht. Er sagt: »Das ist kein gutes Vorzeichen, mein Sohn. Aber was sollen wir machen?«
Ein, zwei Tage vergehen … Jeden Tag, wenn der Fischer an dem Palast vorbeigeht, schickt ihm die Sultana eine Handvoll Gold …
Schließlich ruft die Sultana den Jüngling eines Tages herein und lässt ihm ein Frauenkleid nähen. Er muss nun auch falsches Haar tragen. Die Sultana täuscht alle im Palast, indem sie sagt: »Ich habe eine neue Sklavin genommen.«
Die Sultana unterrichtet den Jüngling im Lesen und Schreiben und lässt ihn Laute spielen lernen. Sie macht einen vollkommenen Menschen aus ihm. Schließlich wird der Jüngling der Sultana würdig.
Eines Tages sagt das Mädchen zu dem Jüngling: »Ich werde dich heiraten.«
Doch der Jüngling entgegnet: »Gut, aber eines Tages wirst du dich dessen erinnern, dass ich Fischer war, und mir das vorhalten. Das kann ich nicht ertragen.«
Das Mädchen hingegen versichert: »Ich liebe dich. So etwas tue ich nicht.«
Der Jüngling stimmt schließlich zu […], und sie heiraten.
Eines Tages sagt der Jüngling zu dem Mädchen:

»Wenn du mir eines Tages vorwirfst, dass ich Fischer war, wird es mir die Sprache verschlagen, ich werde sprachlos sein und nicht mehr reden.«

Danach vergehen Jahre ... Sie verbringen eine Zeit voll Liebe, eine schöne Zeit. Als sich der schöne Fischer eines Tages mit dem Mädchen vergnügt, tut ihr der Bursche im Spaß etwas weh.

Da sagt das Mädchen: »Au, das ist keine Fischplatte! Du dachtest wohl, ich bin eine Fischplatte?«

Dies verschlägt dem Jüngling sofort die Sprache. Er kann nicht mehr sprechen, und das Mädchen bereut, was sie gesagt hat, aber geschehen ist geschehen ... Sie fällt dem Burschen zu Füßen, fleht und bettelt, aber obwohl sie auch sagt: »Es war ein Fehler, ich werde so etwas nicht wieder sagen«, ist es unmöglich, den Jüngling wieder zum Sprechen zu bringen.

In dieser Nacht legen sie sich schlafen. Früh am Morgen, als der Tag anbricht, steht der Jüngling auf. Alles, was er bei sich hat, lässt er liegen. Fast nackt, nur mit einem Hemd und einer Hose bekleidet, geht er hinaus.

Von Ferne naht ein Schiff. Der Jüngling macht ein Zeichen mit der Hand, und das Schiff legt an. Er gibt wieder durch ein Zeichen zu verstehen, dass er das Schiff besteigen möchte und als Bootsmann, nur um freie Verpflegung, dienen wolle.

[…] Die Sultana liebt ihren Mann sehr. Als der Jüngling gegangen ist, fällt sie von einer Ohnmacht in die andere, wird krank und legt sich ins Bett. Sie schreibt ihrem Vater einen Brief: »Mein lieber Vater! Ich habe meinen Mann erzürnt. Er hat mich verlassen. Ich werde ihn selbst suchen und finden. Erlaube es mir!«

Der Padischah sagt: »Gut!«

Das Mädchen lässt ein Schiff bauen, die Segel aus Atlas und die Masten aus Gold. Darinnen vierzig Schiffer und vierzig Mädchen, aber alle tragen Männerkleidung. Die Sultana fährt mit dem Schiff von einem Land zum andern.

[…] Eines Tages teilt man ihr mit: »Ja, auf einem Schiff gibt es einen Schiffer, der nicht sprechen kann. Er spielt sehr gut Laute … Er ist nach Ägypten gezogen.«

[…] Eines Tages kommen sie nach Ägypten. Da lässt das Mädchen das Schiff vor Anker gehen, und alle Bewohner von Ägypten eilen herbei, um das Schiff zu betrachten, denn es ist ein Schiff, wie sie es noch nicht gesehen haben. Sie benachrichtigen auch den Padischah: »Es ist ein Schiff gekommen, dessen Segel aus Atlas und dessen Masten aus Gold sind.«

Der Padischah macht sich auch auf und erscheint mit allen seinen Wesiren, um sich das Schiff anzuse-

hen. Sie nehmen den Padischah auf dem Schiff mit allen Ehren auf. Als er sich verabschiedet, lädt er seinerseits ein: »Geruhet, auch in unseren Palast zum Essen zu kommen!«
Das Mädchen geht in Männerkleidung wie ein Schiffer hin, und der Padischah weiß nicht, dass es ein Mädchen ist …
Schließlich tritt, als sie im Palast essen, eine Kapelle von Saitenspielern auf, und ein Vergnügen wird veranstaltet. Da sieht das Mädchen, dass der Jüngling hier unter den Spielern ist. Das Mädchen sagt zu dem Padischah: »Wie schön spielt dieser Jüngling Laute!«
Der Padischah erwidert: »Ja, er spielt sehr schön Laute, aber leider ist er stumm.«
Daraufhin sagt das Mädchen: »Nein, er ist nicht stumm!«
Der Padischah antwortet: »Er ist schon ein halbes Jahr in meinem Palast. Es gibt kein Mittel, er spricht nicht.«
Hierauf bittet das Mädchen: »Gebt mir den Jüngling für diese Nacht. Ich werde ihn zum Sprechen bringen. Wenn ich ihn nicht zum Sprechen bringe, so gebe ich Euch alle vierzig Schiffer, die ich auf meinem Schiff habe.«
Solch eine Abmachung treffen sie.
Da geben sie den Burschen für diese Nacht dem

Mädchen. Bis zum Morgen fleht das Mädchen und fällt ihm zu Füßen.

»Von wie weit bin ich gekommen! Ich habe für dich so viel Leid ertragen. Mach nicht, dass ich mich schämen muss, sprich!«, sagt sie.

Es ist unmöglich, der Jüngling redet nicht.

Es wird Morgen. Das Mädchen gesteht dem Padischah: »Ihr habt die Wette gewonnen, mein Padischah. Meine vierzig Schiffer gehören euch.«

[…] Dann bittet sie den Padischah: »Gebt mir den Jüngling auch diese Nacht! Wenn ich ihn heute nicht zum Reden bringe, soll mein Schiff Euer sein.« Auch diese Nacht fleht sie den Jüngling bis zum Morgen an und kann ihn wieder nicht zum Reden bringen.

Am nächsten Tag liefert sie ihr Schiff an den Padischah aus.

Es kommt die dritte Nacht. Das Mädchen sagt wieder zu dem Padischah: »Gebt mir den Jüngling auch diese Nacht! Wenn ich ihn nicht zum Sprechen bringen kann, besitze ich nichts mehr, was ich geben kann. Dann lasst mir den Kopf abhauen!«

Diesmal fleht der Padischah das Mädchen an: »Tu das nicht, mein Sohn! Lass dich nicht auf solch eine Wette ein, du bist doch noch jung!«

Obwohl er das sagt, beharrt das Mädchen auf sei-

nem Willen und sagt: »Entweder bringe ich ihn zum Sprechen, oder ich sterbe!«
Für diesen letzten Versuch treffen die beiden eine Vereinbarung: »Wenn ich den Jüngling zum Sprechen bringen kann, nehme ich mein Schiff und meine Sklaven zurück. Wenn ich ihn nicht zum Sprechen bringen kann, soll mein Kopf Euer sein.«
Nun fleht das Mädchen den Jüngling in dieser Nacht bis zum Morgen an: »Sieh einmal, ich werde sterben! Wie kannst du mich dem Tode ausliefern!« Sie fällt dem Jüngling zu Füßen. Aber es hat keinen Zweck, sie kann ihn nicht zum Reden bringen.
Es wird Morgen. Man errichtet auf dem Platz einen Galgen, und die Bevölkerung versammelt sich. Alle erscheinen bei dem Schauspiel, auch der Stumme befindet sich unter der Menge. Die Tochter des Padischah kommt und tritt unter den Galgen. Gerade als man ihr die Schlinge um den Hals legen will, ruft der Jüngling: »Halt, das ist keine Fischplatte, das ist der Kopf einer Sultana!« (Denn er hatte seinerzeit zu dem Mädchen gesagt: »Bis du stirbst, spreche ich nicht!«)
Dazu klatschen alle Beifall. Die Sultana nimmt ihre Sklaven, ihr Schiff und auch ihren Mann, und sie kehren in ihr Land zurück. Bis sie sterben, leben sie glücklich. […][27]

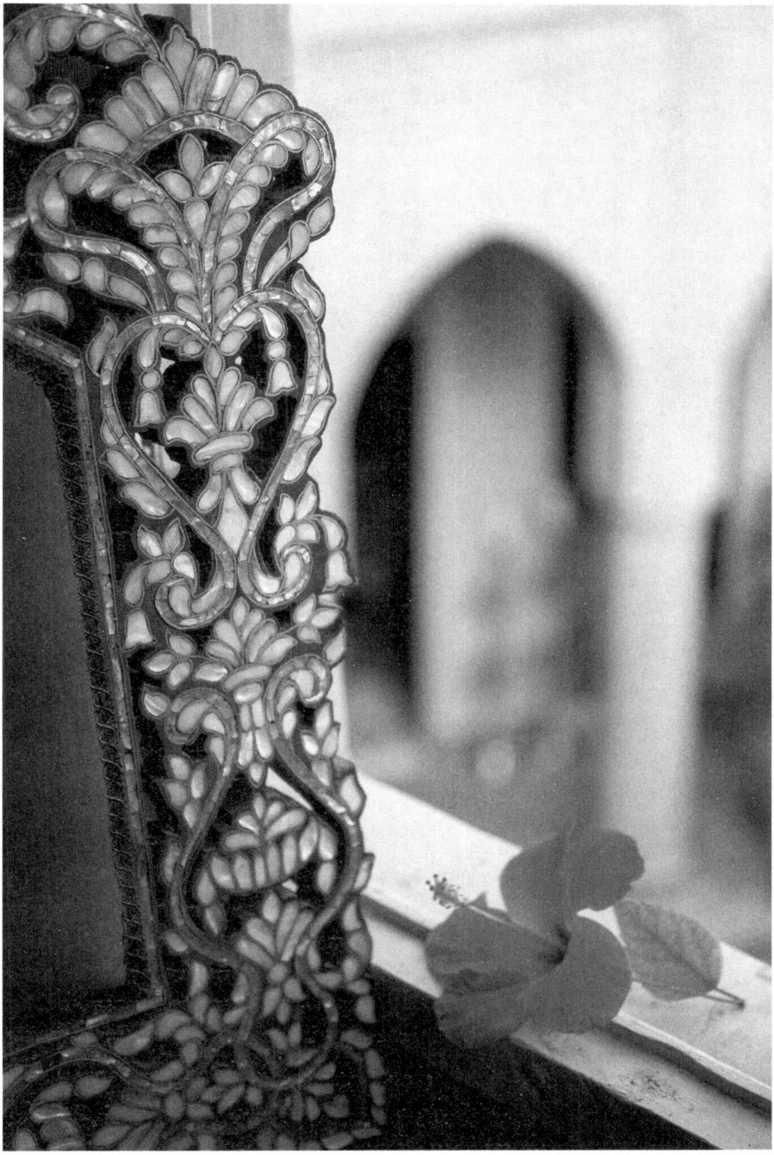

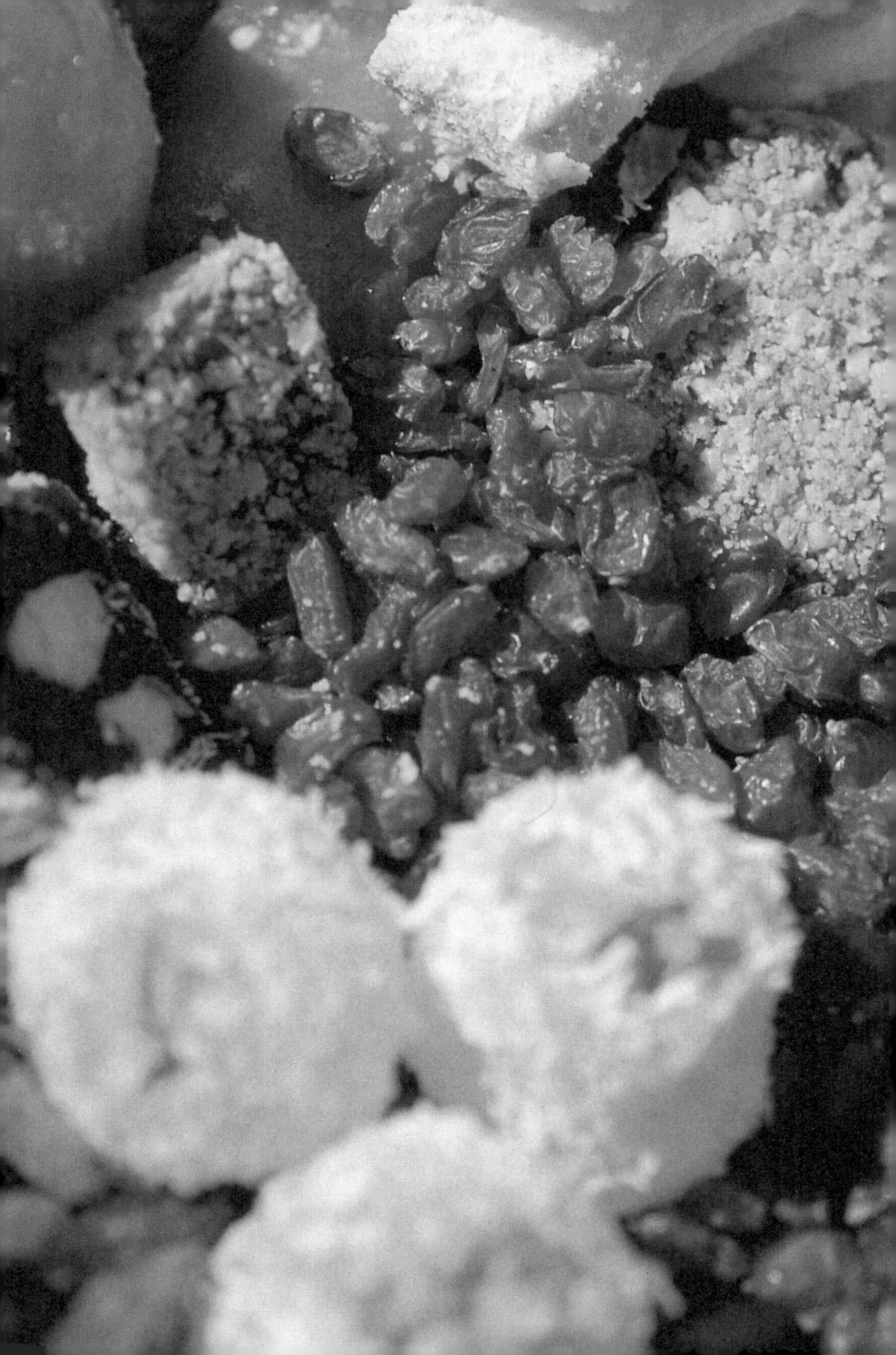

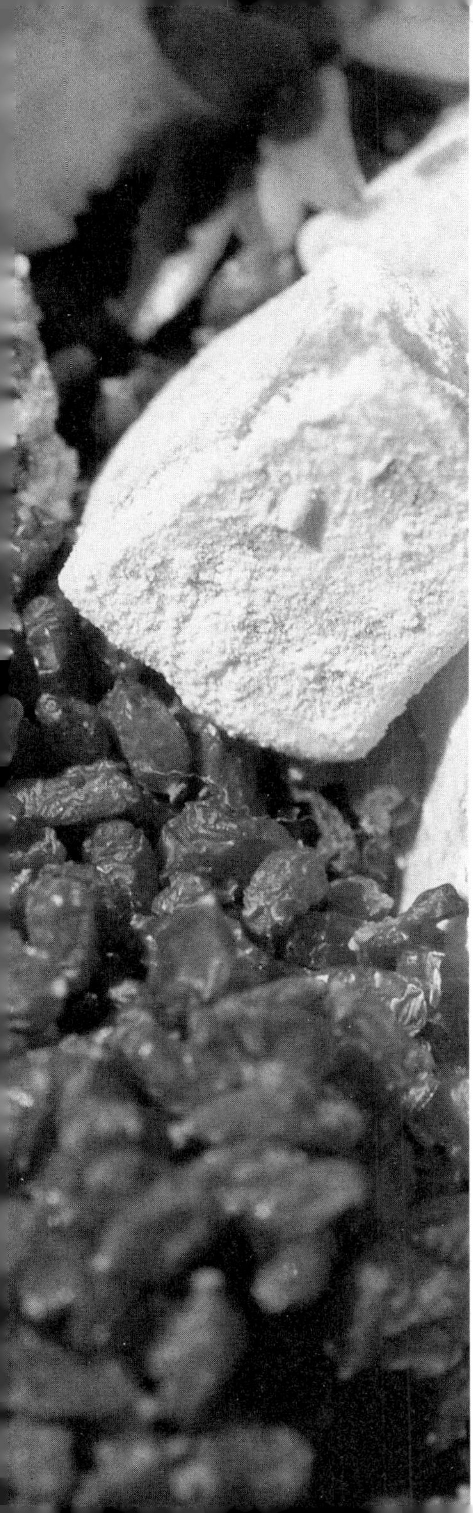

Anregende Getränke und Tees

Von der Erotik der Gewürze

Der Orient ist eine Welt, in der alles anders riecht und schmeckt, in der einem die Aromen aus Tausendundeiner Nacht ständig um die Nase wehen. Die arabische Küche mit ihren exotischen Geschmacksnuancen erscheint äußerst geheimnisvoll und verheißt die verführerischsten kulinarischen Genüsse. Sie gilt als die »amouröse Küche« schlechthin. Das liegt unter anderem an ihren wunderbaren Düften und Farben, den vielen Kräutern und Gewürzen, dem reichlich gefüllten Obst- und Gemüsekorb und der Vielzahl an Rezepten mit für uns zunächst ungewöhnlichen Geschmacksnoten. Gewürze und Kräuter galten als ein Zeichen von Reichtum, seit sie durch die Königin von Saba und ihre legendäre Karawane aus dem glücklichen Arabien zu König Salomo gelangten.

Noch heute sind Gewürze die »Seele« der orientalischen Küche. Sie regen an und regen auf, sie schenken nicht nur Gesundheit, sondern innere Hitze und Lebensfreude. Sinnlichkeit und Leidenschaft der Gefühle sind immer verbunden mit dem Wohlbefinden der Seele. Das Vergnügen am Geschmack und Wohlgeruch der Speisen gehört zum Spiel der Verführung, egal, ob es zur erotischen Begegnung kommt oder nicht. Sinnlichkeit – das ist ein Zustand der Seele.

Auch in Scheherazades Märchen wird Erotisches angedeutet, jedoch nie ausgesprochen. Das Unaussprechliche in Worte und Bilder zu fassen – das ist die Kunst! In vielen Märchen aus Tausendundeiner Nacht können wir aber ganz ausführlich nachlesen, welche Speisen zu diesen Anlässen angeboten wurden. Bei lukullischen Mahlzeiten waren fast immer Erzählerinnen oder Erzähler anwesend, die die Tafelnden mit phantasievollen Geschichten und Märchen unterhielten. Das Erzählen galt und gilt im Orient als eine hohe Kunst.

Anregende Liebestränke

Ein wichtiger »Zweig« der alten Medizin und folglich auch der arabischen Küche war das Mischen von aphrodisierenden Mitteln. Auch in die griechische Götterwelt hatte orientalisches Räucherwerk, das sinnlich machende Liebesdüfte verbreitete, Eingang gefunden. Bewusstseinserweiternde Pflanzen hatten ihren festen Platz in der medizinisch-religiösen Welt. Aus Indien ist die Droge Soma, aus Persien das nah verwandte Haoma (Steppenraute) und aus dem Vorderen Orient der Granatapfel bekannt. Auch wusste man um die psychedelische Wirkung von Alraune, Bilsenkraut und Tollkirsche. Sie dienten alle auch der Luststeigerung. So wurde Mohn beispielsweise »Pflanze der Freude« genannt.

Die ersten schriftlichen Hinweise auf luststeigernde Mittel fanden sich unter anderem in den altägyptischen Papyrusrollen. Zu den altbewährten Aphrodisiaka zählten auch Hanf, Opium, Stechapfel und eine Reihe anregender Gewürze. Im Orient haben sich zahlreiche Rezepte erhalten – etwa die der »Orientalischen Fröhlichkeitspillen«. Da sie zumeist Rauschmittel enthalten, die bei uns verboten sind, werden hier selbstverständlich keine Rezepte empfohlen. Aber es gibt auch so noch genügend Pflanzen und Gewürze, die die Stimmung steigern, ohne die negativen Auswirkungen von Sucht erzeugenden Mitteln mitzubringen.

Anis, Basilikum, Eisenkraut, Galgant, Granatapfel, Ingwer, Kardamom, Koriander, Meerträubel, Piment, Petersilie, Rose, Rosmarin, Schafgarbe, Sellerie, Teestrauch, Getreide, Wermut und Zimt beispielsweise gelten als wirksame Liebesmittel, aus denen sich anregende Getränke zubereiten lassen.

Wenn Sie zu einem sinnlich stimulierenden Menü bitten wollen, könnten Sie als Aperitif einen der folgenden traditionellen Liebestränke reichen:

DAMIANATEE

3 Teile Damianakraut
2 Teile Pfefferminzkraut
Pomeranzenblüten

Die Kräuter vermischen und mit kochend heißem Wasser überbrühen. Anschließend fünf Minuten ziehen lassen.[28]

ARABISCHES JASMINWASSER

Eine Handvoll Blüten von arabischem Jasmin (siehe Bezugsquellen Seite 308) wird mit kaltem Mineralwasser aufgegossen und einige Stunden oder über Nacht kalt gestellt. Ein köstliches Getränk für bezaubernde Liebesstunden.

MEERTRÄUBELTEE

1–2 gehäufte EL Meerträubelkraut pro Teetasse
je 1 Prise Anis und Pfefferminzkraut

Teekraut mit Wasser zugedeckt etwa zehn Minuten kochen, Anis und Pfefferminze dazugeben und noch einige Minuten ziehen lassen. Abgießen und nach Belieben süßen. Die aphrodisierende Wirkung tritt nach einer Viertelstunde ein. Bei Männern sollte man Überdosierungen vermeiden, weil sonst die gegenteilige Wirkung eintritt.[29]

KORIANDERTRANK

2–3 TL Korianderfrüchte
1 l Rotwein

Die Früchte werden im Mörser zerstampft und mit dem Rotwein übergossen. Eine Woche im Kühlschrank ziehen lassen, dann abseihen. Gläschenweise bei Zimmertemperatur trinken.

Gegen Migräne hilft folgende Variante: Zwei Teelöffel Korianderfrüchte zerquetschen und mit einer Tasse siedendem Wasser aufgießen. Nach zehn bis fünfzehn Minuten durch ein Sieb schütten. Mehrmals täglich eine Tasse frisch bereiteten Tee trinken.

SALEPTRANK

1 TL Saleppulver (gemahlene Wurzeln einer Orchideenart)
1 Tasse kalte Milch
Zimt und Zucker

Das Pulver in die Milch geben, umrühren, bis zum Siedepunkt erhitzen, mit Zimt und Zucker bestreut servieren. Reine Orchideenwurzeln sind teuer, aber in guten türkischen Geschäften wird fertiges Salepgetränk angeboten.

Die Karawane des Lebens, schau,
wie sie vorüberzieht,
ergreife das Glück, in jedem Moment deines Lebens!
Sorge dich nicht, o Mundschenk,
um das Morgen deiner Gäste,
reich uns das Glas, schenk ein den Wein
und höre: Die Nacht vergeht.

Omar Hayyam[30]

SAFRANTRANK

Je eine Prise Zimt, Kardamom, Ingwer, Pfeffer,
Gewürznelke, Muskatnuss und Safranfäden
Schwarzer Tee

Gewürze am besten frisch im Mörser zerstößeln, mit schwarzem Tee mischen, mit kochendem Wasser überbrühen, drei Minuten ziehen lassen, mit Honig süßen. Immer dann trinken, wenn sie oder er in Wallung geraten wollen oder sollen.

SAFRANMILCH

1 Tasse Milch
1 Messerspitze Safran
Honig nach Bedarf

Milch zum Kochen bringen, Safran hinzufügen, zwei Minuten sanft köcheln lassen. Mit Honig süßen, noch warm trinken. Eine Tasse pro Tag reicht.

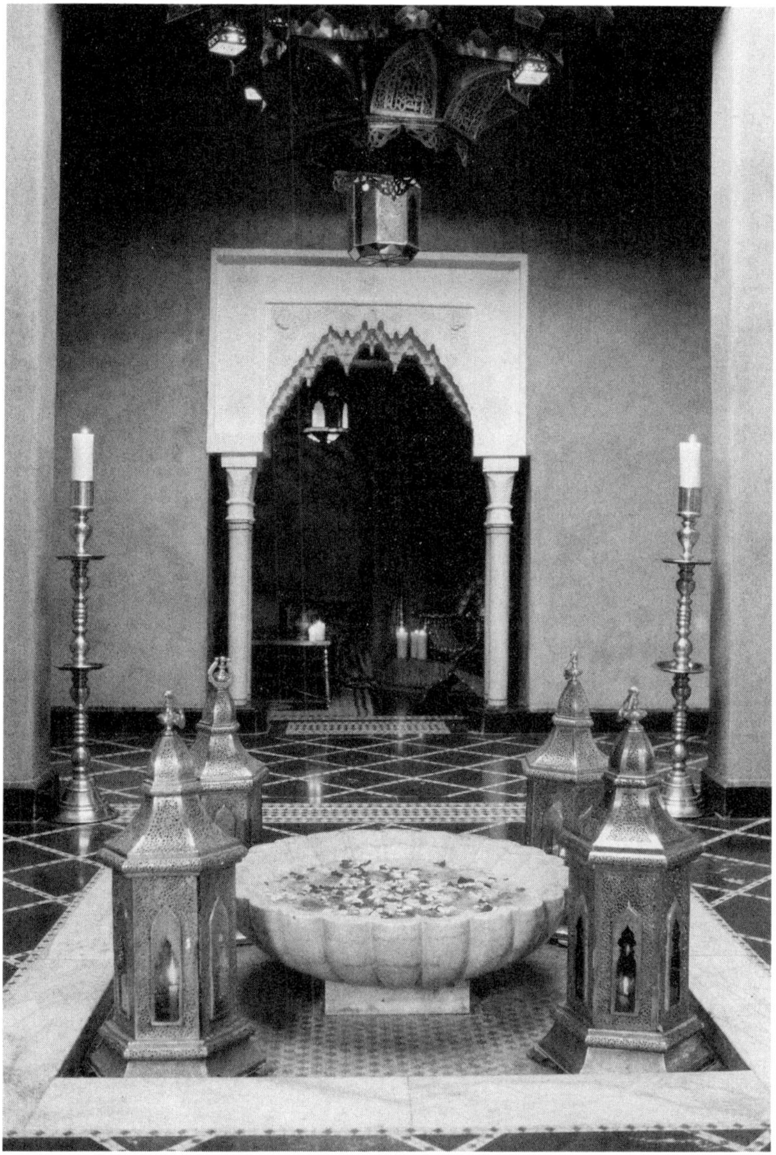

VANILLEKEFIR MIT FRISCHER ANANAS

200 g Ananas
2 Schnapsgläschen Ahornsirup (oder auch mehr)
echte Vanille aus dem Reformhaus (Vanille ist ein Aphrodisiakum aus der indianischen Tradition, in Vanillezucker ist künstliches Vanillearoma enthalten)
nach Geschmack Zucker
⅛ l gekühlter Kefir

Ananas pürieren, Ahornsirup dazugeben und mit dem Kefir, der richtig kalt sein muss, verrühren. Mit Vanille und Zucker abschmecken.

ZITRONENSEKT

2 Schnapsgläschen Zitronensaft
3 Schnapsgläschen frisch gepresster, ungesüßter Ananassaft
1 kräftiger Spritzer Mandellikör
trockener Sekt oder Champagner

Saft und Likör vermischen, mit Sekt oder Champagner aufgießen.

GRANATAPFELSAFT

1 Granatapfel
Trauben- oder Dattelsirup zum Süßen
trockener Sekt oder Champagner

Den Granatapfel in zwei Hälften teilen und auspressen. Nach Belieben und Reifegrad der Frucht mit dem Trauben- oder Dattelsirup süßen und mit Sekt oder Champagner aufgießen.

Aus dem Hohelied Salomos

Komm, mein Geliebter,
hinaus bis auf die Flur,
lass unter Cyperblüten
uns nächtigen,
am Morgen früh
nach den Weingärten sehen,
ob der Weinstock gesprosst,
ob die Blüten sich aufgeschlossen,
ob die Granaten in Blüte stehen.
Dort will ich dir meine Liebe schenken.
Es duften die Liebesäpfel,
vor unseren Türen sind köstliche Früchte,
frische zusammen mit jährigen;
die habe ich, mein Geliebter,
dir aufgespart.

(H. L. 7, 12–14)

PETERSILIENWURZELTEE

1 gestrichener TL frisch geraspelte Petersilienwurzel
kochendes Wasser

Die Petersilienwurzelraspel mit dem kochenden Wasser übergießen, eine Viertelstunde ziehen lassen; zwei bis drei Tassen über den Tag verteilt trinken. Nicht für Schwangere und alle, die ein Kind planen, geeignet!

Die ausgelöschte Kerze

Eines Nachts, so erinnere ich mich, saß ich allein und schlaflos in meinem Zimmer, als ganz unerwartet ein Freund erschien, den ich damals sehr lieb hatte:

Meine Sehnsucht wurde wirklich,
und die Finsternis zerstob
vor dem Leuchten meines Glückssterns –
dafür sei ihm Preis und Lob!

Eine Freude, die uns überrascht, ist eine doppelte Freude. So sprang ich denn auf und – ungeschickt in meiner Aufregung – wischte mit meinem Ärmel über das Kerzenlicht und löschte es aus. Jäh wurde es dunkel um uns. Da hörte ich die Stimme meines Freundes, die mich schalt und ausrief: »Was soll denn das bedeuten? Warum löschest du das Licht aus im gleichen Augenblick, in dem du mich siehst?«
»Weil ich gedacht habe, die Sonne sei aufgegangen!«, erwiderte ich und fügte die Verse hinzu:

»Verschattet dir ein Unhold frech dein Licht,
so zünde mutig heim dem Bösewicht –
doch steht da ein Lieber mit lächelndem Munde,
so lösche das Licht und genieße die Stunde!«[31]

ROSENAPERO

1 Glas Madeira
2 Tropfen Rosenöl
1 TL flüssiger Honig
2 Glas Champagner

Madeira, Rosenöl und Honig in einer Karaffe mischen und rühren, bis sich Honig und Öl aufgelöst haben. Champagner dazugeben, vorsichtig vermischen und in schönen Gläsern servieren.

DUFTENDE ROSENBOWLE

1 Flasche trockener Riesling
1 cl Weinbrand
1 Tropfen Rosenöl
5 frisch erblühte, ungespritzte, stark duftende Rosenblüten
1 Flasche trockener Sekt oder Champagner
Zucker nach Geschmack

Den Riesling, den Weinbrand und – nach Belieben – etwas Zucker in ein Bowlengefäß geben; das Rosenöl hinzufügen und gut vermischen. Rosenblätter von den Stielen lösen und in die Flüssigkeit streuen, ganz vorsichtig umrühren. Nun die Bowle zugedeckt ein bis zwei Stunden ziehen lassen. Die Rosenblätter herausfischen und die Bowle mit dem kalten Sekt auffüllen. Noch einige frische Blätter obendrauf streuen.

Sie können sich für romantische Abende auch einen Rosenwein bereiten, indem Sie ein Flasche trockenen Riesling (oder einen anderen trockenen Wein Ihres Geschmacks –

auch Rot- oder Roséwein) mit einem Tropfen Rosenöl vermischen und 24 Stunden im Kühlschrank ziehen lassen. Kühl servieren.

Diese beiden Getränke sind bestens für den Auftakt der gemeinsamen Stunden geeignet, da ihr Aroma sehr ausgeprägt ist.

Der Liebe zuträglich, wenn er vergoren

Obwohl Mohammed vom Alkohol abgeraten hatte, galt der Wein bei vielen Ärzten nicht nur als Genussmittel, sondern auch als Arznei. Der Arzt Avicenna empfahl alten Wein, egal, ob rot oder weiß, weder süß noch sauer, aber von feinem Duft. Junger Wein sei schädlich für die Leber, erzeuge Blähungen und Durchfall. Wer einmal zu viel vom gärenden Traubensaft – Federweißer, Sauser oder Suser – getrunken hat, weiß, dass das stimmt. An anderer Stelle wird ein Loblied auf den Wein gesungen: »Es ist davon die Rede, dass Wein dem Menschen insgesamt zuträglich sei: in jedem Alter, zu jeder Zeit, an jedem Ort. Und zwar als Medium, welches Freude, Heiterkeit, Entzücken vermittelt, Traurigkeit vertreibt, umstimmt und Sorgen vergessen lässt – vorausgesetzt, der Wein bringt mehr Nutzen als Schaden: Er reinigt die Blase, säubert die Adern und lässt reifen, was roh in uns und unfertig ist.«

Über die Folgen übermäßigen Alkoholgenusses wusste Avicenna zu berichten: »Ein Zuviel an Wein hat Verwirrung des Verstandes zur Folge, Verlust der Manneskraft, ständiges

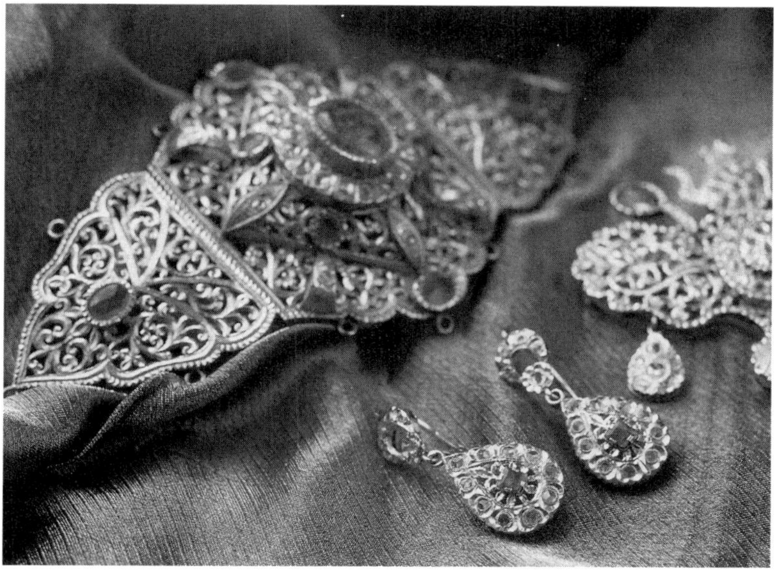

Herzklopfen und Schwund des Geldes«, aber sehr oft auch »schwarzgallige Vorstellungen«, was in etwa dem Ausdruck Melancholie entspricht oder den »weißen Mäusen, die einem Alkoholiker vor seinem geistigen Auge erscheinen können«.[32]

Forscher entdecken immer neue Substanzen im Wein, die die Adern schützen, Krebs verhindern und das Immunsystem auf Trab bringen. Insbesondere die sekundären Pflanzenstoffe aus der Rebe, die auch in anderem Obst und Gemüse stecken, werden dafür verantwortlich gemacht. Die wichtigste Schutztruppe im Wein scheinen die Phenole zu sein, organische Verbindungen wie etwa Gerb- und Farbstoffe in den Trauben. Sie fangen die so genannten freien Radikale ab und machen sie unschädlich. Das sind jene aggressiven Sauerstoffmoleküle, die während des Stoffwechsels im Körper entstehen und für das Auftreten von Alterserscheinungen, Herzleiden und Krebs verantwortlich gemacht werden.

Zudem enthält Wein eine Menge Mineralien und Spurenelemente wie Kalium, Magnesium, Eisen, Mangan und Kupfer. In frischem Wein – z. B. dem Federweißen – steckt vor allem Vitamin C und das Nervenvitamin B_6. Gehalt und Zusammensetzung der Stoffe im Wein schwanken je nach Rebsorte, Lage, Klima und Anbau. Deshalb raten die Forscher: Öfter mal einen anderen Tropfen ausprobieren und den Wein auf das jeweilige Essen abstimmen. Vielfalt kommt auch in diesem Fall Ihrer Gesundheit zugute.

Man fragt sich, zu welcher Ansicht der Prophet angesichts der köstlichen Weine gelangt wäre, die heute in den Tälern des Libanongebirges wachsen. Sie sind von hoher Qualität, und man sagt ihnen nach, dass sie sich durchaus mit berühmten Edelgewächsen aus Frankreich messen können.

Wohlfühltees für Ihre Gäste

Das Lieblingsgetränk der Araber war schon von jeher Tee. Man kochte sich einen Aufguss von scharfer Minze und im Winter einen von Wermut. Damit das jeweilige Gebräu nicht so bitter schmeckte, bereitete man zusätzlich Tee und mischte die Getränke. Noch heute serviert man Minze oder Wermut und schwarzen oder grünen Tee aus zwei verschiedenen Kannen und gießt sie schwungvoll von oben in ein Teeglas. Der Araber trinkt den Tee traditionell stark gesüßt und mindestens drei Gläser davon.

Über die Handelswege kam der Tee schon früh von China auf die Arabische Halbinsel und in den Norden Afrikas. Ein arabischer Händler, ein gewisser Suleiman, war es, der den schwarzen Tee außerhalb seiner Ursprungsländer erstmals erwähnte. In seinen Berichten aus China und Indien aus dem Jahr 851 fand sich folgende Beschreibung: »Es ist eine Pflanze, die mehr Blätter hat als der Klee, auch einen stärkeren Duft, die jedoch sehr bitter schmeckt. Man bringt Wasser zum Kochen und gießt es darüber.« Er berichtete, dass in China »dem König als wichtige Einnahmequelle das Salz und ein Kraut zur Verfügung stehe, das sie mit heißem Wasser trinken und das sehr teuer, aber dennoch allgemein verbreitet ist«. Die arabischen Händler galten als wichtige Mittler zwischen Morgen- und Abendland. Schließlich transportierten sie nicht nur Waren, sondern brachten auch fremdes Wissen und andere Philosophien mit.

Heute trinken die Orientalen bei jeder Gelegenheit und zu jeder Tageszeit Tee. Heiß und süß muss er sein. Besonders beliebt ist grüner Tee mit Zucker, gewürzt mit frischer Minze, die die Araber *nanah* nennen. Gästen wird der Tee nach marokkanischem Brauch auf dem landesüblichen, fein ziselierten Messingtablett gereicht. Die Regeln der Gastfreundschaft gebieten es noch heute, drei Gläser Tee anzubieten, wobei das letzte das stärkste sein soll. Man will dem Gast damit die Möglichkeit geben, sich erst einmal auszuruhen. Zur Zeit der Karawanenreisen war es üblich, dem Gast drei Tage Ruhe zu gewähren, bevor geschäftliche Dinge besprochen wurden.

Schwarzer Tee gilt auch bei uns als das Getränk, das nach Wasser am häufigsten getrunken wird. Er gehört inzwischen zum Alltag so vieler Länder, dass uns gar nicht mehr bewusst ist, dass auch er aus einer Heilpflanze gewonnen wird. Der schwarze Tee stammt vom Teestrauch *(Camilla sinensis)*. Seine wichtigsten Inhaltsstoffe sind das Koffein (chemisch ist zwischen Koffein und Teein kein Unterschied, deswegen benutzt man den Begriff Teein nicht mehr) und die Gerbstoffe. Die ätherischen Öle sorgen für den feinen Duft und das köstliche Aroma. Etwa vierhundert Aromastoffe sind inzwischen bekannt, die den typischen Duft und Geschmack ausmachen. Weitere wirksame Stoffe sind Mineralien und Spurenelemente – etwa Fluorid, Kalium, Mangan – sowie Theophyllin, Theobromin und Vitamine der B-Gruppe, die vor allem den Nerven gut tun.

Das Koffein im Tee fördert die Durchblutung und den Stoffwechsel des Gehirns. Insofern wirkt es direkt auf unsere »Denk- und Fühlzentrale« und das zentrale Nervensystem. Tee gilt deshalb als Stimulans für Geistesarbeiter. Wissen-

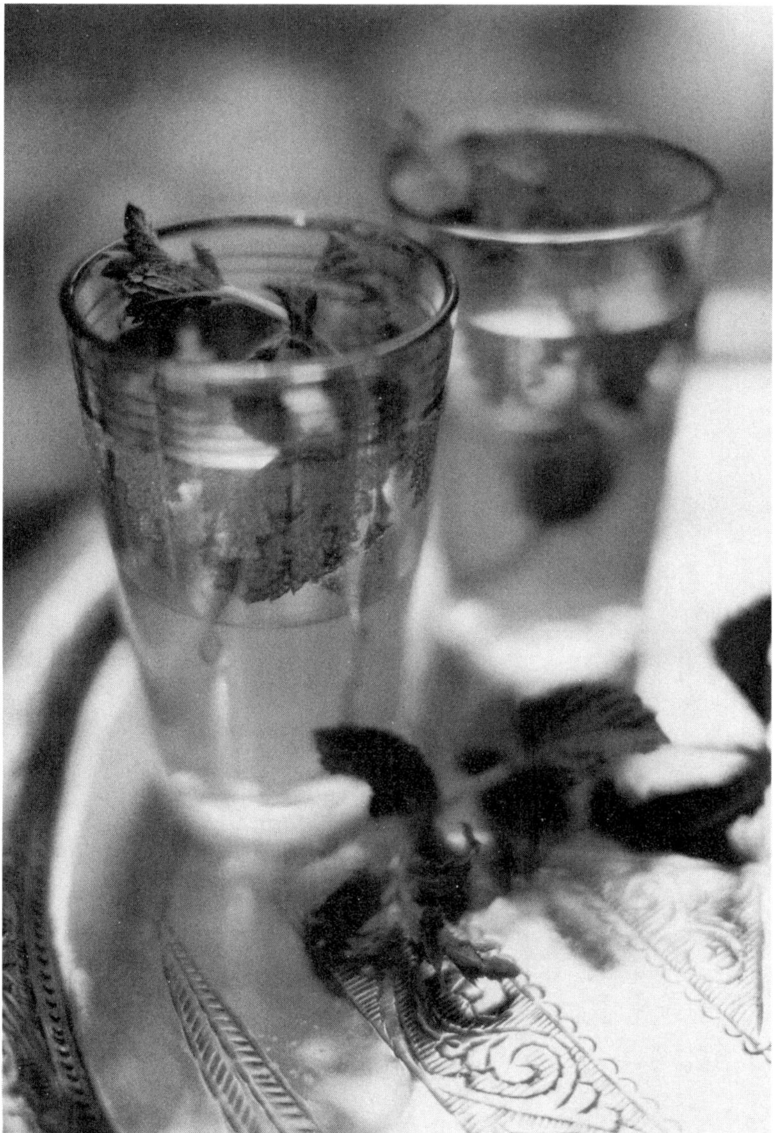

schaftliche Untersuchungen ergaben, dass der Genuss von Tee das Lernen nicht nur beschleunigt, sondern auch verbessert. Den Gerbstoffen wird eine heilende Wirkung bei Darmerkrankungen zugeschrieben. Die Mineralstoffe sorgen unter anderem dafür, dass wichtige Enzyme im Körper aktiviert werden, dass Tee karieshemmend wirkt und den Blutzuckerspiegel senkt. Das Theophyllin wirkt gefäßerweiternd und entwässernd, die Kontraktionen des Herzens werden erhöht. Die B-Vitamine steigern die Vitalität. So ist der Tee auch ein empfehlenswerter Begleittrank zu einem sinnlichen Menü.

Wie lange soll der Tee ziehen?

- *Drei Minuten:* Das bringt eine anregende Wirkung. Das Koffein ist vollständig gelöst, die Gerbstoffe nur zum Teil.
- *Fünf Minuten:* Der Tee wirkt beruhigend, hat aber seine anregende Wirkung nicht verloren. Die Gerbstoffe sind gelöst.

Je nachdem, welche Wirkung Sie erzielen wollen, sollten Sie den Tee bei den folgenden Rezepten also kurz oder länger ziehen lassen.

1001-NACHT-TEE

Je eine Prise Zimt, Kardamom, Ingwer, Nelken und schwarzer Pfeffer

Man übergießt die Mischung mit Wasser, lässt sie 15 bis 20 Minuten köcheln und trinkt sie mit viel Milch.

Dieser reine Gewürztee gehört zu den am stärksten duftenden Tees. Es riecht sofort nach Weihnachtsbäckerei, wenn Sie ihn zubereiten. Da die verwendeten Gewürze in dem Ruf stehen, den Geist für spirituelle Einsichten zu öffnen, ist der Tee heute zwar unter dem Namen Yogitee bekannt, er schmeckt jedoch nach 1001 Nacht pur. Es gibt fertigen Zimt- und Yogitee im Reformhaus zu kaufen, die beide ebenfalls ganz köstlich schmecken.

ZIMTTEE

Schwarzen Tee in gewohnter Stärke kochen. Pro Person eine Prise gemahlenen Zimt und einen Löffel Honig dazugeben. Jeder rührt seinen Tee mit einer Zimtstange um. Das verstärkt das Aroma. Wer mag, süßt nach.

MAROKKANISCHER TEE

Grünen Tee – am besten Gunpowder – in eine Kanne geben, mit ein wenig kochendem Wasser überbrühen und kurz darauf wieder abgießen. Dann die Teekanne mit kochendem Wasser füllen und einige Minuten ziehen lassen. In Gläser gießen, in die Sie zuvor (möglichst frische) Minzeblätter gelegt haben. Stark zuckern! Sie können dieses Getränk auch mit schwarzem Tee zubereiten.

IRANISCHER TEE
(für 6 Personen)

1 l Milch
2 gestrichene EL schwarzer Tee

Die Milch zum Kochen bringen und kochend über die Teeblätter gießen. Fünf Minuten ziehen lassen und dann servieren. Zucker nach Geschmack.

SCHWARZKÜMMELTEE: DAS GEHEIMNIS DER PHARAONEN
(für 1 Glas)

1 EL Schwarzkümmelsamen

Die pfeffrig und aromatisch schmeckenden Samen werden mit kochendem Wasser überbrüht und müssen dann etwa zehn Minuten ziehen. Der Duft beschwört Bilder von Nomadenzelten und Wüstenkarawanen herauf.

Kaffee mit dem Duft des Morgenlandes

Wenn Sie lieber Kaffee trinken oder nach dem Essen Kaffee anbieten möchten, können Sie beim Aufbrühen nach persönlichem Geschmack eine kleinere oder größere Prise gemahlenen Schwarzkümmel dazugeben. Sollten Sie die Kaffeebohnen frisch mahlen, können Sie die gewünschte Menge Schwarzkümmelsamen gleich mit in die Mühle geben.

Im Vorderen Orient wird seit Jahrhunderten Kaffee auch mit einer Prise Kardamom serviert; das gibt eine besonders

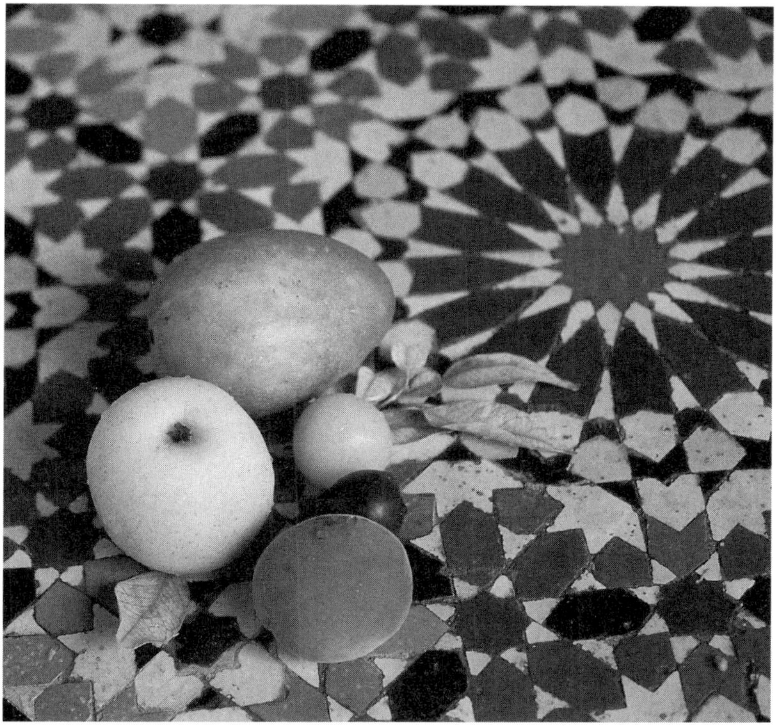

würzige Note. Dieses Gewürz fördert den Speichelfluss und unterstützt die Verdauung.

Auch den Kaffee trinken die Araber heiß, süß und sehr stark. Traditionell wird das Kaffeepulver mit Wasser und Zucker aufgekocht. Das ist dann das Gebräu, das wir Mokka nennen. Kaffee tauchte erst im 14. Jahrhundert an der Tafel der Kalifen auf. Er kam ursprünglich aus Äthiopien und wird heute hauptsächlich im Jemen angebaut. Für lange Zeit war der Hafen Mokka am Roten Meer der Hauptumschlagplatz für Kaffee.

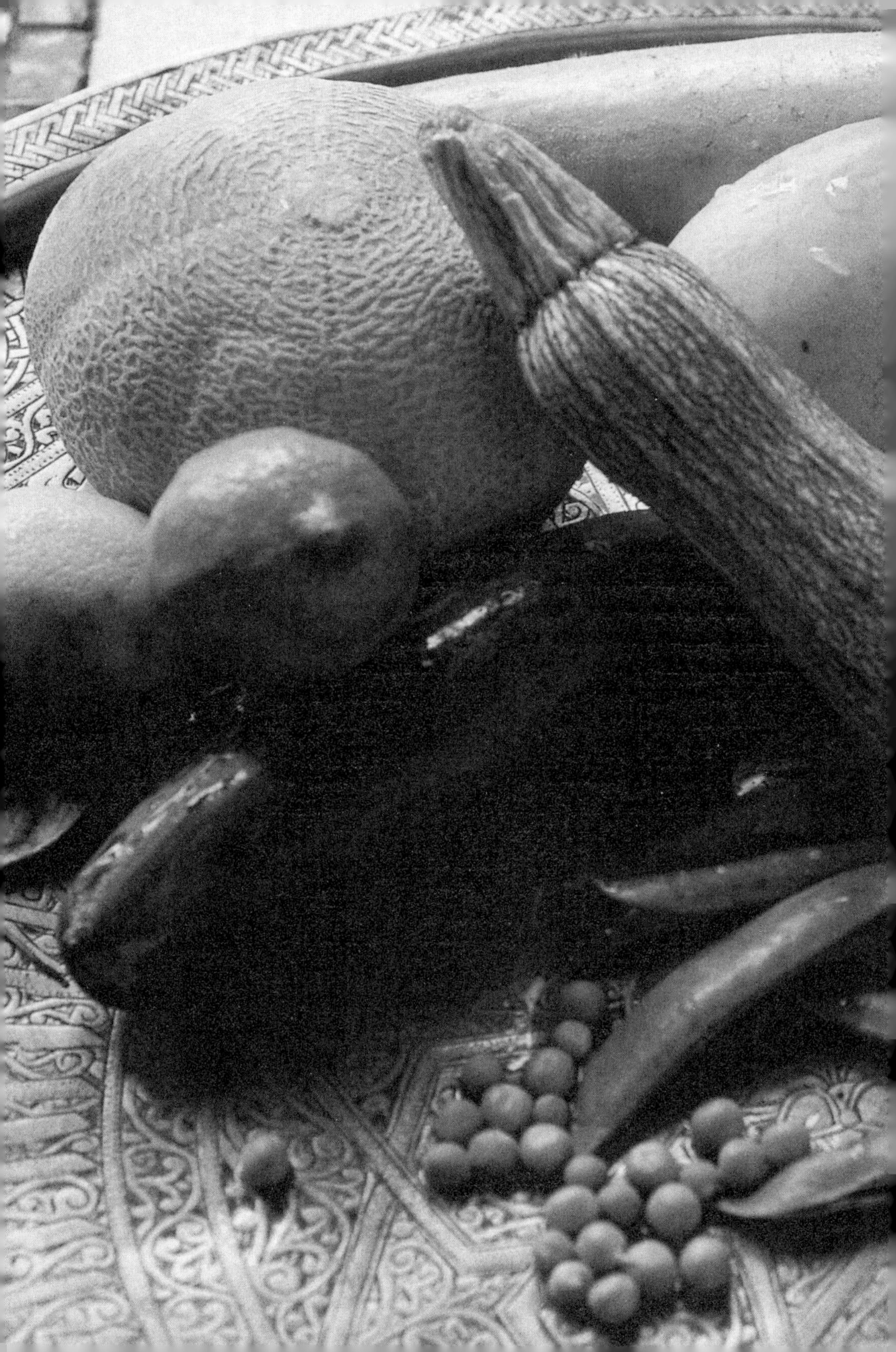

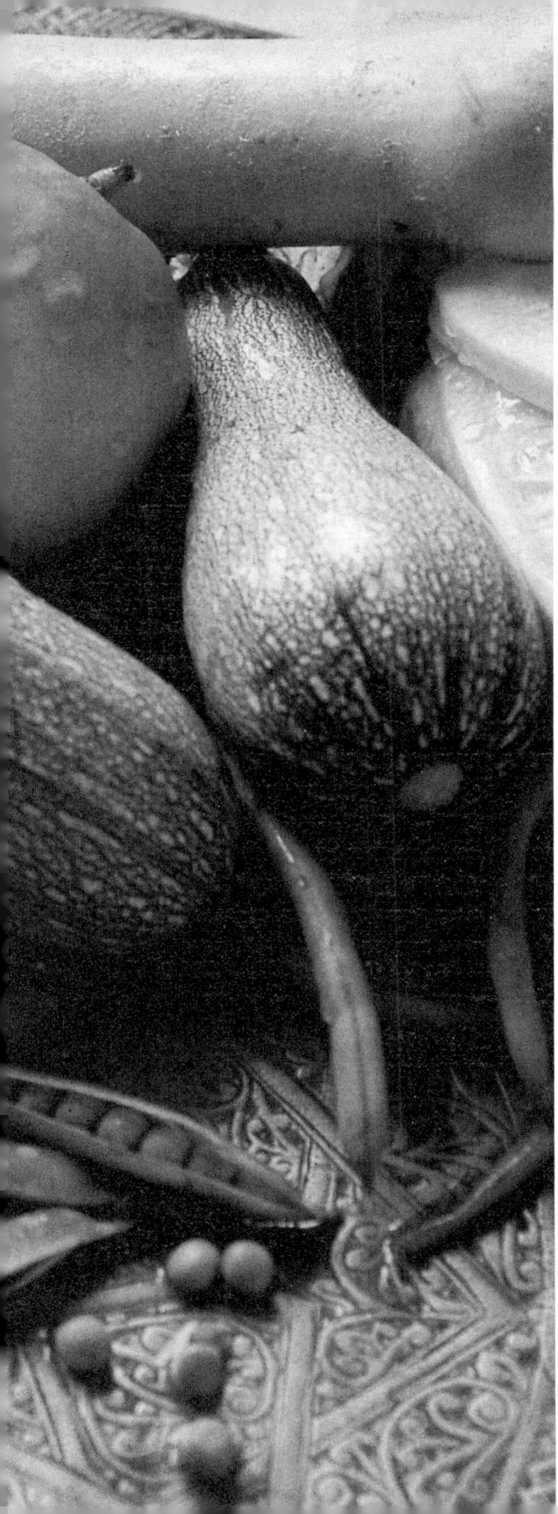

Der Orient bittet zu Tisch

Arabische Tischkultur

Die Tafel ist in der arabischen Kultur stets der Ort, an dem sich die bei den Orientalen so hochgeschätzte Tugend der Gastfreundschaft nicht nur in der Raffinesse der Speisen, sondern auch in der üppigen Dekoration beweist. Aus der Tradition der Beduinen stammt der Brauch, die Gäste auf Kissen Platz nehmen zu lassen, vor die man kleine, niedrige, mit den verschiedensten Speisen reich gedeckte Tische stellt. Nicht selten werden die Gäste als Erstes mit erlesenen Düften besprüht, um sie besonders willkommen zu heißen. Auf jeden Fall reicht man vor und nach den Mahlzeiten Duftwasser zur Reinigung der Hände. Die Tische und manchmal auch die Böden sind meist mit Blütenblättern geschmückt, Kandelaber tauchen die Räume in stimmungsvolles Licht und lassen orientalische Farbtöne wie Rot in allen Schattierungen und Gold geheimnisvoll leuchten. Die Luft riecht nach Ambra, Sandelholz, Weihrauch und Moschus.

Wenn Sie zu einem orientalischen Menü laden, werden Sie Ihre Wohnung sicher auch etwas verzaubern, zumindest aber den Tisch entsprechend schmücken wollen. Nachfolgend einige Anregungen für eine schnelle und wenig aufwendige Verwandlung.

Eine beeindruckende Tischdekoration lässt sich aus Organdy, Seide oder edler ägyptischer Baumwolle in den wunderbaren Farbabstufungen Purpurrot, Dunkelorange, Königsblau und Gold herstellen. Schon ein paar Meter Stoff reichen, um den Tisch in ein orientalisches Märchen zu verwandeln: Sie legen eine große Decke aus Seide über den Tisch, darüber dann eine durchsichtige Organdydecke in einem helleren oder ganz anderen Farbton. Im Kaufhaus finden Sie entsprechende Stoffe. Mischen Sie die Farben ruhig kühn. Wer Zeit und eine Nähmaschine hat, näht Stoffbahnen aneinander, wer keine besitzt, legt sie einfach geschickt übereinander. Aber Vorsicht: Seide neigt zum Rutschen, sie muss also fixiert werden. Changierende Seide und weicher Samt harmonieren bestens. Dazwischen sollte immer wieder Gold aufblitzen. Wertvolle Brokatbordüren und Goldkordeln – auch aus dem Kaufhaus – werden einfach aufgesteppt oder angeheftet. Stöbern Sie nach schönen, leuchtenden Märchenstoffen. Sie werden so manches Schnäppchen machen und nach einer Weile Ihren eigenen Stil bei Farben und Stoffen finden.

Auch bei Geschirr, Besteck und Gläsern lohnt sich das Suchen. Da man natürlich nicht bei jeder Einladung seinen gesamten Haushalt erneuern kann, reichen oft schon Einzelstücke aus, um einer festlich geschmückten Tafel eine besondere Note zu geben.

Die eigentliche Tischdekoration könnte aus Rosenblättern, roten Linsen und Schwarzkümmelsamen bestehen. Vielleicht gefällt es Ihnen auch, grüne und gelbe Trockenerbsen oder Blütenpotpourris zu verstreuen oder Reiskornbettchen auf dem Tisch anzurichten. Sie können ein marokkanisches Messingtablett voller Teelichter aufstellen oder den Tisch mit Feigen und exotischen Früchten schmücken. Körbe oder Schalen mit köstlich frischem Obst – Aprikosen, Birnen, Datteln (sie waren einst das Hauptnahrungsmittel der Beduinen und Oasenbewohner), Feigen, Orangen oder Quitten – können bestechend schön aussehen. Ganz besonders gut zur Dekoration eignen sich Granatäpfel, die Sie in Reiskörner oder rote Linsen betten. Knospen und Blüten jeder Art – vielleicht angeordnet auf Efeu- oder Weinranken – eignen sich ebenfalls für die Dekoration. Natürlich sind Ihrer Phantasie hier keine Grenzen gesetzt.

Wollen Sie noch etwas mehr verändern? Seidene Hussen, gesteppte Decken, dicke Kissen aus glänzender Seide und purpurnem Brokat, schöne Stoffe mit intensiven, dunklen orientalischen Farben setzen auch in Ihrer Wohnung neue Akzente. Stühle, Sofas und Liegen verändern schon ihr Aussehen, wenn Sie einfach Stoff darüber drapieren. Die oben erwähnten Seidenbahnen eignen sich auch als üppige Vorhänge, die Sie einfach über Gardinenstangen oder Raffhalter hängen. Je nach Stimmung oder Anlass kann man Farben, Stoffarten und Dekoration variieren.

Der Orient liebt Gold und Spiegel. Halten Sie deshalb Ausschau nach dekorativen Schmuckstücken. Die preiswertere Version: Im Bastelgeschäft lösungsmittelfreie Goldfarbe und andere Farben nach Wahl kaufen und alte Spiegel und Bilderrahmen anmalen.

Noch ein Tipp: Mit Hilfe von Schablonen und Textilfarbe lassen sich schöne Muster auf Tischdecken, Servietten, Tischbänder oder Vorhänge zaubern. Goldene Ornamente auf Lampenschirmen wirken ebenso orientalisch wie goldene Bordüren an der Wand.

Hübsch und animierend sieht auch ein erotischer Obstteller aus. Darauf könnten folgende Früchte liegen, die man mit einer Steigerung der Sinnlichkeit verbindet:

Ananas	Herzkirschen
Aprikosen	Kaktusfeigen
Bergamotten	Kapstachelbeeren
Datteln	Kumquats
Feigen	Passionsfrüchte
Granatapfelhälften	Sternfrüchte, aufgeschnitten

Sinnliche Gewürze machen sich schön auf so einem Teller oder in einer eigenen Schale. Im Reformhaus erhalten Sie meist die ganzen, noch nicht zermahlenen Gewürzteile:

Ingwer	Nelken
Kardamom	Piment
Koriander	Safran
Kreuzkümmel	Sternanis
Muskatnuss	Zimt

Als erotisierende Blumen und Pflanzen eignen sich zum Schmücken der Wohnung und zum Dekorieren des Tisches:

Basilikum	Rosen
Beifuß	Rosmarin
Borretsch	Schafgarbe
Kapuzinerkresse	Sellerie
Petersilie	Verbenen (Eisenkraut)

Bezaubernd sinnlich, aber nicht zum Verzehr geeignet sind:

Hibiskus	Orchideen
Hyazinthen	Passionsblumen
Jasmin	Veilchen

Die schönsten Rezepte für 1001 Nacht

Die arabische Küche hat ihren Ursprung vor allem in den Palästen der Kalifen. Kochkunst war hier gleichrangig mit Poesie, Musik und Erzählkunst. Sinnliche Genussfähigkeit galt nicht als ein Laster, sondern als Tugend. Es wurden eine Vielzahl von Kochbüchern und Abhandlungen über die leiblichen Genüsse verfasst. Sie galten als eine besondere Kunstform der Literatur. In einem bekannten Buch hieß es, dass »der Großteil der irdischen und himmlischen Freuden im Verzehr wohlschmeckender Speisen und Getränke besteht«.[33]

Es entstanden Gedichte und Geschichten, die auch bei Tisch vorgetragen wurden. In ihnen pries man vor allem die Vielfalt der Speisen und ihre raffinierte Zubereitung mit edlen Ingredienzien. Dazu machte man Musik – so wurden die Mahlzeiten zu einem Fest der Sinne.

Das Brot der Pharaonen

Brot, wie es der ägyptische Pharao Tutenchamun gerne aß, haben jetzt Wissenschaftler der Universität Cambridge nachgebacken. Dazu analysierten sie Brotreste aus den Gräbern der Pharaonen sowie Rückstände aus den Backformen. Das Pharaonenbrot mundete den britischen Wissenschaftlern vorzüglich. Es hatte ein nussartiges Aroma, erwies sich als locker und magenfreundlich. Der Grund: Die alten Ägypter backten ihr Brot mit einer frühen Hartweizensorte, dem Emmer, einem nahen Verwandten des Dinkels. Emmer finden wir heute nur noch auf dem Balkan. Er hat ähnliche Eigenschaften wie Dinkel, der wegen seines hohen Gehalts an B-Vitaminen und Mineralstoffen sehr geschätzt wird. Er gilt als ernährungsphysiologisch wertvoller als Weizen.

In den nachfolgenden Rezepten wird Dinkel verwendet, den Sie in guter Qualität im Reformhaus oder in Bioläden erhalten. Auch der Anbau von Dinkel geht mehrere Jahrtausende zurück. Bei Ausgrabungen am Südrand des Kaukasus fand man fast siebentausend Jahre alte Dinkelreste.

Anbaugebiete etwa 3000 Jahre v. Chr. waren Palästina, Syrien, Iran und Äthiopien. Dinkel schmeckt nicht nur gut und hat günstige Backeigenschaften, er ist auch für die Gesundheit sehr wertvoll. In ihm sind besonders viele Nervenvitamine enthalten, außerdem reguliert er die Darmflora und hilft bei Durchfall. Man sagt dem Dinkel nach, dass er gute Laune macht und schlechte Stimmung vertreibt – die besten Voraussetzungen für ein erotisches orientalisches Gastmahl.

DINKELBAGUETTE

500 g Dinkelmehl, fein gemahlen
350 ml Wasser
30 g Hefe
10 g Salz
25 g Butter

Das Mehl auf die Arbeitsplatte oder in eine Rührschüssel geben, Hefe in lauwarmem Wasser auflösen und mit dem Mehl zu einem Teig verarbeiten. Dann Salz und Butter unterkneten. Das Salz kommt zum Schluss, damit die Gärung nicht zu stark beeinträchtigt wird.

Teig zugedeckt an einem kühlen Ort 90 Minuten gehen lassen, damit er sein Aroma entfalten kann. Anschließend den Teig in zwei Hälften teilen, rund kneten und weitere zehn Minuten ruhen lassen. Danach aus den beiden Kugeln lange dünne Stangen formen. Die beiden Baguettes auf ein gefettetes oder mit Backpapier ausgelegtes Backblech legen und weitere 40 Minuten gehen lassen. Mit einer Messerklinge drei bis vier schräge Linien einritzen. Backofen auf 220 °C vorheizen. Backblech hineinschieben, ein ofenfestes Gefäß mit Wasser dazugeben und bei 180 °C etwa 30 bis 35 Minuten backen.

Dieses Brot ist wie auch die beiden folgenden Rezepte der ideale Begleiter für Vorspeisen und orientalische Spezereien.

DINKELSALZSTANGEN

1 kg Dinkelvollkornmehl, fein gemahlen
40 g Hefe
etwa 700 ml lauwarmes Wasser
30 g Butter
25 g Salz
20 g Honig

Mehl in eine Rührschüssel geben, in die Mitte eine Vertiefung drücken und die in etwas lauwarmem Wasser aufgelöste Hefe hineingeben. Butter, Salz und Honig hinzufügen und von der Mitte aus zu einem Teig verkneten. Nach und nach das Wasser zugeben und kräftig kneten. Der Teig soll schön geschmeidig, am Ende eher weich sein und Blasen werfen. Die Kleie braucht die Feuchtigkeit im Teig, um aufzuquellen.

Teig nun zugedeckt an einem warmen Ort etwa eine halbe Stunde gehen lassen. Dann wieder kräftig durchkneten, damit alle bei der Gärung entstandenen Luftbläschen herausgearbeitet werden. Eine Teigkugel formen und noch einmal fünf bis zehn Minuten gehen lassen.

Nun den Teig in 30 kleine Stücke (je etwa 60 g) aufteilen. Jedes Stück mit einem Nudelholz oval ausrollen. Das Teigstück an einer Ecke festhalten und mit der anderen Hand aufrollen. Dabei mit dem Handballen ein wenig Druck ausüben. Das erfordert etwas Übung. Mit Wasser bestreichen und mit einer Mischung aus grobem Meersalz und Kümmel oder Gewürzen bestreuen. Auf ein Backblech setzen und noch einmal eine knappe halbe Stunde gehen lassen. Im vorgeheizten Backofen (220 °C) zusammen mit einem Gefäß mit Wasser etwa 20 Minuten backen.

DINKELFLADEN MIT KNOBLAUCH

500 g Dinkelmehl, fein gemahlen
150 g Grünkernmehl, fein gemahlen
100 g Sojamehl
10 g Fenchelsamen
50 g Hefe
etwa ½ l Wasser
20 g Salz
70 g Knoblauchzehen, gehackt oder gepresst
50 g Butter

Fenchelsamen im Mörser zerstoßen oder in der Messermühle mahlen, unter das Dinkel-, Grünkern- und Sojamehl geben und gründlich vermischen, Hefe im lauwarmen Wasser auflösen und mit den Zutaten zu einem Teig verkneten. Die Butter wird erst zum Schluss untergemengt. Der Teig soll am Ende sehr weich sein. Dann 20 Minuten gehen lassen, noch einmal kräftig durchkneten und wiederum ruhen lassen. Sechs gleiche runde Teile formen, nochmals eine Viertelstunde ruhen lassen. Nun mit der Hand flachdrücken, so dass ein Fladen entsteht. Er soll nicht höher als einen Zentimeter sein. Auf ein gefettetes oder mit Backpapier ausgelegtes Backblech geben, nochmals 40 Minuten ruhen lassen. Mit einer Stricknadel an mehreren Stellen einstechen. Backofen auf 220 °C vorheizen, ein ofenfestes Gefäß mit Wasser dazustellen und bei 170 °C 40 Minuten backen.[34]

Aphrodisiaka für den Kochtopf

Diese Gewürze und Gemüse regen die Sinne an:

Alraune	Ingwer	Nelken
Anis	Kaffee	Petersilie
Aubergine	Kardamom	Pfeffer
Basilikum	Knoblauch	Piment
Brennnessel	Koriander	Rosmarin
Chili	Kresse	Safran
Datteln	Kürbis	Sellerie
Feigen	Liebstöckel	Spargel
Fenchel	Meerrettich	Süßholz
Ginseng	Meerträubel	Wermut
Granatapfel	Muskatellersalbei	Zimt
Honig	Muskatnuss	Zwiebeln

Kleine orientalische Spezereien

Im gesamten Orient gelten die Spezereien als das »Sesam, öffne dich!«. Diese pikanten Häppchen – auch *mezze* oder *mazza* genannt – reicht man zum Drink oder als Vorspeise. Sie werden in bis zu fünfzig kleinen Schälchen serviert, und manch einer erliegt der Versuchung, sich schon an ihnen satt zu essen. Sie sollen den Gaumen anregen und die Sinne vorbereiten auf das kommende Mahl. Die *mezze* lassen sich allein, zu zweit oder in Gruppen genießen. Auch wenn man zu mehreren ist, essen alle aus den gleichen Schälchen. Insofern fördern diese Spezereien auch die Geselligkeit. Sie eignen sich zudem hervorragend für ein (amouröses) Picknick im Grünen.

KNOBLAUCHPILZE

250 g kleine rosa Champignons
4 Knoblauchzehen, fein gehackt
1 TL zerstoßene Pimentkörner
1 TL zerstoßene Koriandersamen
1 Prise Muskatnuss
Salz, frisch gemahlener Pfeffer
2 EL Olivenöl
etwas Butter
verschiedene Kräuter: Oregano, Majoran, Minze, Basilikum, klein gehackte Petersilie

Pilze mit Knoblauch, Gewürzen, Öl und Butter in einen Topf geben. Bei großer Hitze mit geschlossenem Deckel zehn Minuten garen. Topf ab und zu schütteln. Sobald die Pilze zu karamellisieren beginnen, Deckel abnehmen und knapp fünf Minuten weiter garen, bis die Flüssigkeit fast verkocht ist. Dann abschmecken, in eine Schüssel geben und die Kräuter darunter mischen.

WÜRZKUGELN

225 g Bulgur, der zuvor eine halbe Stunde in kochendem Wasser eingeweicht wurde
225 g Hackfleisch vom Rind, Lamm oder einer Mischung aus beidem
2 Zwiebeln, fein gehackt
2 Knoblauchzehen, fein gehackt
2 TL Tomatenmark
1 TL getrocknete Chilischote, fein gehackt
½ TL in Öl geröstete getrocknete, sehr fein gehackte Chilischote
½ TL Chilipfeffer
½ TL gemahlener Koriander
½ TL gemahlener Kreuzkümmel
½ TL gemahlenes Piment
½ TL Zimtpulver
¼ TL gemahlene Nelken
¼ TL gemahlener Bockshornklee
1 TL Salz
2 Bund glatte Petersilie

Bulgur ausdrücken, abkühlen lassen, mit dem Hackfleisch in eine Rührschüssel geben. Gründlich verkneten, damit sich alles gut vermischen kann. Dann die Zwiebeln, Knoblauch und Tomatenmark hineingeben, danach alle Gewürze, etwas ge-

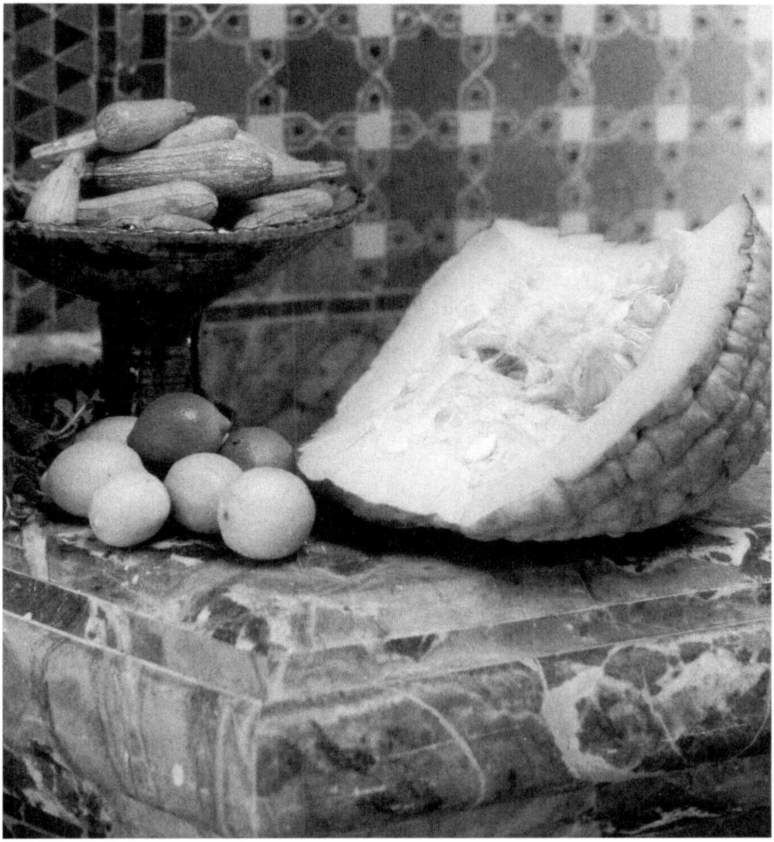

hackte Petersilie und das Salz. Fast eine halbe Stunde gut durchkneten. Da die Bällchen roh serviert werden, muss das Fleisch so lange bearbeitet werden. Mischung zu kleinen Bällchen formen, in der Mitte eine kleine Vertiefung eindrücken. Auf einem Petersilienbett mit Zitronenachteln anrichten. In die Vertiefung wird Zitronensaft geträufelt. Mit der Petersilie aufnehmen und in den Mund schieben.

SALBEIMÄUSLEIN

200 g Mehl
200 ml Bier
4 Eigelb
12 frische Blätter Muskatellersalbei
2 Eiweiß
Zucker
Salz
Olivenöl

Mehl mit Bier verrühren, Eigelb zufügen, Teig zehn Minuten ziehen lassen. Salbeiblättchen waschen und vorsichtig trocken tupfen; Eiweiß mit Zucker steif schlagen und mit einer Prise Salz unter den Teig heben. Nun die Blättchen durch den Teig ziehen und in einer Pfanne mit reichlich Olivenöl knusprig ausbacken. Auf Küchenkrepp abtropfen lassen und sofort servieren.

ZUCCHINISCHEIBEN MIT JOGHURTSAUCE

3–4 Zucchini
Öl zum Braten
1 Knoblauchzehe (nach Geschmack auch mehr)
2 TL frisch gestößelte Minze
400 g Joghurt

Zucchini längs in Scheiben aufschneiden, in reichlich heißem Öl von beiden Seiten in der Pfanne schön braun braten. Sie können die Scheiben auch grillen, dazu die Scheiben vorher mit Öl bestreichen, salzen und auf ein Backblech legen. Beim Grillen zwischendurch einmal wenden. Für die Sauce die zerdrückte Knoblauchzehe mit der gestößelten Minze in den Joghurt geben, salzen und pfeffern nach Geschmack. Kalt über den noch warmen Zucchinischeiben verteilen.

TATAR VON AUBERGINEN IN GRANATAPFELSIRUP

1 große Aubergine
Salz und frisch gemahlener Pfeffer
3 EL gutes Olivenöl
2 EL Granatapfelsirup (Grenadine aus türkischen, arabischen oder gut sortierten Feinkostläden)
2 Knoblauchzehen, gepresst
2 EL glatte Petersilie, gehackt

Die Aubergine in Scheiben schneiden, mit Salz bestreuen, auf Küchenkrepp legen und eine halbe Stunde entwässern lassen. Abspülen, trocken tupfen, in reichlich Öl wenden und im sehr heißen Ofen rösten. Etwas abkühlen lassen, Haut abziehen, Flüssigkeit ausdrücken und mit einem Wiegemesser in winzigste Stückchen schneiden (Pürieren ist nicht so gut), mit den oben genannten Zutaten vermischen, nach Geschmack noch etwas Zitronensaft zugeben; auf einer Platte anrichten und mit der Petersilie bestreuen.

Zück die Finger und iss

Auch die allererste Abhandlung über Sitten und Manieren bei Tisch stammt aus dem Orient. Während es bei uns noch sehr rustikal zuging, machte man sich dort schon allerlei Gedanken über Tischetikette. Der ägyptische Großwesir Ptah-

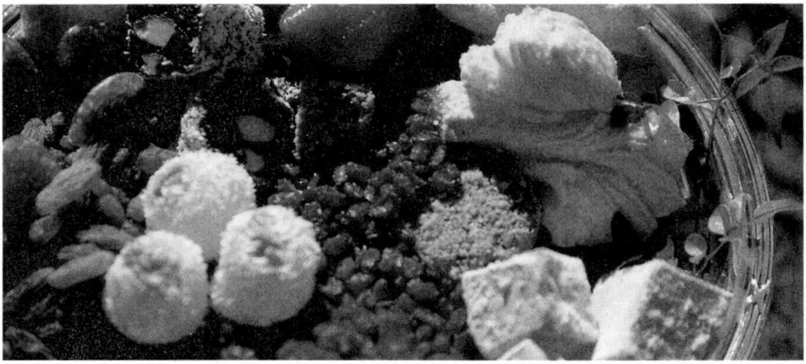

hotep (2500 v. Chr.) war zu seiner Zeit der höchste Verwaltungsbeamte und hielt zum ersten Mal schriftlich Regeln auf Papyrus fest. Zu den Fragen, die ihn bewegten, gehörte folgende: Soll man als Gast viel oder wenig essen? Seine Antwort lautete: »Viel! Denn wenn es dein Freund war, der dich zu Tische lud, so wird er sich sehr darüber freuen. War dein Gastgeber dein Feind, so wird er sich ärgern. Auch gut!« Gastfreundschaft wurde von jeher im Orient großgeschrieben. Es galt als heilige Pflicht, den Gast zu ehren – selbst wenn es sich um einen Feind handelte. Drei Tage lang durfte man so die Gastfreundschaft in Anspruch nehmen.

Die Kreuzfahrer brachten die feinen Sitten auch in unsere Breiten. Aus den Regeln des Orients entwickelte sich vor allem in den begüterten Klassen eine eigene Tischkultur. Das schien auch bitter nötig zu sein, denn: »Wir wissen heute, dass sich gerade diese selbständigen, gerichtsfähigen Ritter damals auf ihren Burgen und Hofmarken wie die Sau auf dem Sofa benahmen«, hat die Historikerin Anita Homolka in ihrer Doktorarbeit geschrieben. Bei ihren Gelagen warfen sie beispielsweise Knochen und Abfälle einfach unter den Tisch.[35]

Aphrodisierende Vorspeisen

LEICHTE ÖSTLICHE BRÜHE

2 l Hühnerbrühe (aus einem frischen Biohuhn selbst zubereitet und entfettet)
2 Stangen Zitronengras
1 Bund Koriandergrün
30 g frische Ingwerwurzel, geraspelt
4 rote Chilischoten
1 Handvoll getrocknete Steinpilze
1 geschälte Schalotte
1 Knoblauchzehe (nach Geschmack auch mehr)
Sellerie nach Belieben

Die Brühe zusammen mit allen Zutaten kochen. Abkühlen lassen, absieben. Beim Aufwärmen je nach Geschmack Scheibchen von Pilzen und Sellerie in der Brühe gar ziehen lassen.

KLARE CURRYSUPPE MIT GEMÜSE

1 Hähnchen (1,3 kg)
2 Bund Suppengrün
30 g getrocknete Pilze
3 EL Orangensaft
5 EL selbst gemachtes Currypulver
1 EL Limettensaft
1 TL grüne Currypaste (Asialaden)
½ Bund Koriandergrün

Hähnchen in zwei Liter kochendes Salzwasser geben, eine Stunde bei mittlerer Hitze sieden lassen. Suppengemüse putzen, davon 150 Gramm Möhren, 100 Gramm Porree und 100 Gramm Selleriewurzel beiseite legen. Das andere Gemüse grob zerkleinern und nach 30 Minuten in die Brühe geben. Hähnchen nach dem Ende der Garzeit herausnehmen und abkühlen lassen. Brühe durch ein Sieb in eine Schüssel gießen. Pilze in Orangensaft einweichen, abtropfen lassen, grob schneiden. Möhren, Porree und Petersilienwurzel in fünf Zentimeter lange und einen halben Zentimeter breite Streifen schneiden. Hähnchenfleisch von den Knochen lösen, Haut, Knorpel, Fett und Sehnen entfernen, Fleisch in eineinhalb Zentimeter große Würfel schneiden. Currymischung mit den eingeweichten Pilzen samt Orangensaft in einen Topf geben und eine Minute kochen lassen. Hühnerbrühe, Limettensaft und Currypaste dazugeben, einmal aufkochen lassen. Petersilienwurzel und Möhren darin fünf Minuten garen, Porree und Hähnchenwürfel dazugeben und noch einmal ein bis zwei Minuten köcheln lassen. Korianderblätter abzupfen und klein schneiden, über die Suppe streuen und servieren.

Wenn Sie die Currysuppe als Vorspeise ohne Fleisch servieren wollen, können Sie das Fleisch für ein Hähnchencurry verwenden. Dazu nehmen Sie das Geflügel bereits nach einer halben Stunde aus der Brühe, lassen es etwas abkühlen und lösen das Fleisch vom Knochen wie im Rezept beschrieben, Knochen und andere abgeschnittene Reste geben Sie in die Brühe zurück und lassen diese weiter köcheln. Die Hähnchenwürfel braten Sie nun in zehn Gramm Butter in einer Kasserolle an und löschen sie mit einem Viertelliter süßer Sahne ab, in die Sie zuvor einen Esslöffel Currypulver eingerührt haben. Da hinein raspeln Sie einen halben geschälten Apfel oder geben eine Hand voll eingeweichter Rosinen hinein. Dann salzen und pfeffern Sie das Gericht und geben nach Geschmack noch etwas Currypulver dazu.

HÜHNERBRÜHE GEGEN LIEBESKUMMER

Hühnerbrühe ist ein altbekanntes Heilmittel für unglücklich Verliebte, Verschnupfte und Genesende. Forscher vermuten, dass in Hühnern eine Substanz enthalten ist, die sich positiv auf Erkältungen und andere Atemwegssymptome auswirkt. Sie ähnelt dem gegen Bronchialsymptome eingesetzten Acetylcystein, das im Übrigen ursprünglich aus Haut und Federn vom Huhn gewonnen wurde.

Hühnerbrühe ist zudem ein leckeres und mageres Süppchen. Leider ist es weitgehend aus der Mode gekommen, sie frisch zuzubereiten. Doch nur frisch gekocht kann sie ihre Wirkung auf Körper und Seele entfalten. Zudem ist sie eine gute Basis für viele feine Rezepte.

So bereiten Sie eine Hühnerbrühe zu: Sparen Sie nicht am Huhn. Sie können auch einen jungen Hahn nehmen, denn der ist nicht so fett wie ein Suppenhuhn. Für eine normale Brühe oder einen Fond reicht ein gutes Huhn aus – es sollte allerdings ganz frisch und aus der Biohaltung sein. Verwendet wird das ganze Huhn, außer den Innereien.

Für ein Kilo Huhn (am besten in Teile zerlegt) brauchen Sie jeweils eine Handvoll Möhrenscheiben, Lauchringe, Knollensellerie, Petersilienwurzel, Zwiebelhälften, ein getrocknetes Lorbeerblatt (wenn der Lorbeer frisch ist, zwei), einige Pimentkörner, einen Esslöffel frischen Ingwer, einen halben Teelöffel Pfefferkörner, einen Bund Thymian, einige Stängel Petersilie und zwei Liter Wasser.

Das Ganze bringen Sie sehr langsam zum Köcheln. Mindestens drei Stunden sanft köcheln lassen. Nun Brühe durch ein Sieb abseihen. Gemüse und Hühnerfleisch sind leider ausgekocht und nicht mehr zu verwenden (schmecken aber noch manchem hungrigen Haustier). Brühe über Nacht kalt werden lassen, dann Fettschicht abheben. (Sie können die Suppe auch portionsweise einfrieren.)

Wenn Sie die Heilsuppe für liebeskranke Seelen sofort verwenden wollen: Suppe nun leicht salzen, eine kleine Chilischote zufügen und noch mal aufkochen lassen, etwas reduzieren, dann eine Knoblauchzehe hineinpressen, vielleicht noch etwas frisch gepressten oder ganz fein gehackten Ingwer und einige dünne Zitronenscheiben zufügen, mit etwas gehackter Petersilie bestreuen. Sie sollte heiß serviert und sofort in kleinen Schlückchen getrunken werden. Wenn Sie diese Brühe gegen eine Erkältung zu sich nehmen, legen Sie sich am besten danach dick eingemummelt ins Bett und schwitzen ordentlich.

ORANGENSALAT MIT RAUKE

300 g Rauke (Rucola)
2 Orangen
1 Zwiebel
4 EL Orangensaft
4 EL Olivenöl
Salz und Pfeffer
3 EL geröstete Pinienkerne
2 EL Schwarzkümmel
2 EL glatte Petersilie, fein gehackt

Den Salat waschen und trockenschleudern, in mundgerechte Stücke zupfen. Orange sorgfältig schälen, mit einem scharfen, spitzen Messer in Filets schneiden (alle Häutchen entfernen) und würfeln, Zwiebel klein hacken.

Orangensaft, Olivenöl mit Salz und Pfeffer zu einer Sauce verrühren. Alle Zutaten in einer Schüssel gut miteinander vermischen. Mit den Pinienkernen, dem Schwarzkümmel und der gehackten Petersilie bestreuen. Dazu schmeckt gegrillter Ziegenkäse.

SELLERIE-KOKOS-SALAT

2 EL Vollmilchjoghurt
2 Knoblauchzehen, gepresst
Saft von ½ Zitrone
Salz, Pfeffer
6–8 Stangen Sellerie, geraspelt
4–5 EL frisch geriebene Kokosnuss
Sellerieblättchen zum Garnieren
frische Minzeblätter

Joghurt, Knoblauch und Zitronensaft gut vermischen, mit Salz und frisch gemahlenem Pfeffer abschmecken. Sellerie und Kokosnuss dazugeben und vermischen, ein Weilchen ziehen lassen (aber nicht zu lange, sonst zieht der Sellerie Wasser), mit Sellerieblättchen und frischer Minze dekorieren. Wenn Sie keine frische Kokosnuss bekommen, verwenden Sie fertige Kokosraspel, die Sie zuvor für eine halbe Stunde in Milch einweichen, dann abgießen und gründlich ausdrücken. Das ist allerdings eine nicht so schmackhafte Alternative.

Aphrodisierende Hauptspeisen

Curry ist ein typisches Gewürz für Gerichte aus dem nahen und fernen Osten. Es wird aus einer Mischung verschiedener Gewürze zubereitet – zu dem Pulver, das wir heute als Currypulver kennen. Darin sind enthalten:

- Bockshornklee
- Chili
- Curryblätter
- Ingwer
- Koriander
- Kreuzkümmel
- Kurkuma
- Pfeffer
- Senfsamen
- Zimt

Rezepte mit Curry sind ausgesprochen würzig und in jeder Hinsicht appetitanregend. Die vielen verschiedenen Gewürze, die verwendet werden, haben alle eine wohltuende Heilwirkung auf Ihren Organismus, denn sie befreien den Körper von »Hitzen und Giftstoffen«. Bei Currygerichten können Sie fast auf Salz verzichten, das kommt Ihrem Blutdruck zugute. Trotzdem müssen Sie wahrscheinlich erst einmal ausprobieren, welche Würzstärke Ihnen zusagt. Wenn Sie dazu Reis servieren, kann dieser ungesalzen sein. Bei der Würzung muss bedacht werden, dass der Reis einen Teil der Schärfe schluckt.

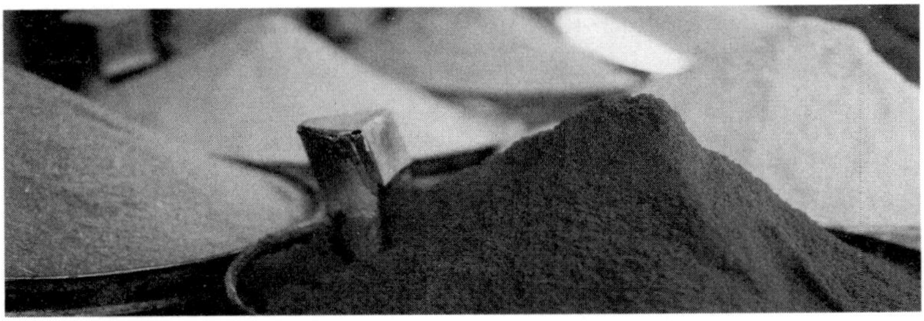

CURRYMISCHUNGEN ZUM SELBSTZUBEREITEN

Die besten Zutaten dafür bekommen Sie im Reformhaus:

2 Kardamomkapseln
1 TL Kurkuma
3 EL Currypulver (mild)
1 TL Paprikapulver (rosenscharf)
1 TL Kreuzkümmelsaat
1 TL Bockshornklee
½ TL Zimtpulver

Kardamomsamen aus den Kapseln lösen, mit den übrigen Gewürzen ohne Fett in einer Pfanne 20 Sekunden bei mittlerer Hitze unter ständigem Rühren rösten. Mischung abkühlen lassen, in einen Mixer oder einen Mörser geben und sehr fein mahlen. Zum Aufbewahren in ein dunkles Schraubglas füllen.

Eine weitere Mischung:

3–4 EL Koriandersamen
2 TL Kreuzkümmelsamen
1 TL schwarze Pfefferkörner
1 TL Bockshornkleesamen
1 gestrichener TL Ingwerpulver
1 EL gemahlene Kurkuma

Sie können auch experimentieren, welche Mischung Ihnen am besten schmeckt. Mögen Sie es schärfer, geben Sie noch Senfkörner und getrocknetes Chilipulver hinzu. Möchten Sie es süßer haben, geben Sie etwas Gewürznelke und etwas Ceylonkaneel dazu.

LAMMCURRY

500 g Lamm-Ragout
20 g Butterschmalz
2 EL Currypulver (mild)
15 g Mehl
100 g Zwiebeln
2 Knoblauchzehen
10 g frischer Ingwer
1 Bund Schnittlauch

Butterschmalz in einem Schmortopf mit einem gut verschließbaren Deckel sehr heiß werden lassen, Lammragout darin von allen Seiten rundherum anbraten. Curry und Mehl mischen und über das Fleisch stäuben. Gut verrühren und bei sanfter Hitze etwas anschwitzen lassen. Einen Viertelliter Wasser dazugießen, aufkochen lassen und dabei umrühren. Zugedeckt bei 175 °C im Backofen auf der zweiten Einschubleiste von unten zwei Stunden garen. Eventuell etwas Wasser nachgießen.

Zwiebeln pellen und in Scheiben schneiden. Knoblauch pellen, Ingwer schälen und beides in dünne Scheiben schneiden. Mit etwas Butterschmalz in einer Pfanne glasig dünsten und zum Curry geben. Sie können in der letzten halben Stunde auch noch eine Hand voll Rosinen und Pinienkerne zum Fleisch geben. Den Schnittlauch in Röllchen schneiden und vor dem Servieren über das Gericht streuen. Dazu passt Reis oder Fladenbrot.

LUCUSTAS ASSAS

Langusten vom Rost mit Datteln, Honig und Wein

(für 6 Personen)

3 Langusten
6 TL gemahlenes Liebstöckel
6 TL gemahlener Koriander
1½ TL gemahlener Kümmel
¾ TL gemahlener schwarzer Pfeffer
12 (entkernte) Datteln, fein gehackt
6 EL trockener Rotwein
6 EL trockener Weißwein
3 TL Honig
6 EL aufgekochter Traubensaft
gut 2 TL Meersalz
6 EL Weinessig
9 EL Olivenöl

Die rohen Langusten halbieren, alle Gewürze mit den Datteln in eine Schale geben, Wein, Honig, Traubensaft, Essig und Olivenöl hinzufügen. Alles gründlich vermengen und aufpassen, dass die Dattelstückchen nicht klumpen. Einen Teil dieser Masse auf die Langustenhälften verteilen; diese auf einen Rost legen oder in den Grill schieben und etwa 15 bis 20 Minuten garen, dabei laufend mit dem Rest der Sauce bestreichen, damit die Langusten nicht austrocknen.[36]

SPRITZIGER SEETEUFEL, MIT PETERSILIE AROMATISIERT

50 g Butter
800 g frischer Seeteufel ohne Gräten
100 g Crème fraîche
1 TL Pfefferwürzöl
½ TL Petersilienwürzöl
1 TL Estragonwürzöl
trockener Rieslingsekt oder Champagner

Butter in einer Pfanne zergehen, aber nicht braun werden lassen. Den enthäuteten Fisch von jeder Seite fünf bis zehn Minuten (je nach Größe) darin dünsten, salzen und pfeffern. Herausnehmen, auf eine vorgeheizte Platte legen, zugedeckt beiseite stellen und warm halten. Bei milder Hitze die Crème fraîche in den Bratenfond einrühren. Kurz vor dem Servieren die Würzöle darunter mischen, mit Salz abschmecken, den Sekt dazugeben, vorsichtig umrühren und den Fisch damit überglänzen.

LAMM MIT DATTELN

1 kleine Lammkeule (ca. 1 kg) ohne Knochen
125 g Gemüsezwiebeln
1 Knoblauchzehe
1 kleine Dose geschälte Tomaten
6 EL Öl
Salz und frisch gemahlener Pfeffer
½ EL Paprikapulver, edelsüß
½ EL frisch gemahlener Koriander
½ TL gemahlene Gewürznelken
2 TL Tomatenmark
125 ml Hühnerbrühe
1 Lorbeerblatt
100 g Datteln
½ Dose Kichererbsen
1 Bund glatte Petersilie

Fett und Sehnen mit einem spitzen Messer vom Lammfleisch gründlich entfernen, das Fleisch in nicht zu kleine Würfel schneiden. Die Zwiebeln schälen und würfeln. Knoblauch pellen und durchpressen. Tomaten in einem Sieb abtropfen lassen, Saft auffangen, Tomaten klein würfeln.

Zwiebeln und Knoblauch in zwei Esslöffeln Öl in einem großen Topf andünsten. Das gesalzene und gepfefferte Fleisch separat in einer Pfanne in drei Portionen in heißem Öl goldbraun braten. Dann in den Topf geben. Nun bei mittlerer Hitze das Paprikapulver, den Koriander und das Nelkenpulver rasch unterrühren, dann Tomatenmark zugeben, zum Schluss die Tomatenwürfel und den aufgefangenen Tomatensaft. Mit Brühe auffüllen, Lorbeerblatt dazugeben und im geschlossenen Topf eineinhalb Stunden köcheln lassen.

Die Datteln häuten und entkernen und in zwei Zentimeter große Stücke schneiden. Kichererbsen in einem Sieb kalt abbrausen und abtropfen lassen, Petersilie grob hacken. Fünf Minuten vor dem Ende der Garzeit Datteln und Kichererbsen zum Fleisch geben, dann die Petersilie untermischen. Wer will, kann als Dekoration noch einige Granatapfelkerne darüber streuen.

MÄRCHENHAFTES KOTELETT

500 g mehlig kochende Kartoffeln
1 kleine Zwiebel
verschiedene Kräuter, jeweils ½ Bund: Petersilie, Dill, Bohnenkraut, Schnittlauch, Minze und Koriander
200 g Lammhack (oder Rinderhack)
2 Eier
Salz
frisch gemahlener Pfeffer
Olivenöl zum Braten

Kartoffeln kochen, schälen und zu Mus zerstampfen. Zwiebel und Kräuter sehr fein hacken. Alle Zutaten vermischen; aus dem Teig handtellergroße flache Frikadellen formen und in heißem Öl bei schwacher bis mittlerer Hitze pro Seite etwa sieben Minuten braten.

ORIENTALISCHES KAMILLENHÄHNCHEN

¾ l Geflügelbrühe (siehe Seite 259)
3 EL Kamillenblüten
4 Hähnchenbrüste
1 Zimtstange
100 ml Weißwein
1 ml Wermut
Pfefferminze
4 Eigelb
4 Zucchini
30 g Butter
2 EL rosa Pfefferkörner
Salz und Pfeffer

Die Brühe erhitzen und die Kamille zwei Minuten mitkochen lassen. Hähnchenbrüste darin zehn Minuten garen. Warm stellen. Einen Achtelliter Brühe mit der Zimtstange zur Hälfte einkochen lassen. Wein und Wermut angießen, nochmals reduzieren. Zimtstange herausnehmen. Eigelb mit etwas Kochflüssigkeit im Wasserbad aufschlagen und würzen. Zucchini in Streifen schneiden, kurz andünsten, mit Salz und Pfeffer abschmecken. Hähnchenbrüste auf Gemüse anrichten, mit Sauce übergießen.

Aphrodisierende Beilagen

GRÜNKERNHERZCHEN

Je 20 g Schalotten, Sellerie und Möhren, fein gewürfelt
250 g Grünkern
1 l Rinderbrühe
1 EL Butter
3 Eier
1 Bund glatte Petersilie, gehackt
Salz und Pfeffer zum Abschmecken
Semmelbrösel und Butter zum Panieren

Schalotten, Sellerie und Möhren in der Butter anschwitzen, den abgespülten Grünkern dazugeben, mit der Brühe ablöschen und unter gelegentlichem Rühren bei schwacher Hitze ausquellen lassen, bis der Grünkern weich ist. Leicht abkühlen lassen, dann zwei verquirlte Eier und die Petersilie untermischen, abschmecken. Die Masse zentimeterdick auf Backpapier ausstreichen und abkühlen lassen. Mit einem Herzausstecher aus der Masse Herzen ausstechen, in verquirltem Ei, dann in Semmelbrösel wälzen. In der Pfanne Butter aufschäumen lassen und die Herzen darin goldbraun backen. Auf Küchenpapier abtropfen lassen.

COUSCOUSSALAT

250 g mittelfeiner Couscous
300 ml Wasser
1 rote Paprika
3 mittelgroße Tomaten
10 Frühlingszwiebeln
Saft von 1 Zitrone
5–8 EL sehr gutes Olivenöl
je eine Handvoll gehackte Minze und Petersilie

Couscous in eine Schüssel geben, mit kaltem Wasser übergießen und gründlich durchmischen. Eine halbe Stunde quellen lassen, bis er weich ist. In der Zwischenzeit Paprika würfeln, Tomaten enthäuten, entkernen und würfeln, Frühlingszwiebeln in feine Streifen schneiden. Alles mischen, Zitronensaft von einer Zitrone (nach Geschmack auch mehr) und Öl dazugeben. Nach einer halben Stunde Couscous untermischen. Salat mit Kräutern bestreuen.

»*Couscous!* Wie kann man ein so schmusiges Wort nur mit Harrrtweizzzengrrrieß übersetzen? Couscous legt sich sanft auf die Zunge, mit einem Unterton von Kreuzkümmelschärfe und, vielleicht, einer Ahnung von zarter Bitternis, ein krümelig milder Diwan für saftiges Fleisch und die scharfen Momente der Zungenlust«, schwärmte die Zeitschrift *Der Feinschmecker* vor einigen Jahren.[37]

SPINAT MIT KARDAMOM-JOGHURT

Für die Sauce
5 Kardamomkapseln, im Mörser fein zerstößelt
1–2 rote entkernte Chilischoten, sehr fein gehackt
1 Bund Koriandergrün, fein gehackt
300 g Sahnejoghurt
1 EL Zitronensaft
½ TL Zimt
1 TL Zucker
Salz und Pfeffer

Alles vermischen und eine Viertelstunde durchziehen lassen.

Für das Gemüse
500 g Spinat
2 EL Olivenöl
100 g Zwiebel, fein gehackt
1 Knoblauchzehe, fein gehackt
100 ml Gemüsefond

Inzwischen Spinat putzen, waschen und in reichlich Salzwasser blanchieren, abtropfen lassen. Öl erwärmen, Zwiebeln und Knoblauch darin glasig dünsten. Mit dem Fonds ablöschen und gänzlich einkochen. Den Spinat dazugeben und noch zwei Minuten bei mittlerer Hitze dünsten lassen.

Für die Dekoration
1 Granatapfel

Frucht halbieren, die Kerne herauslösen, zum Spinat geben, salzen, pfeffern und mit dem Kardamom-Joghurt zusammen servieren (eignet sich auch als vegetarisches Hauptgericht!).

Aphrodisierende Desserts

Zu den besonderen Reizen der orientalischen Küche gehören die Süßspeisen, die im ganzen Orient beliebt sind. Sie bilden den opulenten Höhepunkt einer Mahlzeit und genießen Weltruhm. Die häufigsten Zutaten sind Blätter- oder Strudelteig, Milchreis mit Rosinen, Mandeln, Nüsse, Pistazien, getrocknete Früchte, Orangenblütenessenz, Honig, Mandel- und Rosensirup.

Die Speisen tragen phantasievolle Namen wie »Wonne des Schlundes«, »Noahs Dessert«, »Fruchtkompott für einen Sultan« oder »Eine Freude für den Ehemann«. Die Süßspeisen werden meist auf einem Extratisch serviert.

THYMIANFEIGEN

250 g getrocknete Feigen
Rotwein
1½ EL Honig
3 Zweige frischer Thymian

Feigen mit dem Rotwein in den Topf geben, so dass sie bedeckt sind. Honig und Thymian hinzufügen. Bei schwacher Hitze eine Stunde köcheln lassen. Früchte aus dem Sud nehmen und in zwei Schälchen füllen. Thymian entfernen. Sud bei mittlerer Temperatur einköcheln lassen, bis er sirupähnlich ist. Feigen damit übergießen und servieren. Dazu passt Sahne oder Eis.

TRAUMHAFTER ROSENORANGENSCHAUM

8 Blatt weiße Gelatine
3 Eiweiß (am besten von Bioeiern)
250 g Zucker
¼ l Schlagsahne
75 ml Orangensaft
2 EL Zitronensaft
1 TL Rosenwasser
3 Eigelbe
abgeriebene Schale von je 1 unbehandelten Orange
  und Zitrone
6 Eiweiß
50 g Zucker
eine Prise Salz

Gelatine in kaltem Wasser einweichen. Das Eiweiß mit dem Zucker sehr steif schlagen, kalt stellen. Schlagsahne halbsteif schlagen, kalt stellen. In einem Topf Orangen- und Zitronensaft aufkochen, dann das Rosenwasser (aus der Apotheke) dazugeben. In der heißen Flüssigkeit die ausgedrückte Gelatine auflösen. Die Eigelbe mit dem warmen Gelatine-Saft-Gemisch drei Minuten aufschlagen. Die geriebenen Orangen- und Zitronenschalen dazugeben. Dann das Eiweiß und den Zucker zu Schnee schlagen; den kaltgestellten Eischnee möglichst schnell unter die Eigelbmasse mischen; dann die geschlagene Sahne und den neu geschlagenen Eischnee unterheben. Eine normal große Springform mit kaltem Wasser ausspülen, den Rand mit Backpapier auslegen. Die Masse hineinfüllen und sechs bis acht Stunden kalt stellen.

Das Dessert im vorgeheizten Backofen auf der obersten

Einschubleiste eine halbe bis eine dreiviertel Minute hellbraun grillen. Vorsichtig den Rand der Springform lösen. Wie eine Torte in Stücke schneiden und mit marinierten Orangenspalten servieren.

SAFRAN-REISPUDDING

(für 4 Personen)

Diese beliebte Süßspeise stammt aus dem nordtürkischen Safranbolu, das 1994 von der Unesco zum Kulturerbe der Menschheit erklärt wurde.

100 g Rundkornreis
4 EL Sultaninen
½ TL Safranfäden
150 g Zucker
2 EL Speisestärke
3 EL Rosenwasser
4 EL Pinienkerne
Kerne von einem Granatapfel

Reis in einem Sieb kalt abspülen, mit Wasser bedeckt zwei Stunden einweichen. Sultaninen einweichen. Safran im Mörser mit zwei Esslöffeln heißem Wasser beträufeln, beiseite stellen. Den Reis mit einem Liter Wasser 20 Minuten bei schwacher Hitze kochen, Zucker unterrühren. Safran im Mörser fein zerreiben und unter den Reis rühren. Zehn Minuten köcheln lassen, öfter umrühren. Speisestärke mit Rosenwasser vermischen und unter die Süßspeise heben; nochmals aufkochen, sie soll aber recht weich bleiben. Die Masse in Portionsschälchen füllen und abkühlen lassen.

Die gut abgetropften Rosinen in kleine Streifen schneiden. Pinienkerne in einer Pfanne ohne Fett leicht anbräunen. Den Pudding mit Rosinenstreifen, Pinien- und Granatapfelkernen bestreuen.

HAMAM-TASCHEN

(für 6 Personen)

Altjüdisches Backwerk mit Pflaumen, Rosinen, Nüssen und Honig.

2 Eier
½ Tasse Zucker
½ Tasse Öl
1 TL Vanille
Saft und Schale von ½ Orange
2¾ Tassen Mehl oder Vollkornmehl
2 TL Backpulver
¼ TL Salz

Für die Füllung nimmt man je nach Geschmack entweder eine Mischung aus Marmelade und gehackten Nüssen oder aus gekochten Backpflaumen, Honig, gehackten Nüssen und Rosinen. Eier und Zucker miteinander verquirlen. Öl, Vanille, Saft und geraspelte Schale der Orange hinzugeben. Gesiebtes Mehl mit Backpulver und Salz vermischen und zum Eierschaum geben. Beides zu einem Teig verarbeiten. Eine Teigplatte ausrollen und mit einem bemehlten Glas zwölf große runde Stücke ausstechen. In die Mitte je einen Löffel mit der Füllung geben. Jedes Teigstück triangelförmig auf drei Seiten zur Mitte hin einschlagen, die Ecken zusammendrücken. Oberfläche mit verquirltem Eigelb bepinseln. Auf Backpapier bei 180 °C 20 Minuten backen.[38]

SELBST GEMACHTES KONFEKT AUS TROCKENOBST

250–500 g gute Bitterschokolade
250–500 g Vollmilch oder weiße Schokolade
(Die Mengen richten sich nach der Größe der Oberfläche der von Ihnen ausgewählten Trockenfrüchte – für Apfelringe beispielsweise brauchen Sie 500 g, für Aprikosen entsprechend weniger. Übrig gebliebene Schokolade können Sie noch für andere Speisen verwenden.)
200 g getrocknete Früchte Ihres Geschmacks (besonders lecker schmeckt es mit Aprikosen)

Zerkleinern Sie die Schokolade und lassen Sie die beiden Sorten getrennt über einem warmen Wasserbad schmelzen. Tauchen Sie die getrockneten Früchte nun einzeln in eine Schokolade. Mit der anderen Schokolade machen Sie – zum Beispiel mit einem Zahnstocher oder einer kleinen Spritztülle – Verzierungen darauf. Sie können die Früchte auch »halb und halb« in beiden Schokoladensorten eintauchen.

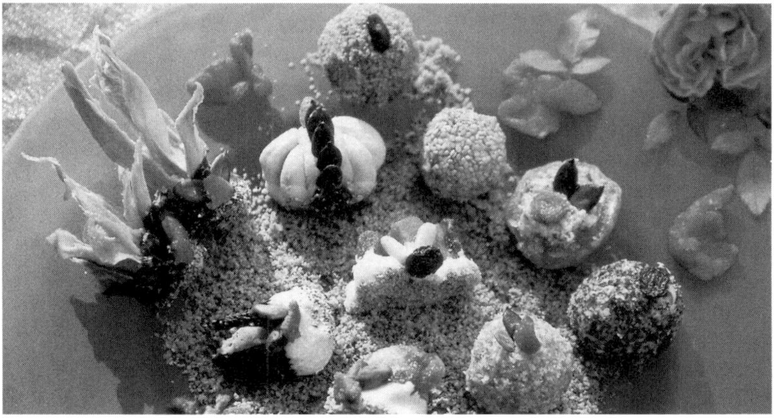

Mein persönliches orientalisches Verwöhnmenü

KORIANDER-LEBERTERRINE

400 g Hühnerleber
50 g Zwiebeln
1 Knoblauchzehe
25 g Rosinen
15 g Walnüsse
1½ Teelöffel frisch gestößelter Koriander
1 Bund Koriandergrün
200 g zimmerwarme Butter
Pfeffer
1–2 EL Balsamicoessig
Salz, Pfeffer
1 Bund glatte Petersilie

Eine Terrinenform (350 ml) mit einem aufgeschnittenen Gefrierbeutel oder einer Folie glatt auslegen und kalt stellen. Die Hühnerleber putzen, waschen und trockentupfen. Zwiebeln und Knoblauch, Rosinen und Walnüsse sowie das Koriandergrün fein hacken.

50 Gramm Butter in einer Pfanne erhitzen und die Leber darin von allen Seiten kurz anbraten (etwa drei Minuten). Stetig wenden; pfeffern, salzen, aus der Pfanne nehmen und abkühlen lassen. Im Bratfett Zwiebeln, Knoblauch, Rosinen, Walnüsse und Koriander andünsten, mit Balsamicoessig ablöschen und einköcheln lassen. Masse über die Leber geben.

Restliche Butter mit dem Handrührgerät cremig schlagen. Die gebratene Leber mit dem Schneidstab fein pürieren, dann mit der Butter und dem gehackten Koriandergrün gut verrühren, kräftig mit Salz und Pfeffer abschmecken. Alles in die gut durchgekühlte Pastetenform füllen; Form auf der Arbeitsfläche mehrmals kurz aufschlagen, damit die Masse keine Luftblasen bildet. Masse mit den Ecken des Gefrierbeutels abdecken und mindestens 24 Stunden kalt stellen.

Vor dem Servieren Terrine mit einem Messer vom Rand lösen und stürzen, Folie ablösen und die Terrine in feine Scheiben schneiden. Mit Petersilienblättern garnieren, Granatapfelkerne darauf streuen. Dazu passen scharf angebratene Champignons.

PAPRIKASUPPE MIT ZIEGENKÄSENOCKERLN

6 rote Paprikaschoten
200 g Schalotten
2 Knoblauchzehen
2 EL Olivenöl
2 EL Tomatenmark
2 EL Paprikapulver (edelsüß oder scharf, je nach Geschmack)
2 l Geflügelbrühe
175 g Ziegenfrischkäse
30 g weiche Butter
40 g Speisestärke
3 Eigelbe
½ Bund Schnittlauch in Röllchen
½ Bund Petersilie
6 Stiele Dill
2 EL Zitronensaft (nach Geschmack auch mehr)
Salz, Cayennepfeffer

Paprikaschoten putzen, vierteln, mit der Hautseite nach oben auf ein Backblech legen und unter dem Grill rösten, bis die Haut schwarz wird und Blasen wirft. Anschließend herausnehmen und mit einem feuchten Geschirrtuch zehn Minuten abschrecken. Haut abziehen und die Schoten grob hacken; dann die Paprika in der Küchenmaschine fein pürieren.

Schalotten schälen und würfeln. Knoblauch schälen und pressen, Schalotten und die Hälfte vom Knoblauch in Olivenöl andünsten; Paprikapüree kurz mit andünsten, Tomatenmark und Paprikapulver schnell unterrühren. Mit der Geflügelbrühe aufgießen und 20 Minuten leise köcheln lassen.

Den Ziegenkäse durch ein feines Sieb streichen. Die warme Butter in einem schmalen Rührbecher schaumig schlagen, bis sie weiß ist. Zuerst die Speisestärke, dann den Ziegenkäse und anschließend das Eigelb mit Schnittlauch und restlichem Knoblauch unterrühren, mit Salz abschmecken.

Die Suppe vom Herd nehmen. Die Petersilie und den Dill hinzugeben und noch 20 Minuten darin ziehen lassen; dann durch ein feines Sieb gießen, gut ausdrücken.

Inzwischen einen großen Topf mit Salzwasser zum Kochen bringen. Von der Ziegenkäsemasse mit zwei Teelöffeln, die vorher in kaltes Wasser getaucht wurden, Nockerln abstechen und in das kochende Salzwasser geben. Drei bis vier Minuten bei milder Hitze ziehen lassen, dann vom Herd nehmen und noch fünf Minuten im Wasser ruhen lassen. Anschließend gut abtropfen lassen.

Suppe noch mal erhitzen, mit Salz, Cayennepfeffer und Zitronensaft würzen, mit den Nockerln und etwas Dill servieren.

LAMMWÜRSTCHEN MIT CURRY-INGWER-BOHNEN

400 g mageres Rindfleisch
400 g Lammfleisch (aus der Schulter)
100 g Rinderfett
2 Knoblauchzehen
2 gestrichene TL Salz
½ TL Zimtpulver
½ TL frisch gemahlener Kreuzkümmel
½ TL gemahlenes Piment
2 EL scharfes Paprikapulver
1 EL getrocknete, zerriebene Minze
6 EL Wein
4 EL Öl

Lammfleisch von Fett und Sehnen befreien, falls nötig; Rind- und Lammfleisch sowie Rinderfett (es funktioniert auch ohne Fett) sehr klein würfeln und in der Messermühle zerkleinern. Besser geht es noch, wenn Sie den Fleischwolf oder die Küchenmaschine nehmen! Knoblauch schälen und pressen. Salz, Minze und Gewürze gut vermischen und unter das Fleisch kneten. Noch mal gut durchmixen. Alles mit dem Wein verarbeiten. Auf einer geölten Arbeitsfläche die Masse in vier gleich große Kugeln formen. Jede Kugel mit geölten Händen zu Rollen formen (etwa 60 cm). Die Rollen in zehn Zentimeter lange Würstchen schneiden. Nachformen und fünf bis sechs Stunden zugedeckt an einen kühlen Ort stellen. Öl in einer Pfanne erhitzen und die Würste portionsweise sechs bis sieben Minuten braten. Mit den Bohnen servieren.

CURRY-INGWER-BOHNEN

400 g grüne Bohnen
20 g frische Ingwerwurzel
1 rote Chilischote
200 g Gemüsezwiebeln
3 Frühlingszwiebeln
150 g Sahnejoghurt
1½ EL Mehl
1 EL Butter
1 EL Öl
1½ EL Curry
250 ml Gemüsefond oder -brühe (am besten selbst gekocht)
frischer weißer Pfeffer
1 Bund Koriandergrün

Bohnen putzen und in sprudelndem Salzwasser fünf bis acht Minuten kochen (Bissprobe machen). Abschrecken und abtropfen lassen. Ingwer schälen und würfeln. Chilischote aufschneiden, entkernen und sehr fein hacken. Gemüsezwiebeln fein würfeln, Frühlingszwiebeln putzen und in Ringe schneiden.

Joghurt mit Mehl glatt rühren. Butter und Öl in einem flachen Topf erhitzen. Ingwer, Chili und Zwiebeln unter Rühren darin andünsten, mit Curry bestäuben und etwas anschwitzen. Brühe dazugeben, glatt rühren und drei Minuten bei milder Hitze kochen. Joghurt und Bohnen unterrühren. Salzen, pfeffern. Abgezupftes Koriandergrün mit den Frühlingszwiebeln dazugeben und weitere zwei bis drei Minuten ziehen lassen.

SÜNDIGE HIBISKUSMOUSSE

4 Blatt Gelatine, eingeweicht
120 g Zucker
200 ml starker Hibiskusblütentee (Karkade-Tee von SALUS aus dem Reformhaus)
50 ml flüssige Sahne
150 ml geschlagene Sahne
3 Apfelsinen
8 Datteln
2 EL Honig
2 EL Apfelsinensaft
je 2 EL Pinien- und grob gehackte Pistazienkerne

Die ausgedrückte Gelatine in wenig Wasser, den Zucker im heißen Hibiskustee auflösen, die flüssige Sahne dazugeben, die Gelatine unterrühren. Masse kalt werden lassen, dann die geschlagene Sahne unterrühren. Die Masse in eine Schale füllen und fest werden lassen.

Apfelsinen schälen, enthäuten und Fruchtfilets auslösen. Datteln in Streifen schneiden, Honig und Saft mischen, mit den Kernen auf Teller verteilen. Von der Mousse mit einem Löffel, der in heißes Wasser getaucht wurde, Nocken abstechen und auf den Früchten anrichten. Pinien- und Pistazienkerne darüber streuen und servieren.[39]

Für den Morgen danach

GRANATAPFELGELEE

1 l Granatapfelsaft
1 kg Zucker
50 g Pinienkerne
50 g Mandeln
50 g Rosinen
3 EL Rosenwasser
Pfeffer

Granatäpfel halbieren und mit der Zitronenpresse ausdrücken. Kerne in einem Sieb nochmal kräftig auspressen, einen Liter davon abmessen. Saft und Zucker in einen Topf geben, etwa 20 Minuten kochen lassen, bis der Saft eingedickt ist und den Rücken des Rührlöffels überzieht. Den aufsteigenden Schaum immer wieder abschöpfen. In der Zwischenzeit Pinienkerne, Mandeln und Rosinen grob hacken und einige Minuten im Rosenwasser ziehen lassen. In den Topf geben und mit etwas frischem Pfeffer würzen; noch etwa zwei Minuten köcheln lassen. Gelee in flache Schalen füllen, damit Nüsse und Rosinen gut verteilt bleiben. Abkühlen lassen.[40]

WEINTRAUBENGELEE MIT MINZE

1½ kg Weintrauben
1100 g Gelierzucker
Saft von 1 unbehandelten Zitrone
2 TL gehackte Minze
1 Schnapsglas Weinbrand

Trauben in der Fruchtsaftpresse oder in einem Sieb auspressen. Saft mit Wasser auf einen Liter auffüllen und mit Gelierzucker vier Minuten kochen lassen. Zitronensaft zugeben, abschäumen, mit einem Schuss Weinbrand verrühren, gehackte Minzeblättchen unterrühren und sofort in kleine Gläser füllen.

TOMATEN-INGWER-GINSENG-KONFITÜRE

1 kg Tomaten
50 g Ingwer
½ TL Zimt
1 kg Gelierzucker
Saft und abgeriebene Schale von 1 gut gewaschenen, unbehandelten Zitrone
1 TL Ginsengpulver

Das Stielende der Tomaten herausschneiden und die Haut kreuzweise einritzen. Mit einer Schaumkelle kurz in kochendes Wasser halten, kalt abschrecken und Haut abpellen, klein schneiden. Ingwer schälen und so fein wie möglich hacken. Tomaten mit Ingwer zusammen mit Saft und Schale der Zitrone, Zimt und Gelierzucker aufkochen. Mit dem Pürierstab des Handrührgerätes pürieren, Ginsengpulver hinein geben und nochmals aufkochen lassen. Gelierprobe machen, in Gläser füllen und verschließen.

Liebeskissen aus 1001 Nacht

Kleopatra verwandelte ihre Gemächer in ein Duftparadies, wenn sie einen ihrer Geliebten erwartete. Sie liebte Rosen- und Jasminblüten und ließ sie zentimeterdick auf Böden und Betten verstreuen. Das kann sich von uns wohl niemand leisten, doch mit einigen Tricks können auch Sie Ihr Schlafzimmer zumindest für die Nase in ein Blütenmeer verwandeln. Geben Sie eine Mischung aus Rosenwasser, Lavendel-, Nelken- und Zimtöl sowie etwas Sandelholz oder eine andere Mischung ins letzte Spülwasser, wenn Sie Ihre Bett- und Tischwäsche waschen, oder besprühen Sie sie mit Hilfe eines Zerstäubers einfach damit. Kein Öl solo verwenden – das gibt Flecken. Bettwäsche aus Seide oder Damast fördert die Erotik!

Sie können sich zusätzlich Kissen zulegen, die die Sinne noch mehr anregen: Liebeskissen! Sie brauchen einen Stoff, der nicht zu fest ist, denn sonst dringen die schönen Düfte nicht durch ihn hindurch. Dann nehmen Sie getrocknete Kräuter und Blüten sowie Ihre ätherischen Lieblingsöle. Nähen Sie aus dem Stoff kleine Kissen und füllen Sie sie mit der Blütenduftmischung. Sie können auch Wattebällchen hineingeben, die mit dem Duftöl getränkt sind, das Sie besonders »anmacht«.

Betörend sind Kissen, in die Sie getrocknete Rosenblüten füllen, oder Wattebällchen, die mit Rosenöl parfümiert sind. Dazu passen noch Pfefferminzblätter, zerstoßene Gewürznelken, Rosmarin, Patschuli, Moschus und Sandelholz. Zum Drauflegen eignet sich das Kissen natürlich nicht so gut, jedoch sollte es nicht zu weit von der Nase entfernt sein, damit es seine Wirkung entfalten kann.

Orientalisches Wäschesäckchen

Eine alte Tradition unserer Großmütter kommt wieder zu Ehren: Aromasäcken für den Wäscheschrank. Am meisten verbreitet waren Lavendelsäckchen, die die Motten fern halten sollten. Aber sie geben ihren angenehmen Duft auch an die Wäsche ab, wenn sie zwischen ihr im Schrank liegen. So können Sie beispielsweise auch Ihre Dessous oder Nachtwäsche »aromatisieren«. Sie brauchen dafür ein kleines Beutelchen oder ein Taschentuch, das Sie nach dem Füllen zusammenknoten. Hinein passt folgende orientalische Mischung: Rosenblüten, Rosenöl, getrocknete Orangenschale, Kalmuswurzel, Zimt- und Nelkenöl. Sehr schön duften auch Moschus, Patschuli und Sandelholz.

Gegen schlechten Schlaf hilft ein Schlummerkissen. Hierfür eignen sich als Füllung: Pfefferminze, Melisse, Kamille, Heublumen, Baldrian, Lavendel oder Hopfen. Die Blüten von Lavendel, Melisse und Hopfen sorgen für einen traumhaften Schlaf, wenn sie als Kräuterkissen mit ins Bett genommen werden. Um den Duft die ganze Nacht einzuatmen, legen Sie das kleine Kissen ganz dicht neben Ihren Kopf. Durch die Körperwärme beginnt es, sein Aroma zu entfalten.

Wer es lieber bequemer hat, kann sich solche Duftkissen auch kaufen – zum Beispiel in der Apotheke, in Markendrogerien oder im Versandhandel. Da erhält man Liebes-, Lavendel-, Konzentrations- und Beruhigungskissen mit Melisse und Hopfen, Schlummerkissen mit Hopfendoldenfüllung, Rosmarinkissen zum Anregen, Eukalyptuskissen gegen Erkältungen, Dinkelkissen gegen Verspannungen und Traumkissen mit Klatschmohn, Rosen- und Orangenblüten, Flieder und Vanille.

Damit Sie möglichst lange etwas von Ihrem Traumkissen haben, sollten Sie ihm ab und an einen Knuff versetzen. Zum Aufbewahren stecken Sie sie in Plastikbeutel – so halten die Kissen ihren Duft bis zu einem halben Jahr. Von Allergien ist nichts bekannt, tritt jedoch eine Empfindlichkeit auf, dann – so glaubt man – entsteht sie eher durch den Staub beim Aufschütteln.

Damit der Liebesrausch keine Folgen hat

Einiges ist auch über orientalische Verhütungsmittel überliefert, die allerdings nicht zur Nachahmung zu empfehlen sind, da ihre Wirksamkeit keineswegs bestätigt ist! So steht im *Papyrus Ebers*: »Damit eine Frau ein, zwei oder drei Jahre nicht schwanger wird: fein zerriebene Dornakazienblätter, Koloquinten und Datteln mit ein bisschen Honig mischen. Zusammen mit Baumwollfäden wird das dann in ihre Genitalien getan.«[41]

Auch Krokodildung wurde mit dem Schleim von Kräutern und Pflanzen zu Tampons verarbeitet. Aus Kleopatras Zeiten ist bekannt, dass Frauen Zedernöl vor dem Muttermund verteilten. Es wird von Scheidenzäpfchen aus Kiefernrinde und

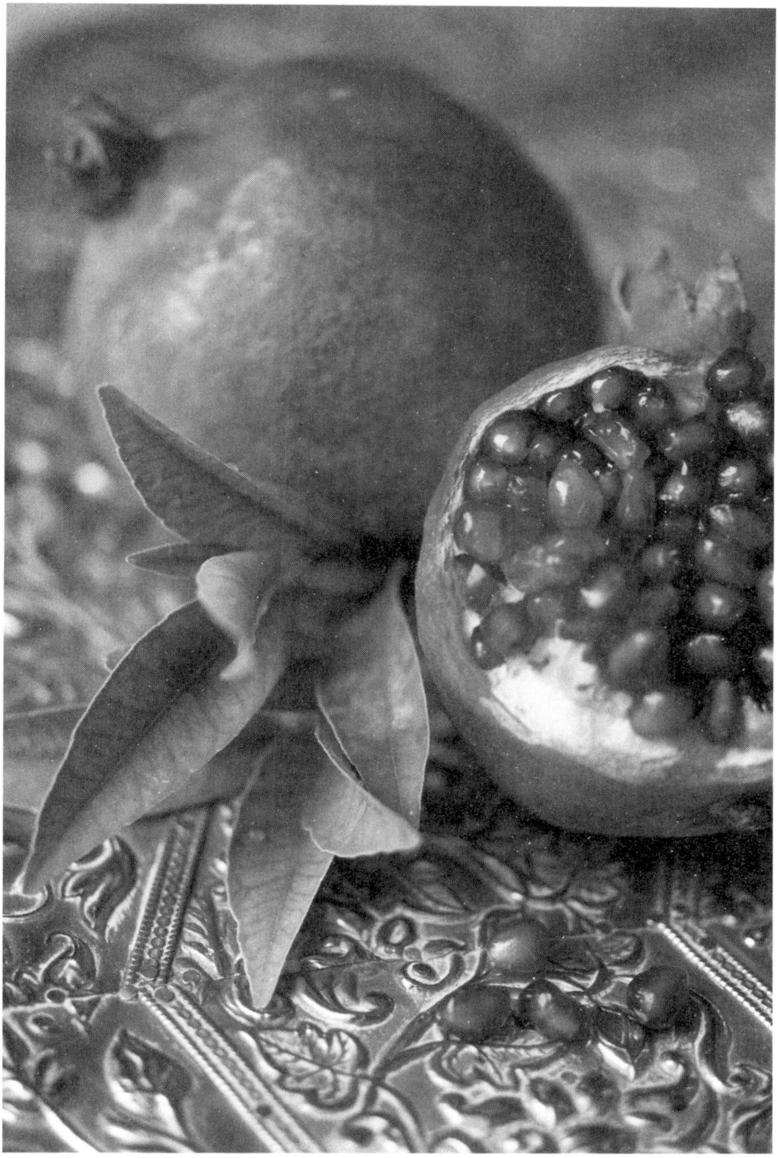

Wein berichtet. Der Granatapfel ist das interessanteste der alten orientalischen Verhütungsmittel. Diese Frucht enthält große Mengen pflanzlichen Östrogens, das mit dem weiblichen Sexualhormon chemisch sehr nahe verwandt sein soll, so dass man davon ausgehen kann, dass es im Körper der Frau auch eine vergleichbare Wirkung hat. Bei entsprechender Erfahrung und richtiger Anwendung der wertvollen Frucht konnten die Frauen wohl tatsächlich damit ihren Kindersegen steuern. Die Zubereitung war relativ einfach: Die Granatapfelkerne wurden zerstoßen, in Wachs gerollt und als Scheidenzäpfchen verwendet. Auch wenn man nicht genau weiß, wie, so müssen die Rezepte doch ziemlich gut gewirkt haben. Und zwar nicht nur dadurch, dass sie eine Barriere für den männlichen Samen darstellten, sondern auch durch den Einfluss der Pflanzen auf das Scheidenmilieu. Bei den Akazienblättern wurde beispielsweise später nachgewiesen, dass bei Gärung Milchsäure entsteht, die die Samen chemisch lähmt, so dass sie keine reife Eizelle befruchten können.

Eine Abhandlung über die für die Liebe günstigen Wirkungen des Verschluckens von Eiern

Wisse, mein Wesir – Gott sei dir barmherzig! –, dies Kapitel enthält die nützlichsten Anweisungen zur Stärkung der Liebeskraft, und sowohl der Greis als auch der fertige Mann und Jüngling mögen daraus Nutzen ziehen. Hierüber äußert sich der Scheich, der seine Ratschläge den Geschöpfen des hohen Gottes bringt, er, der Weiseste, der Gelehrteste unter seinen Zeitgenossen; vernimm also seine Worte:

Wer täglich nüchtern Eigelb ohne das Weiß isst, wird in dieser Nahrung ein starkes Anregungsmittel finden. Nicht minder der, der drei Tage lang Eigelb mit gehackten Zwiebeln essen wird. Wer Spargel kochen, dann in Fett braten und dann das Gelb von Eiern mit zerstoßenen Gewürzen dazugeben und jeden Tag von diesem Gericht essen wird, empfängt Liebeskraft und ein Reizmittel seiner Gelüste. Wer Zwiebeln schält, sie in einen Topf mit Gewürzen bringt, dann diese Mischung mit Öl und Eigelb brät und diese Nahrung mehrere Tage nimmt, wird eine Liebeskraft erwerben, die jede Vorstellung und Schätzung übertreffen wird. Kamelmilch mit Honig, wenn man davon trinkt, entwickelt eine Kraft, über die man sich keine Rechenschaft ablegen kann, und die bewirkt, dass die Manneskraft weder am Tag noch in der Nacht erlischt.

Wer einige Tage lang sich von gekochten Eiern, denen Myrrhe, Zimt und Pfeffer beigesetzt ist, ernährt, wird eine gewaltige Stärkung seines Liebesverlangens erleben. Sein Glied wird eine so strotzende Anschwellung annehmen, dass es scheinen wird, als wollte es nicht mehr zur Ruhe kommen. [...]
Noch andere Getränke sind zu erwähnen, deren Gebrauch vortrefflich ist. Man mische ein Maß ausgepressten Zwiebelsaft mit zwei Maß seines Schaumes entledigten Honigs. Man erhitze das alles auf gelindem Feuer, bis der Zwiebelsaft eingekocht ist und der Honig allein übrig bleibt. Den Rückstand nimmt man vom Feuer, lässt ihn erkalten und hebt ihn auf, um sich seiner im gegebenen Augenblick zu bedienen. Dann mische man eine Aoukia davon mit drei Aouk Wasser, weiche Kichererbsen einen Tag und eine Nacht ein und tue sie hinzu. Dieses Getränk nimmt man, wenn man zu Bett geht. Es darf nur in geringer Menge und nur einmal am Tag genommen werden. [...] Nimmt man es mehrere Tage hintereinander, so bleibt das Glied ununterbrochen aufgerichtet und steif, und die Aufrichtung lässt nicht nach. Wer ein hitziges Temperament hat, darf das Getränk nicht zu sich nehmen, da es den Nachteil hätte, Fieber zu erzeugen. Man darf es auch nicht drei Tage hintereinander nehmen, es sei denn, man sei alt oder von kühlem Temperament. Endlich darf man es auch nicht im Sommer nehmen.«[42]

Das schöne Halwa-Mädchen

Es war einmal ein armer Kammmacher. Dieser sagte eines Tages zu seiner Frau: »Liebes Weib, gib mir einige Paras, damit ich die während eines Monats verfertigten Kämme ins Kaffeehaus trage, vielleicht gelingt es mir, fünf bis zehn Stücke davon zu verkaufen, so dass ich etwas Geld nach Hause bringe.« Die Frau gab ihm einige Paras und schickte ihn damit ins Kaffeehaus.

Der Kammmacher setzte sich im Kaffeehaus nieder, trank seinen Kaffee, und während er so vor sich hingrübelte und über mancherlei nachdachte, sah er, wie achtzehn Kaufleute ins Kaffeehaus kamen und sich nach einem Kammmacher erkundigten. Er erhob sich und zeigte seine Kämme den Kaufleuten, welche, da sie ihnen gefielen, noch tausend Stück bestellten. Der Mann ging hocherfreut nach Hause, verfertigte im Lauf von ein, zwei Monaten die tausend Kämme und brachte sie den Kaufleuten. Diese nahmen sie und zahlten ihm dafür den geforderten Betrag; sie gaben ihm sogar noch Bakschisch.

Der Kammmacher wurde nun infolge dieses Geschäfts reich und wollte mit seiner Frau nach Hedschaz zum Grab des Propheten pilgern. »Gehen wir«, sagte die Frau, »aber unsere Tochter können wir nicht mitnehmen.« – »Die werden wir beim Hodscha lassen«, sagte der Kammmacher, »er ist ihr ja auch sonst gut gesinnt.« Darauf bereiteten sie sich auf die Reise vor, ließen ihre Tochter beim Hodscha und nahmen nur ihren kleinen Sohn mit.

Während nun diese sich auf dem Weg nach Mekka befanden und das Mädchen im Haus des Hodscha war, geschah es, dass dieser ein Auge auf das schöne Mädchen warf. Er zerbrach sich den Kopf, auf welche Weise er sich ihm nähern könnte. »Ich habe es«, sagte er, ging ins Bad und ließ die Badefrau rufen. Er drückte ihr ein Paar Goldstücke in die Hand und gab ihr den Auftrag, sie möge dem in seinem Hause wohnenden Mädchen zureden und es veranlassen, sich ins Bad zu begeben.

Die Badefrau ging auf diesen Handel ein, begab sich eines Tages ins Haus des Hodscha und sprach zu dem Mädchen: »Warum gehst du nicht einmal ins Bad?« – »Ich habe niemanden, mit dem ich gehen könnte«, sagte das Mädchen. »Komm mit mir, ich werde dich waschen lassen.« Nach diesen Worten führte sie das Mädchen ins Bad. Dort entkleidete sie es, geleitete es ins Schwitzbad und ließ gleichzeitig den Hodscha rufen.

Als das Mädchen später zu seinem großen Schrecken den Hodscha erblickte, fing es an, die Sache zu begreifen, und damit er seine Verlegenheit nicht erriet, empfing es den Hodscha mit folgenden Worten: »Gut, dass du gekommen bist, bade dich nur, ich werde dir beim Einseifen behilflich sein.« Das kam dem Hodscha gerade recht. Sofort bereitete er sich zum Bade vor, ließ sich vom Mädchen gut einreiben, worauf das Mädchen ihn, nachdem der Seifenschaum aufgetragen war, derart einseifte, dass sein Kopf vor Schaum nicht mehr zu sehen war. Darauf zog das Mädchen seine schweren Holzschuhe aus, wickelte sie in ein Handtuch und prügelte damit auf den eingeseiften Hodscha so unbarmherzig ein, dass er sich kaum mehr vom Platz rühren konnte. Dann flüchtete das Mädchen eiligst nach Hause.

[…] Es dauerte fünf bis zehn Tage, bis er sich von den erhaltenen Schlägen erholt hatte. Dann schrieb er einen Brief an die Eltern des Mädchens, worin er ihnen mitteilte, dass ihre Tochter ihm fortgelaufen sei und sich einem unsittlichen Lebenswandel verschrieben habe.

Als die Eltern diesen Brief lasen, entbrannten sie in Zorn und schickten ihren Sohn mit dem Auftrag nach Hause, das ehrlose Mädchen auf einen Berg zu führen, es dort zu töten, sein Hemd in Blut zu tränken und dieses den Eltern zu bringen. Der Jüngling […] wollte jedoch, von Mitleid erfasst, seine Schwester nicht töten, und sagte ihr, sie möge fortgehen. Dann schnitt er sich in den Fuß, tauchte ihr Hemd in das Blut und kehrte damit zu seinen Eltern zurück. […]

Als das Mädchen seine Wanderung antrat, ging es […] über die Berge, Ebenen und Täler, bis es endlich zu einer Quelle kam. Während sich das Mädchen dort ausruhte, zog der Padischah jener Gegend mit seinem Wesir auf die Jagd. Als das Mädchen die zwei Männer erblickte, kletterte es vor Furcht auf einen Baum. […] Inzwischen erreichte der Padischah mit dem Wesir den Platz an der Quelle und sprach zu ihm: »Wesir, ich werde hier ein Abdest vornehmen und mein Gebet verrichten.« Und als er nach dem Abdest zu beten begann, erhob er sein Haupt und bemerkte auf dem Baum ein Mädchen so schön wie die Sonne. Nachdem er das Gebet gesprochen hatte, sagte er zum Wesir: »Wesir, ich habe mein Wild schon gefunden.« Damit wendete er sich zum Mädchen und fragte es: »Bist du ein In oder ein Dschin?« Das Mädchen antwortete: »Ich bin weder ein In noch ein Dschin, sondern eine ebensolche Staubgeborene wie du!« Der Padischah bat sie, vom Baum herunterzusteigen, was sie auch tat, worauf beide zusammen ins Serail gingen und sich dann nach drei Tage und drei Nächte dauernden Hochzeitsfeierlichkeiten vermählten.

Eines Tages erzählte das Mädchen dem Padischah, wessen Eltern Kind sie sei, woher sie käme und was mit ihr geschehen war; und erwähnte gleichzeitig auch, wie sehr sie sich sehne, Eltern und Bruder wieder zu sehen. Der Padischah wollte ihren Wunsch erfüllen und ließ die Vorbereitungen zur Reise treffen; seine Frau jedoch überließ er dem Wesir. […] Wir müssen noch erwähnen, dass die Sultana zwei Kinder besaß, einen Sohn und eine Tochter; auch diese wurden auf

die Reise mitgenommen, und eines Tages trat der Wesir in Begleitung vieler Soldaten die Reise an.
Sie gingen über Berge, Täler und Ebenen und kamen nach langem Wandern zum Fuß eines Berges. Dort ruhten sie aus und schlugen ihre Zelte auf, um zu übernachten. Gegen Mitternacht ging der Wesir zum Zelt der Sultana und sprach zu ihr: »Du gehörst nicht nur dem Padischah, sondern auch mir, denn wir haben dich beide gefunden.« Die Frau war über diese Worte empört und wies die abscheuliche Absicht des Wesirs zurück. »Entweder du erhörst mich, oder ich töte deine Kinder!«, schrie der Wesir. Da die Frau sich ihm widersetzte, schlachtete er die Kinder ab.
»Entweder du erhörst mich, oder ich werde dich töten«, rief der Wesir aus. Die Frau antwortete darauf Folgendes: »Bevor du mich tötest, erlaube mir, mich zurückzuziehen und nach dem Abdest zu beten.« Der Wesir ging darauf ein, band ihr aber, damit sie nicht entfliehen konnte, einen Strick um die Hüfte und ließ sie so zum Abdest. Die Frau entfernte sich, band aber, als sie allein war, den Strick um einen Stein und entfloh.
Inzwischen wartete der Wesir ungeduldig auf die Frau, und als er, des langen Wartens müde, sich aufmachte, um sie zu suchen, sah er, dass der Strick um einen Stein gebunden und von der Frau nichts zu sehen war. Er weckte die Soldaten und sagte ihnen, dass die Sultana, während sie schliefen, ihre Kinder getötet habe

und dann geflohen sei. Sie brachen darauf ihre Zelte ab und kehrten in ihre Heimat zurück.
Als die Frau sich nach ihrer Flucht ihrer Heimat näherte, begegnete sie unterwegs einem Hirten, den sie folgendermaßen ansprach: »Nimm, o Hirt, diese meine Kleider und gib mir dafür ein wie immer abgetragenes Männergewand.« Der Hirt, der gleich bemerkte, dass die Kleider der Frau wertvoll waren, nahm sofort die Kleider, gab ihr dafür allerlei alte Männerkleidungsstücke und ging fort. Die Frau verkleidete sich daraufhin als Mann und ließ sich in einem Halwa-Laden als Lehrjunge einstellen. Bald verbreitete sich die Kunde, dass beim Halwa-Verfertiger ein schöner Halwa-Lehrbursche sei, der in der Bereitung von Halwa eine bewundernswerte Geschicklichkeit aufweise.
Der Vater der Frau hatte unterdessen sein Handwerk aufgegeben und ein Kaffeehaus errichtet. Er kam eines Tages auch in das Geschäft des Halwa-Bereiters, damit er den berühmten Halwa-Jungen sehe. Dieser erkannte sofort seinen Vater. Der Vater aber erkannte seine Tochter nicht. Sehen wir nun, wie es dem Schehzade erging.
Seitdem ihm der Wesir die falsche Nachricht von seiner Frau überbracht hatte, hatte der Prinz keine Ruhe. Eines Tages, als ihm seine Frau und seine Kinder in den Sinn kamen und er über sein Unglück seufzte und klagte, geschah es, dass er anstatt Tränen Blut weinte. Er ließ den Wesir rufen. »Wesir, ich will meine

Frau zurückhaben, ich gehe sie suchen, oder ich bringe mich um.« […] Nach langem Wandern erreichten sie den Ort, in dem sich die Frau aufhielt, und erkundigten sich dort, Hunger verspürend, nach einem Gasthaus. »Ein Gasthaus gibt es hier nicht«, antworteten ihm die Leute, »aber es gibt nicht weit von hier einen Laden, in dem ein junger Mann so ausgezeichnete Halwa zubereitet, dass man sich nicht daran satt essen kann.«

Der Schehzade ging nun aufgrund dieses Lobs mit dem Wesir in den Laden. Dort erkannte das Mädchen sofort seinen Gemahl und den Wesir; es aber wurde von ihnen nicht erkannt. Der Schehzade sagte zu ihr: »Du, Halwa-Junge, gib mir einige Paras von dieser Halwa-Speise.« Das Mädchen erwiderte: »Mein Efendi, wenn Ihr heute hier über Nacht bleiben wollt, so bereite ich für Euch eine besondere Halwa-Speise zu und werde Euch außerdem mit der Erzählung einer eigentümlichen Geschichte unterhalten.« Der Schehzade wurde durch die freundlichen Worte des schönen Halwa-Jünglings außerordentlich aufgemuntert und nahm die Einladung gerne an. […]

Am selben Tag beabsichtigte man in einem Stadtviertel, einen Halwa-Abend zu veranstalten, und da der Ruf des schönen Halwa-Bereiters auch dahin gedrungen war, beschloss man, die Halwa von ihm zubereiten zu lassen. Sie gingen in seinen Laden und baten ihn, zu ihnen zu kommen. Der Halwa-Junge sprach: »Sehr gerne käme ich eurem Wunsche nach, allein ich habe Gäste.« Da antwortete man ihm: »Du kannst getrost auch deine Gäste mitbringen, wir werden sie mit Freuden empfangen und ihnen den besten Platz geben.« Der Halwa-Junge berichtete seinen Gästen von der Einladung, und alle drei begaben sich dann zum Halwa-Fest. Dort nahmen sie Platz, das Mädchen jedoch [...] nahm Teller und Mangal und ging damit zu den Gästen, unter denen sich auch ihr Vater, ihr Bruder, der Hodscha, der Schehzade und der Wesir befanden.

Das schöne Halwa-Mädchen stellte den Mangal in die Mitte des Zimmers und begann, die Halwa zuzubereiten. Währenddessen sagte sie zu ihren Gästen: »Da ihr schon erschienen seid, um euch zu unterhalten, so erzähle wenigstens jeder eine Geschichte aus seinem Leben.« Worauf das Gespräch begann [...] Dann kam die Reihe an das Mädchen. Bevor es seine Geschichte begann, machte es die Gäste darauf aufmerksam, dass sich während seiner Erzählung niemand aus dem Zimmer entfernen dürfe. [...] Dann setzte sich das Mädchen vor die Tür und begann mit seiner Geschichte. Zuerst erwähnte es das Bad, und als es die Taten des Hodscha erwähnte, begann sich dieser unruhig hin und her zu bewegen und sagte: »Ich fühle mich nicht wohl, ich muss ein bisschen hinausgehen.« – »Bleib ruhig sitzen!«, rief ihm das Mädchen zu. Dann fuhr es mit seiner Erzählung fort und schilderte die grausame

Tat des Wesirs, wie er die zwei Kinder unterwegs ermordet hatte.
Als der Schehzade diese Geschichte hörte, da füllten sich seine Augen mit Tränen, und sowohl er als auch der Vater, der Bruder und der Wesir, alle fingen an, die Geschichte zu verstehen.
Das Halwa-Mädchen beendete nun seine Erzählung folgendermaßen: »O meine Zuhörer, wisset nun, dass dieser Wesir und dieser Hodscha meine Feinde waren, hier sind mein Vater und mein Bruder sowie auch mein Mann, der Schehzade.«
Nach diesen Worten flüchtete sie hinter die Kleider des Prinzen, der damit das Gesicht des Mädchens bedeckte. Am anderen Tag fragte der Schehzade den Wesir und den Hodscha, ob sie vierzig Maultiere oder vierzig Messer wollten. Da antworteten sie: »Vierzig Messer wünschen wir unseren Feinden, wir wollen lieber vierzig Maultiere.« Darauf band man sie an vierzig Maultiere, und ihre zerrissenen Körperteile flogen weit ins Gebirge. Die Sultana jedoch machte sich, nachdem sie sich von Vater, Mutter und Bruder verabschiedet hatte, mit dem Schehzade auf die Reise, um mit ihm aufs Neue ein glückliches Leben zu führen.[43]

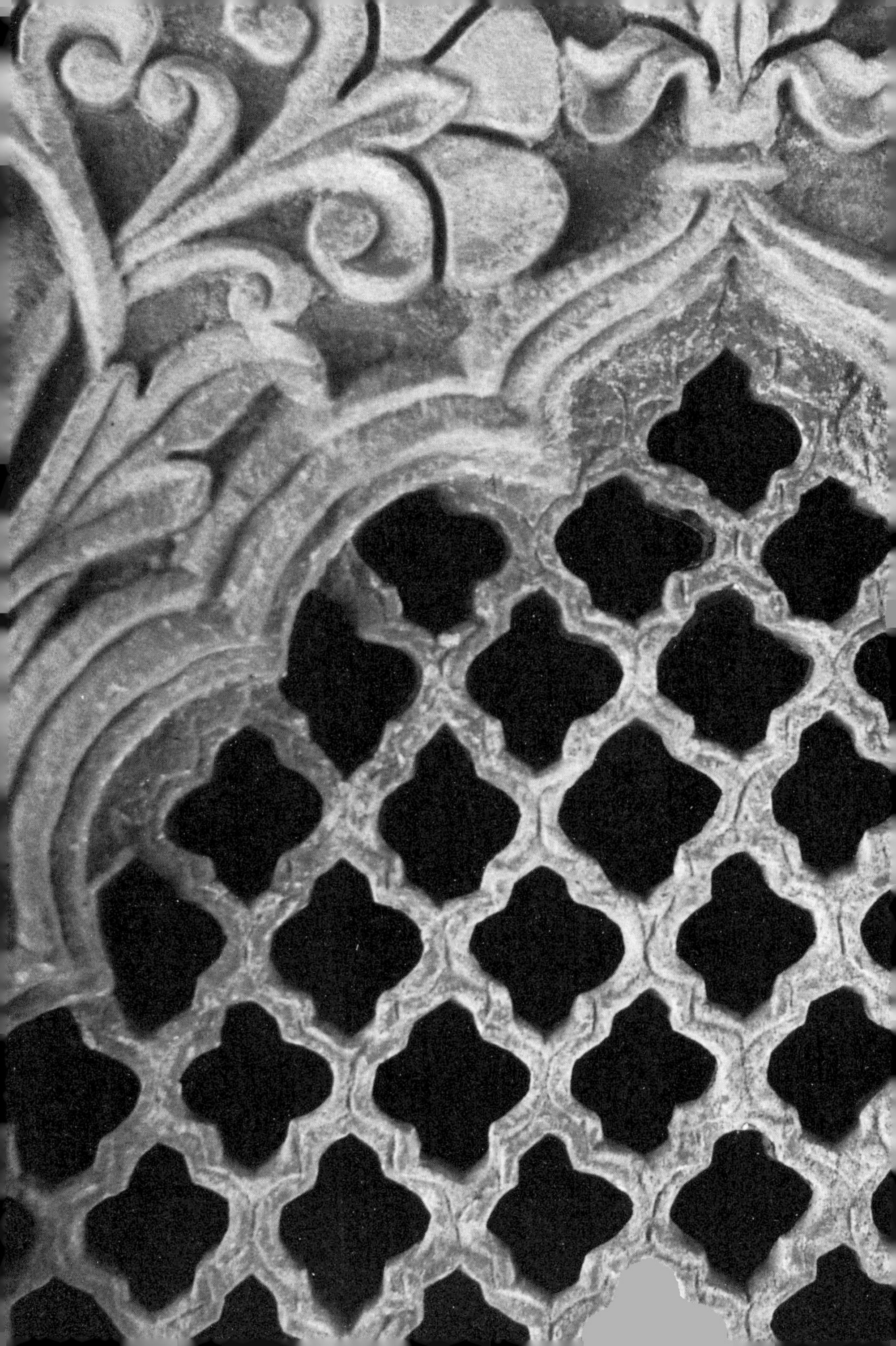

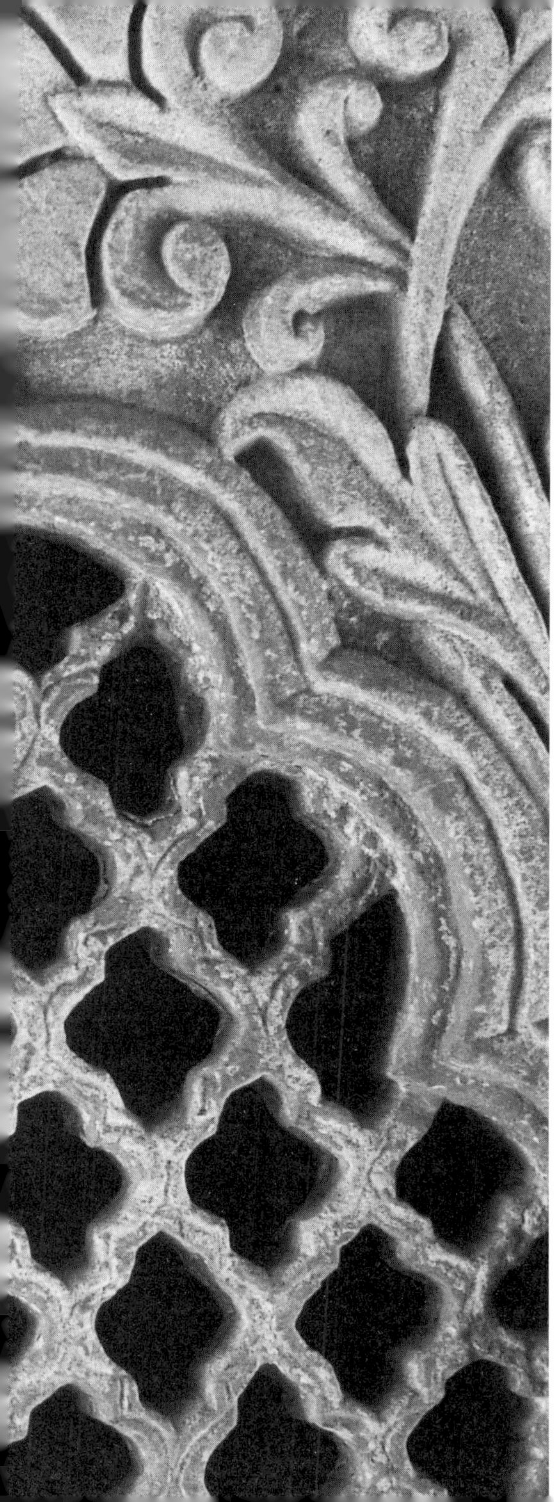

Anhang

Anmerkungen

1 Huber, F. X. J., Schmidt, A.: *Weihrauch – Styrax – Sandelholz,* O. W. Barth, München 1998
2 Damen-Barakat, M., Baumgart, G.: *Arabische Naturheilkunde,* Orac, Wien 1998
3 Scheich Saadi: *Hundertundeine Geschichte aus dem Rosengarten,* Manesse Bibliothek der Weltliteratur, Zürich 1989
4 Damen-Barakat, M., Baumgart, G.: *Arabische Naturheilkunde,* Orac, Wien 1998
5 Schimmel, A.: *Die orientalische Katze – Mystik und Poesie des Orients,* Herder Spektrum, Freiburg i. Br. 1991
6 Scheich Saadi: *Hundertundeine Geschichte aus dem Rosengarten,* Manesse Bibliothek der Weltliteratur, Zürich 1989
7 McVicar, J.: *Essbare Blüten,* BLV, München 1999
8 Ebd.
9 Ebd.
10 Ebd.
11 Mernissi, F.: *Der Harem in uns,* Herder Spektrum, Freiburg i. Br. 1994
12 Damen-Barakat, M., Baumgart, G.: *Arabische Naturheilkunde,* Orac, Wien 1998
13 Huber, F. X. J., Schmidt, A.: *Weihrauch – Styrax – Sandelholz,* O. W. Barth, München 1998
14 *Der duftende Garten des Scheich Nefzaui – Die orientalische Liebeskunst,* Heyne, München 1991
15 Damen-Barakat, M., Baumgart, G.: *Arabische Naturheilkunde,* Orac, Wien 1998
16 Mernissi, F.: *Der Harem in uns,* Herder Spektrum, Freiburg i. Br. 1994
17 Ebd.

18 Rätsch, Chr.: *Pflanzen der Liebe – Aphrodisiaka in Mythos, Geschichte und Gegenwart*, AT Verlag, Aarau 1993
19 Gelpke, R.: *Vom Rausch in Orient und Okzident*, Klett Cotta, Stuttgart 1996
20 Rätsch, Chr.: *Pflanzen der Liebe – Aphrodisiaka in Mythos, Geschichte und Gegenwart*, AT Verlag, Aarau 1993
21 Buonaventure, W.: *Bauchtanz – Die Schlange und die Sphinx*, Kunstmann, München 1991
22 *Das Mädchen als König – Orientalische Frauenmärchen*, Unionsverlag, München 1994
23 Kiby, M.: *Bäder und Badekultur in Orient und Okzident*, Dumont, Köln 1995
24 Ebd.
25 Mernissi, F.: *Der Harem in uns*, Herder Spektrum, Freiburg i. Br. 1994
26 Ebd.
27 *Das Mädchen als König – Orientalische Frauenmärchen*, Unionsverlag, München 1994
28 Rätsch, Chr.: *Pflanzen der Liebe – Aphrodisiaka in Mythos, Geschichte und Gegenwart*, AT Verlag, Aarau 1993
29 Ebd.
30 Naudin, J.-B., Godard, O.: *Zu Gast bei Scheherazade*, Heyne, München 1994
31 Scheich Saadi: *Hundertundeine Geschichte aus dem Rosengarten*, Manesse Bibliothek der Weltliteratur, Zürich 1989
32 Damen-Barakat, M., Baumgart, G.: *Arabische Naturheilkunde*, Orac, Wien 1998
33 Naudin, J.-B., Godard, O.: *Zu Gast bei Scheherazade*, Heyne, München 1994
34 *Dinkel & Co – Wertvolle Getreidesorten*, Kneipp, Leoben 1998
35 Homolka, A.: *Zück die Finger und iss – Ein Streifzug durch die Geschichte unserer Tischsitten von den alten Ägyptern bis heute*, Lorch, Frankfurt/Main 1988

36 Ebd.

37 *Der Feinschmecker*, Nr. 8/99

38 Homolka, A.: *Zück die Finger und iss – Ein Streifzug durch die Geschichte unserer Tischsitten von den alten Ägyptern bis heute*, Lorch, Frankfurt/Main 1988

39 Bührer, P.: *Schlemmereien aus 1001 Nacht*, AT Verlag, Aarau 1994

40 Naudin, J.-B., Godard, O.: *Zu Gast bei Scheherazade*, Heyne, München 1994

41 Honakker, E.: *Die Geschichte der Empfängnisverhütung*, Heyne, München 1994

42 *Der duftende Garten des Scheich Nefzaui – Die orientalische Liebeskunst*, Heyne, München 1991

43 *Löwengleich und Mondenschön – Orientalische Frauenmärchen*, Unionsverlag, München 1994

Buchtipps

Basan, Chillie: *Die klassische türkische Küche*, Heyne, München 1998

Hansgrohe (Hrsg.): *Badewonnen. Gestern – heute – morgen*, DuMont, Köln 1993

Krähmer, Barbara: *Rosenöl*, Ludwig, München 1998

Manniche, Lise: *Liebe und Sexualität im alten Ägypten*, Artemis, Zürich 1988

Schneider, Sylvia, Samel, Gerti: *Tees zum Wohlfühlen – Die besten und wirkungsvollsten Rezepe*, Mosaik bei Goldmann, München 2006

Thiele-Dohrmann, Klaus (Hrsg.): *Die gekrönte Venusfrucht – Geschichten um den Granatapfel*, Heyne, München 1997

Westendorf, Wolfhart: *Erwachen der Heilkunst – Die Medizin im alten Ägypten*, Artemis & Winkler, Zürich 1992

Zerbst, Marion: *Olivenöl*, Trias, Stuttgart 1998

Adressen und Bezugsquellen

Ausgefallene Kräuter, Gewürze, Räucherwerk, Aphrodisiaka und kosmetische Produkte:

> *Alraun-Kräuterversand,* Margaretenstraße 13a
> 42651 Solingen, Tel. 0211-7888817
> E-Mail: alraun@alraun.com
> www.alraun.com

Mehr als 1200 Sorten Kräuter-, Duft- und Heilpflanzen sowie Saatgut aus aller Welt:

> *Kräuterzauber,* Daniel Rühlemann
> Auf dem Berg 2, 27367 Horstedt
> Tel. 04288-928558, Fax 04288-928559
> E-Mail: info@ruehlemanns.de
> www.ruehlemanns.de

Frische Kräuter, exotische Salatmischungen und essbare Blüten:

> *Swangolt,* Hauptstraße 95, 67482 Böbingen
> Tel. 06327-9759-0, Fax 06327-9759-29
> E-Mail: info@swangolt.de
> www.swangolt.de

Rosenöle und andere ätherische Grundsubstanzen erhalten Sie im Internet-Versandhandel, in der Apotheke, in Bioläden und esoterischen Läden.

Sachregister

Rezeptregister

Rezepte für Heiltees

Rezepte für die Schönheit

Rezepte für die Küche